重症肺病名医学术经验

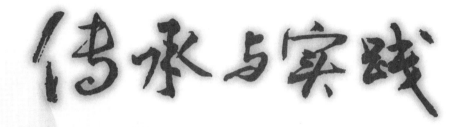

传承与实践

主　编　韩　云　谢东平

副主编　张　燕　翁燕娜　赖　芳　黄东晖

主　审　晁恩祥　刘伟胜

编　委　（以姓氏笔画为序）

　　　　麦舒桃　杜炯栋　吴巧媚　林嬿钊　周耿标　郑静霞　焦　莉

参　编　（以姓氏笔画为序）

　　　　范荣荣　郑　义　韩　彦　廖继旸

人民卫生出版社

图书在版编目（CIP）数据

重症肺病名医学术经验传承与实践 / 韩云，谢东平主编 . —北京：人民卫生出版社，2018

ISBN 978-7-117-26945-2

Ⅰ. ①重… Ⅱ. ①韩… ②谢… Ⅲ. ①肺病（中医）- 险症 - 中医临床 - 经验 - 中国 - 现代 Ⅳ. ①R256.1

中国版本图书馆 CIP 数据核字（2018）第 157959 号

| 人卫智网 | www.ipmph.com | 医学教育、学术、考试、健康，购书智慧智能综合服务平台 |
| 人卫官网 | www.pmph.com | 人卫官方资讯发布平台 |

重症肺病名医学术经验传承与实践

主　　编：韩　云　谢东平
出版发行：人民卫生出版社（中继线 010-59780011）
地　　址：北京市朝阳区潘家园南里 19 号
邮　　编：100021
E - mail：pmph @ pmph.com
购书热线：010-59787592　010-59787584　010-65264830
印　　刷：北京画中画印刷有限公司
经　　销：新华书店
开　　本：787×1092　1/16　印张：15　插页：4
字　　数：365 千字
版　　次：2018 年 7 月第 1 版　2018 年 7 月第 1 版第 1 次印刷
标准书号：ISBN 978-7-117-26945-2
定　　价：65.00 元

打击盗版举报电话：010-59787491　E-mail：WQ @ pmph.com
（凡属印装质量问题请与本社市场营销中心联系退换）

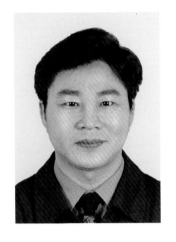

韩云,男,主任中医师,教授,临床医学博士,硕士研究生导师,现任广东省中医院芳村重症医学科科主任,为全国第四批名中医药学术继承人。师承国医大师晁恩祥教授、广东省名中医刘伟胜教授。

主要从事危重症医学及呼吸病学的中西医结合临床研究,主持相关省部级课题6项,参与国家级、省部级、厅局级课题10余项,发表论文30余篇,主编1部,副主编2部,参编专著、教材共8部。曾获教育部、中华中医药学会二等奖1项,广东省政府抗击非典"二等功臣",广州市政府抗击非典标兵,2008年获全国"百名杰出青年中医师",2015年获中国中医科学院"中青年名中医"称号。现任中国民族医药学会热病专业委员会副会长、世界中医药联合会呼吸病、热病专业委员会常务理事、中国中药协会呼吸病专业委员会常委、广东省中医药学会呼吸病专业委员会副主任委员、广东省中西医结合学会危重病专业委员会常委等。

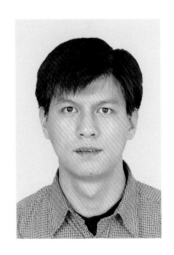

谢东平,男,副主任中医师,主讲教师,临床医学博士,任职广东省中医院芳村重症医学科副主任医师,师从广东省名中医刘伟胜教授。

主要从事重症医学,主攻方向为脓毒症及多器官功能障碍综合征的中西医结合临床及基础研究,主持国家自然科学基金项目1项,参与国家级、省部级课题6项,曾获广州中医药大学科研成果二等奖1项,副主编学术专著1部《中西医结合救治危重症60例精解与评析》(人民卫生出版社),参编学术专著《实用中医重症医学》,发表论文10余篇。2012年被评为医院"朝阳计划"青年后备人才。现任中国民族医药学会热病专业委员会常务理事、广东省中医药学会呼吸病专业委员会委员、广东省中医药学会热病专业委员会委员等。

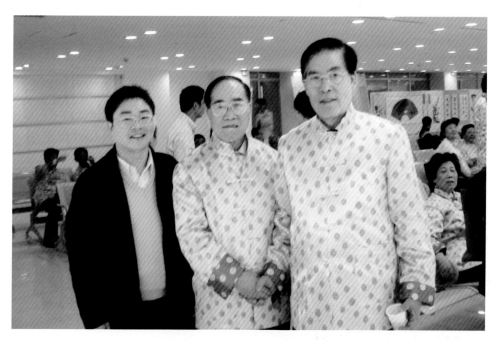

图 1 晁恩祥教授、刘伟胜教授两位导师与韩云合影

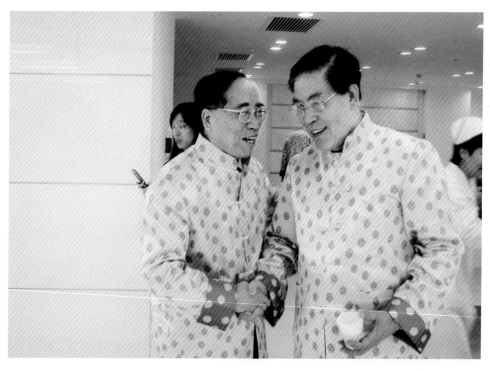

图 2 晁恩祥教授、刘伟胜教授二老握手畅谈

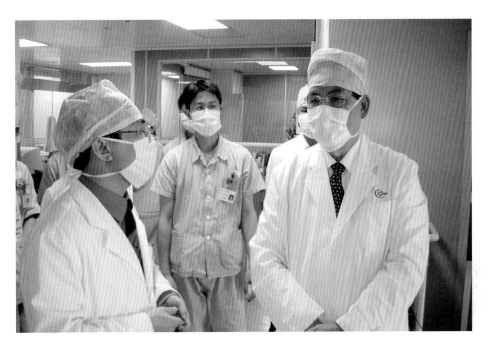

图 3　晁恩祥教授在 ICU 指导诊治重症甲流患者

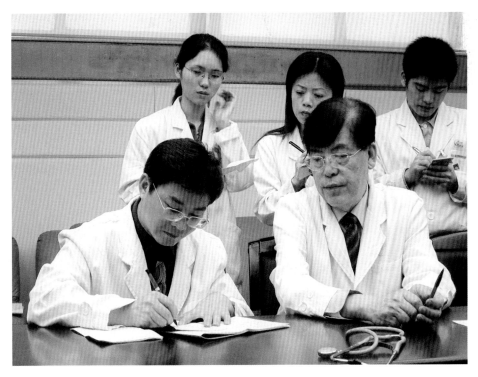

图 4　晁恩祥教授在广东省中医院带教

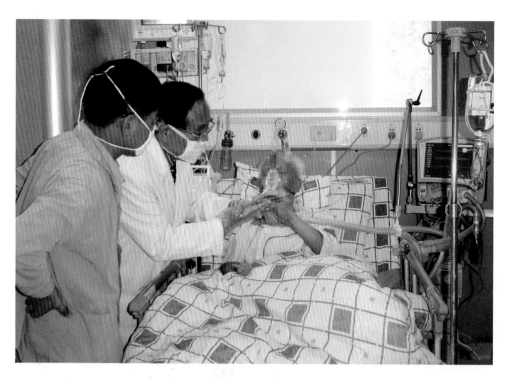

图 5　刘伟胜教授在 ICU 指导诊治呼吸衰竭患者

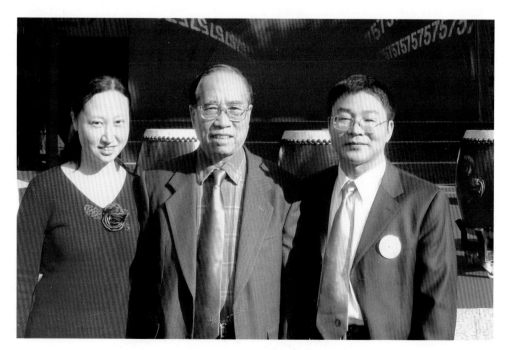

图 6　刘伟胜教授与弟子韩云、林嬿钊合影

广东省中医院芳村重症医学科承担重症呼吸亚专科建设的重担，吕玉波老院长在医院专科建设中要求努力追求"中医站在前沿，现代医学跟踪得上，管理能力匹配到位，给患者提供最佳诊疗方案，实现中西医融合的完美医学"的目标，要求专科围绕病种和临床关键问题，做好五个挖掘工作，即挖掘和整理历代经典文献和古今的研究成果；挖掘整理全国名中医的学术思想和临证经验；挖掘和整理安全有效的民间单方、验方，通过挖掘整理祖国医学宝库中的精华，提高中医药临床疗效。历代中医对急症、重症也是很重视的，如热病、温疫、肺衰、咳喘等，以及近代传染性热病影响到肺部的疾病，对中医参与给予了机遇和挑战。广东省中医院对于SARS、甲流等传染病的防治及重症十分主动积极，对救治也十分重视且成绩显著。

在重症肺病救治中，在充分掌握、利用机械通气技术、抗感染技术、营养支持技术等现代医疗救治技术的前提下，同时运用师承名医经验，寻找中医药防治切入点，争取凸显环节优势或阶段优势，通过"中西并重""中西医互补"，希望达到更好的临床疗效，拓展名医经验在重症肺病的临床运用，值得专科深入研究。韩云教授主编，2013年由人民卫生出版社出版的《中西医结合救治危重症60例精解与评析》一书即将多病种的急危重症的治疗进行了初步总结，其中包括多脏衰、重症呼吸、重症心血管等，体现广东省中医院对急危重症的治疗很有经验。

韩云、谢东平主编的《重症肺病名医学术经验传承与实践》，再次尝试从重症肺病名医传承理论与实践探索角度进行梳理、总结。他们在系统学习、传承两位指导老师学术思想与临床经验基础上，临床实践中不断运用师承经验，收集、整理运用名医经验探索危重症肺系疾病的临证案例，对重症肺病临床救治中发挥中医特色与优势进行了有益探索。锲而不舍，金石可镂，跟师有长短，思悟有深浅，纵有不足，实属难能可贵，也是一种新的尝试！

正如国医大师邓铁涛教授所言"我们国家医学特点是中西医并存，同时，中医需要在现代科学对疾病的认识背景下工作。中医、西医均是人类文明的优秀成果，两者均为临床行之有效的治病手段，因此，明确各自的优势环节，非但不会削弱彼此的作用，还会是其各得所长，互为辅佑，共奏祛病保健之功"。我也认为中西医互补，是可以对患者的救治更有好处，吸收现代科研新成果也是无可非议的！愿与同道们共勉，乐以为序。

晁恩祥

2016.4.

时光荏苒，我从事中医临床工作转眼已近六十载。在这半个世纪里，我一直从事呼吸、肿瘤疾病的中西医结合临床与研究工作，见证了广东省中医院芳村医院重症医学科的建立与发展，也经受了抗击"非典型肺炎"的考验，在呼吸重症的中西医结合诊治方面积累了一些实战经验。有不少人认为，中医只是"慢郎中"，中医药在重症面前就只能"靠边站"了，然而事实绝非如此。

现代医学的迅速发展对危重症的监护和治疗有重要作用。尽管如此，现代医学并非完美，每一种新手段、新技术的运用也会带来新的临床问题。譬如，呼吸机作为重症肺病呼吸衰竭的重要支持手段，确实为患者带来了更多的救治时间与机会。但是，它的运用带来的呼吸机相关性肺损伤、呼吸机相关性肺炎、胃肠功能障碍等系列问题亦不容忽视。对此，广东省中医院芳村医院重症医学科在韩云教授的带领下，勤于思考，融会新知，遵古而不泥古，探索"中西医并重""中西医结合"诊治危重症。如根据"肺与大肠相表里"等经典理论与治法，结合师承名师经验，充分发挥中医药的环节优势、阶段优势切入治疗缓解呼吸机治疗过程中的相关并发症，构建了围绕呼吸机治疗期间较为完善的序贯性中医特色治疗方案，疗效显著。解除患者的痛苦是医生的职责，维护患者的健康是医生最大的幸福。充分结合中医药特色优势切入治疗，使患者受益，是中医重症工作者的责任和使命。

"根深叶更茂，源远方流长"，中医卷帙浩繁，中医名家众多。博采众长才是治学之道。韩云教授带领的团队对重症肺病名医经验进行了全面而系统的整理与呈现，但不仅限于此，博观约取，研精覃思，广纳名家之言，并结合自身临床实践，以翔实、生动的典型案例，深入浅出，以供广大医者借鉴学习。我能在耄耋之年见此书出版，倍感欣慰。望读者能通过此书得到启发，在传承中创新、在创新中发展，以精湛的医术解决患者疾苦。

刘伟胜

2017-12-12

重症医学（critical care medicine，CCM）是研究危及生命的疾病状态的发生、发展规律及其诊治方法的临床医学学科，是一门新兴的医学学科，是医学进步的重要标志。2008 年 7 月 4 日，重症医学正式被批准成为独立的二级学科。2009 年 1 月 19 日，卫生部公布《医疗机构诊疗科目名录》，增加一级诊疗科目——"重症医学科"。在经历了 SARS、禽流感、甲流等传染病及汶川大地震等一系列重大突发公共卫生事件后，重症医学在我国迅速发展壮大。而随着系列指南性文件的增加和完善，重症医学的规范化进程也在不断提高，重症医学科的学科建设水平已成为医院综合水平的重要标志。

中华医学会呼吸病学分会主任委员、中国工程院院士王辰指出呼吸病学与危重症医学具有天然的深刻的内在联系，提出呼吸病学与危重症医学实行捆绑式发展的战略。近年来，随着重症医学的发展日新月异，作为其中一个最重要的亚专科——重症呼吸，其诊疗技术及手段不断提高，如许多专科指南的颁布、呼吸治疗师进入临床等，规范了专科医疗行为，呼吸支持技术得到进一步提高。许多高度智能化呼吸机及通气模式得到发展，如高频通气、通过膈神经带动的 NAVA 呼吸机，还有如经鼻高流量氧疗等新技术新设备，给患者与医者更多的选择机会与更佳的舒适感。不断推向市场的新型药物，如抗感染技术的进步，挽救了许多濒危的生命。但也必须看到，仍有许多问题无法得到很好的解决，如重症肺炎诊断方面，虽然医学检验技术带来革命性发展，但病原学快速、精准检测仍显得困难重重。随着大量现代技术及超广谱抗菌药物的临床运用及滥用，甚至出现了许多新问题。如机械通气技术带来呼吸机相关性肺损伤、呼吸机相关性肺炎、长时间机械通气后产生呼吸机依赖、大量抗感染手段引发抗生素相关性肠炎、耐药菌感染的控制等一系列难题，多种重症状态下产生危重病相关性多发性神经炎和肌病等均缺乏切实有效的方法，诊断治疗困难重重，甚至恶性循环，为重症呼吸亚专科的发展带来新的挑战。

广东省中医院重症医学科是国家卫计委重点专科、广东省重点专科，作为其重要组成部分之一的芳村重症医学科承担重症呼吸亚专科学科建设任务。2003 年 9 月芳村重症医学科成立之时，有幸邀请到广东省名中医刘伟胜教授担任科室学术带头人。2004 年 12 月时任广东省委书记张德江倡导建立"中医强省"战略下，医院建立名师传承机制，张忠德副院长与韩云主任有幸成为国医大师、中日友好医院中医内科学首席专家晁恩祥教授第一批师承广东弟子。在众老师指导下，专科团队认真拜读、学习老师们的著作，在日常临床重症救治工作中积极运用老师们的宝贵临床经验，探索重症肺病临床救治过程中，在充分利用机械通气、抗感染、营养支持等现代技术前提下，寻找中医药切入点，凸显中医药干预的环节优势或阶段优势，积累总结临床救治经验。

本书从重症肺病名医传承理论与实践探索角度进行梳理总结，在系统复习、整理两位恩师在重症肺系疾病的理论经验基础上，同时收集运用其他名医经验编撰而成。本书分为四个部分，其中第一部分对肺脏的病理生理进行系统梳理，第二部分、第三部分分别介绍两位恩师在重症肺病方面学术经验,分医家小传、学术思想、临床经验等部分,第四部分为典型案例汇总,分为疾病概要、临床学步、经验拓展等部分。

在跟师学习及整理医案的过程中,深受两位恩师的悉心指点与大力支持!感谢恩师在芳村医院重症医学科学科建设与人才培养方面毫无保留的指导,并在成书之际担任主审、作序鼓励。

此外,本书在整理成文过程中得到广东省中医院副院长张忠德教授、呼吸大科主任林琳教授、广东省中医院晁恩祥名中医药专家传承工作室同门许银姬教授、张文青教授、杨荣源教授、李际强教授、影像科张思伟教授、检验医学部徐宁主任、罗强主任及医务处胡学军处长的大力支持及帮助,在此致以衷心的谢意!

我们希冀这本书能够为运用名医学术思想及经验治疗重症肺病的同道们提供参考,起抛砖引玉的作用。在整理过程中,我们也深知本书的局限性,仅仅是我们临床中运用名中医专家学术经验的初步成果。由于跟师学习时间有长短,拜读名医著作的领悟能力有高低,临证思考有深浅不同,加上重症肺病的复杂性,在现代救治技术高度参与下,很可能改变了原有疾病的自然进程,临床实践时,未必与老师经验原意能高度一致,故书中名医经验整理与观点、临床实践还存在许多不足,希望同道们批评指正。

编 者

2017 年 9 月 18 日

目 录

第一部分　肺脏的生理病理

第二部分　晁恩祥教授学术经验传承

第三部分　刘伟胜教授学术经验传承

第四部分　重症肺病临床诊治实践录

第一部分

肺脏的生理病理

第一章

肺脏的生理功能

第一节　肺的阴阳特性

阴阳是抽象概念,是对自然界相互关联的某些事物和现象对立双方的概括,代表着相互对立的事物或现象。

一、肺在五脏中的阴阳属性

《素问·金匮真言论》有云:"背为阳,阳中之阳,心也;背为阳,阳中之阴,肺也。"根据中医对脏腑组织的阴阳划分,上部为阳,下部为阴,就五脏而言,心、肺居于上属阳,而肝、脾、肾居于下属阴。而所谓"阳中之阴,肺也",是因为肺与四时之秋气相通,在五行属金,主收敛、肃降为阴,与心相比较而言则属阴,故称其为"阳中之阴"。如《素问·六节藏象论》所说:"肺者,气之本,魄之处也,其华在毛,其充在皮,为阳中之太阴,通于秋气。"因此,肺在五脏中的阴阳属性应该理解为一种比较,即与其余脏器相比较而形成的一种内涵。这种比较内涵体现了肺的解剖与功能特点,有利于整体观念的建立。

二、肺阴与肺阳的阴阳属性关系

阴阳学说认为,任何事物都具有阴、阳两种不同属性,肺同样具有肺阴与肺阳。肺之阴阳和谐,则其功能正常,正如清·高学山《高注金匮要略·肺痿肺痈咳嗽上气病脉证治》指出:"肺中阴阳自和,则下降清华以应甘露。"

一般认为,肺阳的内涵包括肺所处的位置以及肺功能中属阳的一面,如肺主宣发、温化、推动等。而肺阴则是指肺脏实体,以及肺功能中属阴的方面,如主肃降、濡润、收敛、抑制等。肺阳主宣发,即肺阳有向上、向外宣布气血津液的生理功能;而肺阴的肃降作用,与其相对,具有向下、向内清肃和守护气血津液的功能,使气血津液的宣发不致过亢。肺阳的温化作用,使肺阴不寒,保持其化气的功能;而肺阴的濡润功能,使肺体不燥,肺叶轻灵而娇,不痿不胀,手太阴肺经之脉气润泽。

简言之,肺位阳脏阴,用阳体阴。肺阴、肺阳对立统一,相互制约,相互滋生,相互为用,消长平衡,相互转化,共同维持着肺脏阴阳动态平衡的生理功能,并协调配合其他四脏系统,从而维持着全身的阴阳动态平衡。

第二节 肺的解剖特性

一、肺为华盖

肺位于胸腔,覆盖五脏六腑之上,位置最高,有"华盖"之称。"华盖",原指古代帝王的车盖,《黄帝内经》喻为肺脏。华佗《中藏经·论肺脏虚实寒热生死顺逆脉证之法》又云:"肺者魄之舍,生气之源,号为上将军,乃五脏之华盖也。"将肺喻为一国之将军,具有抵御外邪侵入,保护诸脏的作用。近代吴克潜《大众医药·第二十四章·卫生门·健康要览》中则记有:"肺居五脏最高之部位,因其高,故曰盖。因其主气,为一身之纲领,恰如花开向荣,色泽流霞,清轻之体,华然光彩,故曰华盖。"由此可见,所谓"肺为华盖",是对肺在五脏中的位置最高和其保护五脏、抵御外邪侵袭、统领一身之气功能的高度概括。

二、肺的经脉络属

1. 肺的经脉循行 肺之经脉为手太阴肺经,《灵枢·经脉》曰:"肺手太阴之脉,起于中焦,下络大肠,还循胃口,上膈,属肺,从肺系横出腋下,下循臑内,行少阴、心主之前,下肘中,循臂内上骨下廉,入寸口,上鱼,循鱼际,出大指之端;其支者,从腕后直出次指内廉,出其端。"目前关于手太阴肺经的论述基本沿用《灵枢·经脉》中的论述,认为手太阴肺经起于中焦,向下联络大肠,回绕过来沿着胃的上口,通过横膈,属于肺脏,从"肺系"(肺与喉咙相联系的部位)横行出来(中府),向下沿上臂内侧,行于手少阴经和手厥阴经的前面,下行到肘窝中(尺泽),沿着前臂内侧前缘(孔最),进入寸口(太渊),经过鱼际,沿着鱼际的边缘,出拇指内侧端(少商)。支脉则从腕后(列缺)走向食指内(桡)侧,出其末端,接手阳明大肠经。

本经穴包括中府(募)、云门、天府、侠白、尺泽(合)、孔最(郄)、列缺(络)、经渠(经)、太渊(输、原)、鱼际(荥)、少商(井)。

本经腧穴主治头面、喉、胸、肺病和经脉循行部位的其他病证。其中常用的穴位包括尺泽、孔最、列缺、太渊、鱼际、少商。

2. 肺经的络脉 《灵枢·经脉》曰:"手太阴之别,名曰列缺,起于腕上分间,并太阴之经,直入掌中,散入于鱼际。其病实则手锐掌热,虚则欠,小便遗数,取之去腕半寸,别走阳明也。"手太阴络脉,名为列缺,从手腕的后方桡侧的筋骨缝中分出,与手太阴本经并行,直入手掌中,散布于大鱼际部。

3. 肺脏与其他经脉 手太阴肺经下络大肠,与太阴肺经互为表里,肺经的络脉由列缺穴与大肠经相合,大肠经的络脉由偏历穴合于肺经。两经在生理上密切联系,病理上相互影响。基于经脉络属而形成的肺与大肠相表里理论在临床上具有广泛的应用价值,有效指导重症肺病的临床诊疗。

手太阴肺经与厥阴肝经亦有着密切联系。肺经为经气流注之始端,肝经为经气流注之末端。气血由肝经直接注入手太阴肺经而开始循环,往复不已,两经直接交接。而且肝经的支脉直接注入肺中,《灵枢·经脉》曰:"肝足厥阴之脉……其支者,复从肝别贯膈,上注肺。"

又肺之经络散于两胁，《灵枢·经筋》曰："手太阴之筋……上结缺盆，下结胸里，散贯贲，合贲下，抵季胁……"

手太阴肺经与中焦脾胃关系密切，手太阴肺经"起于中焦"，中焦受纳水谷，所产生的水谷精微通过"脾气散精，上归于肺"。临床上常用培土生金法大概源于此理。

手太阴肺经"还循胃口"，与胃也有着密切联系，病理上肺胃常互为影响，相兼而病，如肺胃阴虚、肺胃郁热。

三、肺为娇脏，喜温、喜清、喜润

肺为娇脏之说主要形象的比喻了肺脏易受外邪侵袭的生理特点。此说大约兴盛于明末清初，如清代康熙年间顾靖远《顾氏医镜·格言汇撰》谓："此一脏名曰娇脏，畏热畏寒"；程国彭《医学心悟·咳嗽》曰："肺为娇脏，攻击之剂，即不任受，而外主皮毛，最易受邪。"对于肺为娇脏的现代解说，有代表性的如近代吕维柏："娇就是娇嫩的意思，肺虽属金，但反不如肝木刚强。称肺为娇脏，是因为肺既怕火，也怕水；既怕热，也怕寒，而且还怕燥。因为肺脏能为这么多的病邪所侵犯，因而称为娇脏。"

肺为娇脏与肺的解剖特点是密切相关的。由于肺居高位，为人体五脏六腑之"华盖"，上连气道，开窍于鼻，外通大气，大气中有害物质的袭扰多首先犯肺而发病。其次，肺主卫外，充皮毛，皮毛属肺，为人体之"藩篱"，但有六淫外邪来犯，必与皮毛相触，一旦肺卫外功能低下，则六淫之邪可乘虚而入。如明代汪绮石《理虚元鉴·劳嗽症论》说："肺气一伤，百病蜂起，风则喘，痰则嗽，火则咳，血则咯，以清虚之府，纤芥不容，难护易伤故也。"此外，肺朝百脉主治节，主宣发、肃降，通调水道，与其他脏腑在生理上息息相关，病理上相互影响，他脏之患也易于传肺而致肺病。

肺为娇脏，喜温、喜清、喜润，是指肺脏的正常生理功能。肺本体清虚，不耐寒热，其质虽寒，而性喜温，恶寒而喜温，恶热而喜清，恶燥而喜润。

肺性喜温，温则气和，卫外之气强。如前所述，肺脏阴而用阳，故性喜阳而恶寒。但有寒邪外袭，必经口鼻、皮毛而犯肺，伤及肺卫外之阳，而致寒邪闭肺，形成咳嗽、气促等症。故早在《灵枢·邪气脏腑病形》便记载："形寒寒饮则伤肺，以其两寒相感，中外皆伤。"

肺性喜清，清则气畅，呼吸通达。中医对肺气清的特性包含两种认识，第一层认识是基于肺的解剖特性，指肺本身具有喜好清洁的特性。如早在《临证指南医案·肺痹》中就出现"肺……禀清肃之体"的明确论述。《医贯·咳嗽论》中亦有云："肺为清虚之府，一切不容，毫毛必咳。"第二层认识是指肺的肃清功能而言。肺应秋气，主肃降，具有肃清气血津液的作用，如《血证论·脏腑病机论》中云："肺为水之上源，上源清，则下源自清。"由于肺性喜清素，与六淫中上亢之火邪相对立，故喜清而恶热，如《医学衷中参西录·论肺病治法》云："肺为娇脏，且属金，最畏火刑。"故火热之邪往往导致肺失肃降而为病。

肺性喜润，润则不燥，不痿不胀，营卫调和。肺恶燥，其中也包括两种情况，一种为六淫中燥邪，为外燥，而另一种则指肺阴伤而产生的内燥。肺应秋气，燥为秋季主气，但若燥邪过盛却可伤及肺阴，肺失润泽而为病。肺体阴而用阳，若遇火热之邪，则肺阴渐耗，而形成阴虚肺燥。两者治疗均需用养阴润燥，但前者需兼解表，而后者则需兼益肾水。

由于肺脏的上述特点，决定了在治疗肺系疾病时有其相应特点，当以"治上焦如羽，非轻不举"为法则，用药以清轻、宣散为贵，过寒、过热、过润、过燥之剂皆非所宜。

第三节　肺主气、司呼吸

肺主气的论述首见于《素问·六节藏象论》的"肺者,气之本"和《素问·五脏生成》的"诸气者,皆属于肺"。肺主气、司呼吸是指肺具有主管机体之气和管理呼吸运动的功能。肺主气包括肺主一身之气和肺主呼吸之气两层含义。

一、肺主一身之气

肺主一身之气是指肺通过呼吸运动,具有主持和调节全身各脏腑之气的作用。如陈士铎《辨证奇闻·痹证门》中云:肺"统辖一身之气,无经不达,无脏不转,是气乃肺之充,而肺乃气之主也。"人体各脏腑功能活动之气及经络、营卫之气,皆赖肺的呼吸调节而实现其升降出入。

肺主一身之气的功能主要通过肺的宣发肃降及宗气的生成来实现。《灵枢·邪客》说:"宗气积于胸中,出于喉咙,以贯心脉而行呼吸焉。"宗气主要由肺吸入的自然之清气与脾胃运化的水谷之精气结合而成的。脾胃化生的水谷精微,通过肺的宣发功能而至胸中,与吸入之清气相结合,形成宗气,又再通过心肺布散全身,温煦四肢百骸。肺主气正常,则宗气充足,气机通畅,全身脏腑功能得以正常运行。

二、肺主呼吸之气

肺主呼吸之气是指肺为体内外气体交换的场所,主管呼吸运动,以实现体内外气体交换的作用。《素问·阴阳应象大论》说:"天气通于肺"。这里的"天气"即指自然界之大气。肺吸入自然界的清气,呼出体内的浊气,实现了体内外气体的交换。正如裘庆元在《三三医术》中所说:"天气至清,全凭呼吸为吐纳,其呼吸之枢则以肺为主。"通过肺不断的呼浊吸清,吐故纳新,促进气的生成,调节气的升降出入运动,从而保证人体正常新陈代谢。正因为肺的主呼吸功能,才保证了人体生命的正常延续。

肺的一身之气和呼吸之气都是肺司呼吸功能的不同表现。肺的呼吸调匀是气的生成和气机条畅的根本条件。若肺的呼吸功能失常,势必影响一身之气的生成和运行。若肺丧失了呼吸功能,清气不能吸入,浊气不能排出,则新陈代谢停止,人的生命也随之终结。

第四节　肺主宣发、肃降

宣发与肃降是肺一个功能的两个方面。宣发是指肺气宣通、发散、通畅,有向上升宣和向外周布散的运动功能;肃降是指肺气清肃、洁净、下降,具有向下肃降和向内收敛的运动功能。

一、肺主宣发

肺主宣发主要体现在三个方面:

一是通过气化,宣散浊气。如:"肺者生气之原……吸之则满,呼之则虚,司清浊之运化。"如果肺宣发失常,不能宣散浊气,可导致清阳不升,头身困重,无汗等。如《素问·调经论》中记载:"上焦不通利,则皮肤致密,腠理闭塞,玄府不通。"

二是将脾传输之津液精微,布散全身。《黄帝内经太素·营卫气别》云:"谷入胃已,精浊下流,清精注肺,肺得其气,流溢五脏,布散六腑也。"脾胃运化所得的水谷精微,上输于肺,通过肺的宣发功能,润泽上焦,并与肺之清气相结合,形成宗气,而后布散全身。若肺气虚弱或被邪扰,宣发不能,则脾之精微难以营养周身,而出现乏力、消瘦、动则气短等症。

三是宣发卫气,以温分肉,充皮肤,肥腠理,司开阖,调控汗液之排泄。正如《太平圣惠方·治肺气头面四肢浮肿诸方》所云:"夫肺者,内主于气,外应皮毛。"卫气依赖于肺气的宣发作用。《灵枢·经脉》篇载:"(手)太阴者,行气温于皮毛者也。"若肺宣发卫阳之气功能失常,则皮寒形冷,机体抵抗力下降而易患感冒等证。如临床上一些患有呼吸相关疾病的老年患者形寒怕冷,这与肺不宣发卫气有关,因而治疗这类疾病重在温通肺气,以复宣发卫阳之功。

二、肺主肃降

肺主肃降亦体现于三个方面:

一是向下布散水谷精微,供濡润脏腑之需。如《素问·经脉别论》曰:"脾气散精,上归于肺,通调水道,下输膀胱,水精四布,五经并行。"脾胃产生的水谷精微通过宣发功能上升,于胸中形成宗气,而后又需通过肃降功能以布散全身。肺的宣发与肃降在布散水谷精微方面是一个过程的两个环节。

二是布散宗气至脐下,以资先天元气。如《本草述钩元·乔木部》云:"人身之肺气犹天,其职司降,而降即有收,自飞门至于魄门,皆一气之所贯。"肺之肃降功能,除了将水谷精微布散全身外,还将其中一部分宗气下纳于肾。这一过程除了依赖肾本身之功能,亦有赖于肺的肃降功能。肺的肃降功能失调,则会影响肾之摄纳,肾之精微难以资生元气。

三是下输水液于膀胱,以成生尿之源。《黄帝内经素问集注·经脉别论》有云:"肺应天而主气,故能通调水道而下输膀胱,所谓地气升而为云,天气降而为雨也。"若肺失肃降,水道不利,膀胱不能气化,则水液内聚,而导致痰饮、水肿、胀满、小便不利等症。

《医纲提要》云:"升降者,阴阳之性也。"宣发与肃降是阴阳的两个方面,宣发与肃降相互制约,相互为用。宣发和肃降协调,则呼吸调畅,水谷精微正常输布,水液代谢有常,所谓"水精四布,五经并行"。反之,则见呼吸失常和水液代谢障碍。

第五节　肺为水之上源,主通调水道

肺居高位,又能行水,被称之为水之上源,具有通调水道的作用。肺为水之上源、主通调水道理论的提出,源自《素问·经脉别论》之"饮入于胃,游溢精气,上输于脾,脾气散精,上归于肺,通调水道,下输膀胱,水精四布,五经并行。"和《素问·水热穴论》之水肿形成"其本在肾,其末在肺"的论述。后在汪昂的《医方集解》明确指出"肺为水之上源,肾为水之下源"。水道即水液运行的通道,肺"主通调水道"是指肺有调节全身水液输布和排泄的作用。这一功能又与肺的宣发和肃降功能有着密切联系。肺的通调水道作用表现在:

一、对正常水液输布的调节

人体正常所需的水液代谢、输布有赖于肺的调节。通过肺气的宣发肃降运动，一方面将脾气转输至肺的水液和水谷之精中较清的部分，向上向外布散，上至头面诸窍，外达全身皮毛肌腠以濡润之。如《灵枢·决气》曰："上焦开发，宣五谷味，熏肤、充身、泽毛，若雾露之溉。"若肺气失宣发之职，不能布散水谷精微，则肌肤毫毛不荣。如《素问·痿论》曰："肺热者色白而毛败"，即肺阴亏虚，无津外布，可致皮肤焦燥，毛发干枯。

另一方面，通过肺的肃降功能，使水液向下向内输布，以充养和滋润体内的脏腑组织器官。若肺气不降，则水谷精微不得输布五脏，则脏腑得不到充养，功能减弱。

二、对废水排泄通道的调节

肺通过宣发卫气，排泄汗液，使一部分被机体代谢利用后的废水和剩余的水液，通过呼吸以及水气的形式排出。所谓"腠理发泄，汗出溱溱，是谓津"。肺气宣发正常，则水液输布正常，汗液得以正常排泄。此外，肺还通过肃降功能，使大部分被机体代谢利用后的废水和剩余的水液不断地向下输于肾，经肾和膀胱的气化作用，生成尿液排出体外。如《素问·经脉别论》曰："脾气散精，上归于肺，通调水道，下输膀胱。"

如果外邪侵袭而致肺气的宣发作用失常，水液不能正常布散，则可形成痰饮水湿。而在治疗上，需要重视肺主宣发这一治疗角度，而不能一味应用利水、利尿类药物。清代徐大椿《医学源流论》称之为"开上源以利下流"。《医宗金鉴·订正仲景全书金匮要略注》亦曰："治诸水之病，当知表里上下分消之法，腰以上肿者水在外，当发其汗乃愈"。

肺以其气的宣发与肃降作用输布水液，故说"肺主行水"。清代张志聪《素问灵枢集注·经脉别论》："肺应天而主气，故能通调水道而下输膀胱，所谓地气升为云，天气降为雨也。"形象的描述了肺的通调水道功能依赖肺的宣发肃降得以实现。肺失通调，则气机不利，《仁斋直指方》所论述的："邪气伏藏，凝涎浮涌，呼不得呼，吸不得吸，于是上气促急。"肺为气之主，津液是气的载体，津液由于邪气影响停聚不行，气机宣降失常；津血同源，肺失通调水道也会引起血液运行障碍，从而影响肺朝百脉调节心血功能。

第六节　肺朝百脉，主治节

"肺朝百脉"源自《素问·经脉别论》，其曰："食气入胃，浊气归心，淫精于脉，脉气流经，经气归于肺，肺朝百脉，输精于皮毛，毛脉合精。"对于肺朝百脉的认识，多数学者认可唐代王冰的注解，"言脉气流运乃为大经，经气归宗，上朝于肺，肺为华盖，位复居高，治节由之，故受百脉之朝会也……由此故肺朝百脉，然乃布化精气，输于皮毛矣。"即全身的血液都通过百脉流经于肺，经肺气的宣降作用，将富含清气的血液流经百脉输送于全身。

肺朝百脉的形成与中医既往对心肺气血的认识是密切相关的，《素问·五脏生成》云："诸血者，皆属于心；诸气者，皆属于肺。"心主统血，全身血脉统属于心，而肺主气，协调全身气机的运行。血液的运行，即有赖于心脏的搏动产生的动力，也赖于肺气的推动和调节。首先肺将吸入的清气与水谷精微之气相结合，生成宗气，以贯心脉，推动血液的运行。其次是肺主呼吸运动,调节全身气机,促进血液运行。正常情况下,肺气充沛,宗气旺盛,气机调和,血脉通畅,则肺助心行血,血运正常。正如明代张介宾《类经·藏象类》言:"精淫于脉,脉流于经,经脉流通,必由于气,气主于肺。故为百脉之朝会。"

在临床上,若肺气虚弱,则宗气不足,气机不调,则心血运行不畅,导致血液瘀滞,表现为胸闷、心悸、唇舌青紫等症。若心气虚弱,心阳不振,则心血运行不畅,影响肺气宣通,出现咳嗽、气喘等症。清代唐宗海在《血证论·咳嗽》中亦云:"人身气道,不可有塞滞,内有瘀血则阻碍气道,不得升降,是以壅而为咳……须知痰水之壅由瘀血使然,但去瘀血则痰水自消。"

由于心为君主,而肺朝百脉,助心行血,故又被喻为"相傅之官",主治节。这一比喻源自《素问·灵兰秘典论》,云:"肺者,相傅之官,治节出焉。"将肺比作一国之相,以治节概括其生理特点。如马莳认为:"肺与心皆居膈上,经脉会于太渊,死生决于太阴,故肺为相傅之官,佐君行令。凡为治之节度,从是而出焉。"高士宗认为:"位高近君,犹之相傅之官,受朝百脉,故治节由之出焉。"姚止庵注:"肺之为脏,上通呼吸,下复诸脏,亦犹相傅之职,佐一人以出治,而为百僚之师表也。"众多医家认为,肺如相傅,助心调节各脏腑,是对肺生理功能的高度概括。

第七节　肺的附属器官

一、肺合皮毛

肺合皮毛源于《素问·咳论》,其曰:"皮毛者,肺之合也,皮毛先受邪气,邪气以从其合也。"《素问·痿论》亦云:"肺主身之皮毛"。肺与皮毛的相关性可分为如下两方面进行理解:

1. 肺对皮毛的作用　肺气宣发,将气血精微宣散于皮毛,正如《素问·经脉别论》云:"食气入胃,浊气归心,淫精于脉,脉气流经,经气归于肺,肺朝百脉,输精于皮毛。"肺气宣发输送于皮毛的气血精微分别形成卫气、营气。其中较为彪悍的部分形成卫气,发挥司开阖、温分肉及防御外邪的作用。其中富有营养的部分行于脉中,形成营气,发挥滋养、濡润的作用。

如果肺气亏虚,则可导致毛孔开阖失司而出现多汗、过汗的表现,表现为动则汗出,即自汗。此外,若肺气不足,则卫气空虚而无力卫外,易于感邪而为病。正如明代汪绮石曰:"肺主皮毛,外行卫气,气薄而无以卫外,则六气所感,怯弱难御,动辄受损。"卫外不固是肺气不足的主要病理表现。

2. 皮毛对肺的作用　皮毛乃一身之表,是人体抵御外邪的屏障。皮毛受邪,可内合于肺。张介宾曾云:"夫外感之咳,必由皮毛而入,盖皮毛为肺之合,而凡外邪袭之,则必先入于肺。"如寒邪客表,卫气被遏,可见恶寒发热、头身疼痛、无汗、脉紧等症,若伴有咳喘等症,则表示病邪已经伤及肺脏。故治疗外感病的表证时,解表与宣肺常同时并用,而效果相辅相成。

此外,皮毛还能宣散肺气,以调节呼吸。《黄帝内经》把汗孔称作"玄府",又叫"气门",是说汗孔不仅是排泄汗液之门户,而且也是随着肺的呼吸进行体内外气体交换的部位。

二、肺开窍于鼻，其液为涕

《素问·阴阳应象大论》说："肺主鼻……在窍为鼻。"鼻为五官之一，又名"明堂"，为呼吸出入的通道，具有通气和嗅觉两方面的功能。

1. 肺与鼻的生理关系　鼻的主要功能为通气和嗅觉。鼻的嗅觉功能正常依赖于肺，《灵枢·脉度》说："肺气通于鼻，肺和则鼻能知臭香矣。"因为肺气通畅，才能将精微之气宣发于鼻窍。肺气输于鼻窍之精微，名为涕，《素问·宣明五气》曰："五脏化液……肺为涕。"鼻窍得涕之润泽，才能正常发挥其嗅觉功能。

此外，肺气调和亦有赖于鼻腔之通利，正如《严氏济生方·鼻门》所云："夫鼻者，肺之所主，职司清化，调适得宜，则肺脏宣畅、清道自利。"若鼻腔感邪，邪浊痰液堵塞，则可呼吸不畅，进而引起肺失宣肃。

2. 肺与鼻的病理关系　鼻病多源于肺，肺病可因于鼻。

鼻病多源于肺。鼻为呼吸之门户，外邪犯肺，则肺气不利，肺之输布精微于鼻窍的功能失常，表现为鼻塞欠畅、嗅觉下降、鼻窍流清涕，干润失常。如《辨证录·咳嗽门》曰："夫肺之窍通于鼻，肺受风寒之邪，而鼻之窍不通者，阻隔肺金之气也。"又如《四圣心源·七窍解·鼻病根源》曰："肺金不清，雾气瘀浊，不能化水……熏蒸于鼻窍而涕化……痰涕之作，皆由辛金之不降也。"此外，若肺之阴液亏虚，也可出现鼻腔干涩不适，臭香不知。

肺病又可因于鼻。古语有云"外从口鼻而入"，肺病的触发，又常常由鼻窍而入。依据邪之来路即为邪之出路，在临床上，亦可采用取嚏之法来宣泄肺中之邪气，以达到治疗肺病的目的。

三、肺与咽喉

《重楼玉钥·咽喉说》："喉应天气，乃肺之系也。"又"肺为声音之门"，指出肺与咽喉的关系。肺主呼吸，咽喉为体内外清浊之气通行的要道，咽喉的通畅及喉咙发音均有赖于肺津的滋养。

肺主呼吸功能正常，则喉咙气息通畅，润泽有常，发音洪亮而清晰；若肺气虚弱，则出现声音低微，少气懒言；若肺气壅塞，则见声音嘶哑，甚或失音，即"金实不鸣"；若肺燥津伤，则发音声嘶，即"金破不鸣"。因而在临床上，常采用宣肺祛邪，补肺润燥之法治疗声嘶。亦可通过声音的改变来测知肺脏的疾患，正如孙思邈在《备急千金要方·肺脏脉论》中所言"若其人本来语声雄烈，忽尔不亮，拖气用力，方得出言，而反于常人……虽曰未病，势当不久，此则肺病声之候也。察观疾病，表里相应，依源审治，乃不失也。"

第二章

肺脏与其他脏腑的关系

第一节　肺的五行属性

五行学说是古代哲学范畴,是以木、火、土、金、水五种物质的特性及其"相生""相克"规律来认识世界的一种世界观和方法论。中医学理论体系在其形成过程中,受到五行学说极其深刻的影响。

《尚书·洪范》记载:"五行:一曰水,二曰火,三曰木,四曰金,五曰土。水曰润下,火曰炎上,木曰曲直,金曰从革,土爰稼穑。润下作咸,炎上作苦,曲直作酸,从革作辛,稼穑作甘。"中医学正是运用这种抽象出来的五行特性,采用取象比类和推演络绎的方法,用来分析归纳各种事物或现象的属性,作为研究各类事物内部相互联系的依据,并在"内外相应,同类相从"原则下,用来解释人体各部之间,以及人体与外在环境的相互关系。

"肺,金藏也。"今文尚书将肺脏在五行上归属于金,这样的归属是将肺的生理功能与金的特性进行比较,在天人合一思想指导下,结合临床实践积累,运用取象比类的方法总结出来的。如《素问·五运行大论》曰:"西方生燥,燥生金,金生辛,辛生肺,肺生皮毛,皮毛生肾。其在天为燥,在地为金,在体为皮毛,在气为成,在脏为肺。其性为凉,其德为清,其用为固,其色为白,其化为敛,其虫介,其政为劲,其令雾露,其变肃杀,其眚苍落,其味为辛,其志为忧。忧伤肺,喜胜忧;热伤皮毛,寒胜热;辛伤皮毛,苦胜辛。"这样的归属对于中医临床有着实际的指导作用,如东汉经学家郑玄说:"今医病之法,以肝为木,心为火,脾为土,肺为金,肾为水,则有瘳也,若反其术,不死为剧。"意思是如果违反这种规律,轻者导致病情加重,重者会使患者丧命。

中医学还用间接的推演络绎方法,将人体中与肺金相关的腑、体、华、窍、液、志演绎,如五腑的大肠、五官的鼻、五体的皮毛、五志的悲、五声的哭、五液的涕、五动的咳等,都归属于肺金系统。如《素问·阴阳应象大论》所言:"在体为皮毛","在脏为肺","在声为哭","在变动为咳","在窍为鼻"。肺脏与表现于外的形体官窍通过经络紧密联系,构成了肺的藏象系统,揭示了人体肺脏与形体官窍之间的关联性和整体性,为肺脏病机五行传变提供了理论基础。

第二节　肺与大肠相表里

"肺与大肠相表里"出自《黄帝内经》,是中医整体观念的一个重要组成部分,从《黄帝内经》至近代医家的多种论著,都强调了这一学术观点。中医学认为,肺与大肠是通过经脉的络属而构成表里关系,这种表里关系除了体现为经络的络属关系,还体现在生理上相互关联,在病理上相互影响。

一、生理联系

1. 经脉络属,表里相通 两千多年前的《黄帝内经》已经提出了"肺合大肠,大肠者,传道之府"(《灵枢·本输》),阐述了"肺与大肠相表里"理论,并在《灵枢·经脉》中描述:"肺手太阴之脉,起于中焦,下络大肠,还循胃口,上膈属肺……其支者,从腕后直出次指内廉,出其端。"又曰:"大肠手阳明之脉,起于大指次指之端……下入缺盆,络肺,下膈,属大肠",提出肺与大肠通过经络络属形成脏腑表里相对的关系。另外二经分布区域比邻,走向相反,沿桡骨、肱骨的内、外侧呈逆平行状态。两经除经脉的直接连接外,还通过支脉与络脉进一步加强联系。

2. 肺与大肠在生理功能上相互联系 肺与大肠相关性在生理功能方面主要表现在气的升降出入和津液的敷布两方面。一方面,肺主肃降功能正常,"行气于腑",肺气肃降则六腑之气皆通,大肠传化糟粕,启闭有度,实现"大肠传导之官"的功能。正如唐宗海在《中西汇通医经精义·脏腑之官》所说:"大肠之所以能传导者,以其为肺之腑。肺气下达,故能传导。"另一方面,肺为水之上源,通调水道,使大肠润而不燥,以利其传导糟粕。"大肠者,传导之官,变化出焉。"大肠是传化糟粕之腑,以通为用。大肠传导功能正常,启闭有度,腑气通畅,气机调顺,则有助于肺的宣降功能正常发挥。即《中西汇通医经精义·脏腑所合》所说的:"肺合大肠,大肠者,传导之府……谓传导肺气,使不逆也。"

二、病理相关性

在病理状态下,肺病及肠的病机主要为肺气不降或津液输布失常引起肠腑不畅,而肠病及肺的病机是肠燥津亏或气机阻滞引起肺失肃降,肺气上逆。

1. 肺病及肠 肺病及肠是病邪首先犯肺,导致肺病,之后传之于肠,出现肠病或肺肠同病的病理现象。根据病邪性质、病证特点等,肺病可导致多种肠病的发生。

(1)肺病致肠道传导失常而表现为腹胀、便秘。如肺气亏虚不能肃降,或肺阴亏虚而致津液不能下达,或肺热移肠,上述多种肺病理状态可以导致大肠传导无力,引起腹胀、排便困难等不适。正如《症因脉治·肿胀总论》中所述:"肺气不清,下遗大肠,则腹乃胀。"这类病理情况在重症肺病中较为常见,如重症肺炎的患者常出现肺热移肠,而形成肺热腑实并见的证候,治疗上宜通腑泻肺,肺肠同治。

(2)肺病致肠道固摄失常而出现泄泻。肺病而致泄泻,有因于实者,如肺中之热无处可宣,急奔大肠而作热泻。因于虚者,如久咳肺气伤,咳而遗失,或肺久病虚寒气逆,下遗大肠,成寒积之泻。

2. 肠病及肺 若肠道传导无力,也会引起肺气失宣等生理功能异常。若大肠气虚传导失司,糟粕内阻,或津液亏虚,肠燥便秘,腑气不通,引起肺失宣降,出现咳嗽、喘息、胸满等证。正如《灵枢·四时气》所描述的:"腹中常鸣,气上冲胸,喘不能久立,邪在大肠。"《黄帝内经素问集注·痹论》也有记载:"大肠为肺之腑而主大便,邪痹于大肠,故上则为气喘争。"《中西汇通医经精义·脏腑所合》亦写道:大肠病,亦能上逆而反遗于肺。"

肺气肃降功能正常,则六腑之气皆通,津液敷布,大肠生理功能正常,传化糟粕,大便通畅,反之,大肠传导有力,大便畅通,也有利于肺气肃降;大肠以通为用,肺气以降为和,两者的"通"和"降"是互相因果,互相依存的。

在重症患者中,常见各种原因引起的阳明腑实证,出现痞满,大便燥实、干结不通等证候,常可见肺气失于肃降而出现喘憋,甚至呼吸困难等证候。肺与大肠相表里理论在重症肺病中有广泛的应用前景,亟待进一步深入研究。

第三节　肺　与　脾

中医认为肺与脾之间存在着密切的关系,肺脾两者功能的协调一致在人体的生命活动中发挥着重要的生理作用。

一、生理联系

1. 肺脾太阴,同气相求　脾为阴中之至阴,属太阴之气;肺为阳中之太阴,亦属太阴之气。同属太阴,所以两者存在着"同气"相求之理。同气一词,可以理解为具有相同"气"特点的脏腑在气血阴阳的盛衰、消长变化过程中具有同步变化趋势。

此外,从经络解剖而言,肺脾亦有着密切联系。《灵枢·经脉》篇曰:"肺手太阴之脉,起于中焦,下络大肠,还循胃口,上膈,属肺。"脾与胃为表里,手太阴肺经起于中焦脾胃,还循胃口,说明肺脾两脏有正经相连。"大肠手阳明之脉,起于大指次指之端……其支者,从缺盆上颈,贯颊,入下齿中,还出挟口。"肺与大肠为表里,脾与胃为表里,手阳明大肠经与足阳明胃经均行于口齿,故肺脾两脏经络相连。

因此,肺脾两脏同气相连,在经络上又有密切联系,在临床上常常可见肺病及脾、脾病及肺的现象。

2. 脾土肺金,土能生金　脾为湿土,肺为燥金,两者为母子之脏,脾土能生肺金,肺中之津气要靠脾运化水谷精微来供养,脾胃虚则肺气虚,脾土得旺,肺金自生。故李杲提出了"脾胃一虚,肺气先绝"之论;单玉堂亦提出:"肺恶寒者,多由脾虚得之。"

脾土生肺金,肺病脾治,脾肺之间以脾为要。正如《医方集解·补养之剂第一》所云:"脾者,万物之母也,肺者,气之母也,脾胃一虚,肺气先绝。脾不健运,故饮食少思;饮食减少,则营卫无所资养。脾主肌肉,故体瘦面黄,肺主皮毛,故皮聚毛落;脾肺皆虚,故脉来细软也。"由此可见,脾胃虚的时候,首先影响到肺。另外,金寿山先生指出:"从肺与脾的关系而言,脾是根本。"李中梓:"肺气受伤者,必求之于脾土。"张璐:"脾性喜温喜燥,而温燥之剂不利于保肺;肺性喜凉恶燥,而凉润之剂不利于扶脾,两者并列而论,脾有生肺之机,肺无扶脾之力。"这是对脾肺关系的进一步论述。

3. 脾湿肺燥,燥湿既济　脾为湿土,其性湿;肺为燥金,其性燥。脾性湿却喜燥,肺性燥却喜润,看似矛盾,却蕴有深意。《素问·六微旨大论》中有论述:"亢则害,承乃制,制则生化。"脾性虽湿,但若本气过亢,则反而有害,此时宜制,故喜燥以制其湿,使本气不亢而生化不竭。同样的,肺性虽燥却喜润,燥润相宜,则肺之阴阳和谐而功能正常。因此,燥与湿的相制与相济,是对立统一、密不可分的,相制是相济的前提保证,相济是相制的反映结果。

脾性湿喜燥与燥气相制又相济,与性燥喜润的肺能燥湿相济,构成脾与肺相关的重要因素。脾所产生的水谷精微,上升宣发至肺,发挥濡养润泽肺脏的作用;而肺主宣发肃降,又能及时将湿土产生的水湿浊气,通过通调水道,下输膀胱,避免水湿浊气滞于中焦。脾肺之间燥湿相宜,才能化生不已。因此,脾性湿,防其湿胜而喜燥,肺性燥,防其过燥而喜润,各随其所喜,而燥湿互相既济。

4. 肺气宣降,助脾升清,行水通道　《素问·经脉别论》言:"饮入于胃,游溢精气,上输于脾,脾气散精,上归于肺,通调水道,下输膀胱,水精四布,五经并行。"可见,人体内的水液虽由脾胃而来,但水液的输布、运行和排泄,又依赖于肺的疏通和调节,以维持动态的平衡。

"脾气散精,上归于肺",肺将脾转输至肺的精津之清,通过其宣发作用敷布到头面诸窍、皮毛肌腠,而将其浊,藉肃降作用运送于其他脏腑,而后经肾下注膀胱。肺在上,能宣能降,宣则"宣五谷味",降则"通调水道",皆有助于脾气之升清。

脾肺密切相关,在维持水液运行与转化方面,发挥重要作用,肺重点在调节水之道路,而脾重点在维持水之转化,两者是相辅相成的,水液正常转化也有利于水液道路的正常运行,而水液道路的通畅更有利于水液的转化。

二、病理相关性

1. 肺病及脾　根据五行学说,肺病及脾为子病及母传变。如《类经·疾病类·三阴比类之病》云:"金病则及脾,盗母气也","肺金受伤,窃其母气,故脾不能守。人受气于谷,谷入于胃,以传于肺,肺病则谷气无以行,故胃不能清。"在临床上,肺病及脾常见以下两种病理类型。

第一种是肺气虚损日久,子盗母气,终致脾气虚弱而不守,而成肺脾两虚之证。如《理虚元鉴·卷下》云:"若久病气虚,肺失其制,脾失其统。"《小儿卫生总微方论·惊痫论》提出:"肺若虚甚,则脾母亦弱,木气乘之,四肢即冷。"均阐明了肺病日久,肺气虚损累及母气,而致肺脾两虚、金虚土弱的病机传变。在临床常见于慢性肺病,常见的包括慢性阻塞性肺病、慢性肺间质纤维化等,由于肺病日久,而形成肺脾两虚的病理状态。

第二种是由于脏气太过,病变多为实证。多由于肺气失降、宣肃失常,而致脾气受阻。如肺气在上不降,则脾气在下难升,上下失于交通,可使土气壅实,如肺失治节,水道失调,水湿滞留,因此脾土受困于中。如《黄帝内经素问吴注·卷四》:"脾主行气于三阴,肺主治节而降下,脾肺病,则升降之气皆不行,故令腹胀而闭塞。凡升降之气,一吸一呼谓之一息,腹胀闭则升降难,故不得息,既不得息,则惟臆呕可以通之……若不逆则否塞于中,肺气在上而不降,脾气在下而不升,上下不相交通,不通则土气实,肾水受邪,故面黑。"阐述了肺气不降,则脾气不升的病机传变。临床上可见上呼吸道感染、急性气管支气管炎等肺病,出现子病犯母的症状,如泄泻、纳呆、痰多等症。

2. 脾病及肺　根据五行学说,脾病同样可以及肺,发生母病及子的传变。一般认为,脾病及肺可见以下三种病理变化:

(1) 脾病及肺,母虚累子:脾土亏虚可以导致其肺金的不足,发生母虚累子的传变,可致肺脾两虚之证,又称为"土不生金"。《素问·方盛衰论》有云:"至阴虚,天气绝",吴昆注释曰:"至阴,脾也。天气,肺气也……言脾气虚者,肺气必绝。金以土为母,母病故子绝也。"临床上常可见由于长期慢性脾病,表现为纳呆、体瘦、便溏等症状,而后出现气短、皮毛不耐寒、易外感等肺气虚损表现。因此,肺脾两虚、金土同病是临床上常见的病理状态,其中有由于肺气虚损、子病及母者,亦有脾气虚衰、母病及子者。

(2)脾病及肺,母虚子实:脾胃虚弱,失于运化,而痰湿内生,影响肺金,可导致母子虚实夹杂之证。《素问·示从容论》言:"喘咳者,是水气并阳明也。"吴昆注曰:"脾病不能制水,水不通调,并于胃府,泛溢上焦,气道不利,故令为喘为咳。"这个观点发展到后世,形成了"脾为生痰之源,肺为贮痰之器"的经典论述,即是对这一病机传变的精辟概括。因此,慢性肺病所产生的痰浊,多与脾胃运化无力,上犯于肺有关。当然,也不能一概而论,认为肺之痰浊均来源于脾,而妄用健脾化痰类药物。比如肺病急性期,咳出之痰为肺之所新生,非脾上干而贮于肺之痰,正如清代张秉成《成方便读·除痰之剂》中所言:"故咳出之痰,皆出于肺,因肺主皮毛,其气下行,或外感风寒,肺气郁而不降,则肺中津液蒸而为痰;如肺为火逼,津液亦易成痰,此等之痰,皆出于肺。""脾为生痰之源,肺为贮痰之器"只是用来解释脾虚而致肺实的慢性过程中的痰证。

(3)脾病及肺,母实传子:脾胃邪实而导致其子肺金受病,可发生母实及子的传变。如《诸病源候论·黄病诸候(凡二十八论)》中描述道:"其人身热发黄白,视其舌下白垢生者,此由脾移热于肺,肺色白也。"脾受湿邪,可形成湿热蕴结之证,若湿热上犯,可致肺脏受累,而成湿热弥漫之证。这在一些急性肺病,如上呼吸道感染、肺部感染等疾病均可见,表现为湿热蕴结三焦,南方多湿,每逢春夏之季常见此证候,治疗上可选用三仁汤等加减。

第四节 肺 与 肾

一、生理联系

1. 经脉相连 《灵枢·经脉》曰:"肺手太阴之脉,起于中焦,下络大肠,还循胃口,上膈属肺。从肺系,横出腋下,下循臑内……""肾足少阴之脉,起于小指之下……其直者,从肾上贯肝膈,入肺中,循喉咙,挟舌本。"说明肺肾两脏通过经络相连。《十四经发挥·卷中》又有云:"督脉者,起于下极之俞……并于脊里,上至风府,入脑上巅循额至鼻柱,属阳脉之海。"而肺开窍于鼻,故肺肾两脏亦通过鼻部相联系。

2. 共司呼吸 肺主呼气,肾主纳气,肺肾配合,共同完成呼吸运动。可见,肺肾两脏在维持、调节机体的正常呼吸运动中起着重要的作用。

肺呼吸的深度需要肾气的摄纳潜藏来维持,肾气充盛,吸入之气方能经肺之肃降而下纳于肾。《医学入门·脏腑条分》曰:肾"纳气收血化精,而为封藏之本。"《医宗必读·肾为先天本脾为后天本论》则认为:"肾为脏腑之本,十二脉之本,呼吸之本。"清代医家林佩琴也在《类证治裁·喘症论治》提出:"肺为气之主,肾为气之根;肺主出气,肾主纳气。阴阳相交,呼吸乃和。"另一方面,肺气肃降,有利于肾之纳气,而肾气摄纳,也有利于肺之肃降。若肾的精气不足,摄纳无权,气浮于上;或肺气久虚,久病及肾,均可导致肾气亏虚,肾不纳气,肺所吸入之清气不能潜藏于肾,而导致呼吸表浅,甚则气喘等症。《素问·逆调论》云:"肾者,水脏。主津液,主卧与喘也。"此外,肺与肾之间的阴气也是相互资生的,肺阴虚可损及肾阴,肾阴虚亦不能上滋肺阴,故肺肾阴虚常并见。

3. 水液代谢 中医认为"肺主通调水道","肺主行水","肺为水之上源",肺对体内水液的输布、运行、排泄起着疏通和调节作用;此外,中医又认为"肾主水",肾中精气的气化功能,对于体内津液的输布和排泄,维持津液代谢的平衡,起着极为重要的调节作用。肺主通调水道,肾为主水之脏,肺肾协同,保证水液的输布与排泄。

清代医家唐宗海在《血证论》提到:"肺为水之上原,肺气行则水行。"水液代谢过程中,由人体从外界摄入到胃、大肠、小肠的水液,经脾气的转输,上行于肺,经肺气的宣发,清者布散周身,浊者由肺气的肃降作用下输至肾与膀胱。而肺的宣发肃降和通调水道,亦有赖于肾阳的蒸腾气化。肾本身就是一个水脏,对水液有直接蒸化作用,且对整个水液代谢过程中的各个器官都有调节、推动、促进作用。肾阳的蒸腾气化,使肺气得以宣发,输津于皮毛,而肾气所蒸化的水液,依赖于肺气的肃降功能才能使之下归于肾和膀胱。因此,肺失宣肃,通调水道失职,必累及于肾,而至尿少,甚则水肿。正如《素问·水热穴论》所云:"其本在肾,其末在肺,皆积水也。"

二、病理相关性

1. 肺病及肾　根据五行学说,肺病及肾为母病及子传变。如《类经·疾病类·五脏虚实病刺》云:"肺病连肾,以气陷下部而母及子也。"根据肺肾的生理功能,肺病及肾可见以下几方面的病理改变:

(1)肺病及肾,水道不利:肺肾共同参与水液代谢,肺为"水之上源",肾主水功能有赖于肺宣发肃降和通调水功能的正常。如肺受火热毒邪,燔灼津液,肺为水之上源,上焦有热,则可绝水之源,而见小便不利。如《明医杂著·附方》曰:"肺金有热,不能生肾水,而小便不利。"在临床上,重症肺炎患者可合并出现急性肾损伤,而导致小便量少。

若肺病风水,肺气不降,亦可累及肾,母病及子,膀胱气化不利,而致尿少,甚至导致水肿。如《内经知要·病能》曰:"肺主皮毛,风寒在表,故汗出中风,母病传子,故肾病而小便数而欠也。"这类病理改变的典型代表为上呼吸道感染后继发肾小球肾炎的患者,为急性改变,治疗时应该注意宣肺行水。

除了肺实证而致水道壅塞外,肺气虚衰同样可致肾气亏虚,而致肾失固摄,见小便淋漓或小便失禁。

(2)肺虚及肾,肾不纳气:"肺为气之主,肾为气之根"。若肺气久虚,日久及肾,必致肾不纳气,可见动则气喘之证。从五脏相关而言,为金不生水,如《石室秘录·逆医法》云:"盖喘病虽是肾虚,毕竟肺虚,不能生肾水也。"因此,这类病理改变多见于久病内伤,如《医学心悟·喘》中所云:"夫外感之喘,多出于肺,内伤之喘,未有不由于肾者。"而在治疗上,《类证治裁·喘症》亦指出"喘由外感者治肺,由内伤者治肾"的总体思路。在临床上,这种病理改变常见于慢性阻塞性肺病、慢性肺间质纤维化等慢性肺病患者,治疗上应在健脾补肺基础上,兼以纳气平喘。

2. 肾病及肺

(1)子病及母,饮邪犯肺:如前所述,肾主一身之水,肺的宣发肃降和通调水道,亦有赖于肾阳的蒸腾气化。若肾阳虚衰,则一身之水凝滞而不化,形成水湿痰饮等阴邪,阴邪犯肺,则子病及母,正如《素问·水热穴论》云:"故水病下为胕肿、大腹,上为喘呼不得卧者,标本俱病。"又云:"其本在肾,其末在肺,皆积水也。"水邪泛滥,上逆于肺,出现喘息不得平卧,是水病的标末。

（2）肾虚不摄,肺失肃降:肾为先天,各脏病久,均可累及肾脏,而导致肾气亏虚。"肺为气之主,肾为气之根",肾气一虚,则肺气虚浮而无根,致使肺之宣肃失常而出现咳嗽、喘促等症状。如在临床上咳嗽变异性哮喘多是由于病久伤及肾阳,肾阳不足损及肺阳,肾不纳气,肺主气司呼吸异常,而导致气急哮喘,呼多吸少,动则气喘等,治疗上应该以温肾纳气为主。

第五节　肺　与　肝

一、生理联系

1. 经气相通　手太阴肺经与足厥阴肝经有着密切联系,肺经为经气流注之始端,肝经为经气流注之终端,两经直接交接,气血由肝经复入手太阴肺经,循环往复而不已。《灵枢·经脉》里提到:"肝足厥阴之脉……其支者,复从肝别贯膈,上注肺。"又肺之经络散于两胁,《灵枢·经筋》曰:"手太阴之筋……上结缺盆,下结胸里,散贯贲,合贲下,抵季胁。"

2. 共主气机升降　肝属木,木性升散条达,以升为常。如《黄帝素问直解》中云:"肝主春木,有生阳渐长之机。"而肺属金,其性肃降,以降为顺。如《血证论·脏腑病机论》:"肺之令主行制节,以其居高,清肃下行,天道下而光明,故五脏六腑,皆润利而气不亢,莫不受其制节也。"

因此,肝居下焦,乃阴中之阳脏,木气升发,才能疏泄营血,使之升发至心肺并上循头面,周流全身;肺位于上焦,系阳中之阴脏,其气肃降,才能使呼吸之清气及由脾上输的精微物质敷布全身,下及肝肾。肝之正常升发,肺之正常肃降,左升右降实有关乎人身气机的升降运动。肝升肺降如此周转运行,促进着人体脏腑经络、阴阳气血的生理活动。正如叶桂指出:"人身气机,合乎天地自然,肺气从右而降,肝气由左而升。"升降得宜,则气机舒展。

3. 共主津液、血液的调畅　在水液代谢上,肺主行水,能够推动和调节全身水液的输布和排泄,肺气的肃降可使上焦的水液源源下输,直至于膀胱而使小便通利,乃水之上源。而肝主疏泄,通利三焦,能够促进水液正常代谢。若肝之功能失常,影响了肝调节人体阴液的作用,则可出现肝阴失养,肝阳上亢,化而为火,肺津被伤,肺燥而金鸣等异常。

在血液代谢上,肺朝百脉,主治节,能够助心行血;肝主藏血,能够调节血量。肺主气,其性肃降;肝藏血,其性升发;肺气的肃降可使心血归藏于肝,而肝体阴而用阳,肝得滋养,则可制约涵养肝阳,使肝阳不亢。肺主治节周身之气,肝司调节全身之血;肺调节全身之气的功能需靠血的濡养,而肝向周身各处输送血液之功又赖气的推动。人之周身气血流行,实赖肝肺气机调畅。肝肺二脏,一升一降,一温一凉,一主血一主气,对人身气血调畅至关重要。总之,维持全身气血的正常运行,虽然是依赖心所主,但又需要肺主气、主治节与肝藏血、主疏泄功能协助。

二、病理相关性

病理上,肺肝相关的病理状态主要表现为升降失常,这种升降失常可互为因果,相互影响。临床上常见以下两种病情情况:

第一种病理状态为肝郁化火,气火上逆,灼伤肺阴,可致肃降失常,出现面红目赤、急躁易怒、咳逆上气、胸痛、少痰,甚则咯血等症,称作"肝火犯肺"或"木火刑金"。这类情况可见于气管支气管炎、肺炎、支气管扩张等疾病。治宜清肝泻肺,配合清肃肺金的药物,如黛蛤散、泻白散等方药,即所谓"佐金平木"。

第二种病理状态为肺失清肃,燥热内盛,过制肝升,使肝失疏泄,气机不畅,在咳嗽的同时,表现为出现顿咳不断、胸胁胀痛、情志不舒等症。但单纯由肺形成的肝病并不多见。金不克木当为肺虚而引起肝旺,临床上亦比较少见。根据五行学说,肺金可克肝木,但在具体的临床上,却以木火刑金更为常见。

第六节 肺 与 心

一、生理联系

1. 肺主气,心主血,共调气血 肺主气,而诸血者,皆属于心,心主行全身血脉。正如宋代《太平圣惠方·治肺脏壅热吐血诸方》曰:"夫肺居膈上,与心脏相近,心主于血,肺主于气,气血相随,循环表里。"两者位置比邻,同居上焦,气为血之动力,血为气之载体,"气为血之帅,血为气之母",故心与肺在生理功能和病理变化上密切相关。心主血与肺主气的关系,实际上就是气和血相互依存,相互为用的关系。

具体而言,肺朝百脉,百脉聚于肺。而肺主气,将吸入自然界的清气和脾转输的水谷之精气相结合,形成宗气。宗气贯心脉,从而推动百脉血液运行,辅助心脏推动与调节血运,助心行血。

2. 心与肺相互滋生 从五行而言,心与肺五行关系为火克金。但心与肺除了火克金的关系外,还有心火赖肺金以生,肺金得心火以生,心肺相互滋生的关系。如《石室秘录·伤寒相舌秘法》:"而生中有克,克中有生,生不全生,克不全克,生畏克而不敢生,克畏生而不敢克……心克金也,而心火非金不能生,无金则心无清肃之气矣。然而肺金必得心火以生之也,火生金,而金无寒冷之忧。"

肺滋生心,主要体现在肺生成心血。血脉中运行的营血,乃水谷精微由脾上传于肺,在肺内与大自然清气相汇,经肺之气化形成营气和卫气。其中营气是血液化生的主要物质,如《灵枢·邪客》:"营气者,泌其津液,注之于脉,化以为血……"《灵枢·营卫生会》又云:"中焦亦并胃中,出上焦之后,此所受气者,泌糟粕,蒸津液,化其精微,上注于肺脉,乃化而为血……"

而心火和煦,温养肺金,亦是肺脏功能正常发挥的必要条件。所谓"人之五行,心火温肺,而后胸中阳和,无寒饮咳痹之证,故心火者,乃肺之主也。"这在临床上具有指导意义。若心阳不足,肺金失于温煦,则可出现阴邪上犯于肺,而出现咳嗽、气促等病。

3. 肺主治节,助心有"节" 肺为相傅之官,主治节。对于治节的理解,张介宾说:"肺主气,气调则营卫脏腑无所不治,故曰治节出焉。"肺通过宗气,主持心脏搏动的强弱及节律是是否整齐。若肺气虚,宗气生产减少,无力助心行血,出现面色㿠白,体倦,肢体活动不便,心脏搏动无力或节律失常等症。

二、病理相关性

1. 外邪逆传,由肺及心 肺开窍于鼻,外合皮毛,是人体和外界沟通的直接通道。若肺失卫外,寒邪内侵,可致心阳闭阻,心神受困。《黄帝内经太素·伤寒》谓之:"肺以逼心,故肺病,心寒喜惊,妄有所见。"若感受温邪,肺卫先伤,病不解而内传,若顺传至阳明经则见气分证。但临床上,若病邪传变迅速,则可出现变证,传变至心包而成邪毒内陷之"逆传""坏证"。正如如叶桂《温热论·温病大纲》所言:"温邪上受,首先犯肺,逆传心包。"温病外邪逆传,常见于重症肺炎的患者,治疗上可采取截断疗法,重拳猛击,以遏邪毒。

2. 气病及血,痰瘀互结 肺主气,肺伤则气损,气损则无力行血,血行迟滞,可致心脉痹阻,困阻胸阳,进而扰及心神,而见胸痹、心悸等症。血行不畅,则津液不行,聚而成痰,在临床上往往形成气虚、痰浊、瘀血互结之证。恰如《重订通俗伤寒论·夹痢伤寒》所言:"盖心主血,肺主气,凝滞则伤气,郁热则伤血,气血既病,则心肺亦病矣。"

3. 心气有余,火盛肺逆 根据五行学说,心属火,而肺属金,两者具有相克特性。在病理上,气有余则为火,心气余则可形成心火炽盛,进而灼伤肺金。如《冯氏锦囊秘录·火门(儿科)》:"心火太盛,必克肺金。"心火犯肺,由于火性炎上,必将影响肺气肃降,致使肺气上逆,可形成咳嗽、咳痰、咯血等诸多肺气上逆之证。

4. 心阳不足,水凌心肺 心为君火,只有心阳充足,才能保证血脉畅达。若心阳不足,血行不畅,除了形成瘀血内阻外,津液亦不行而成水湿痰饮之邪。胸中属阳,若阳气不足,则水湿痰饮等阴邪可凌心犯肺,形成肺寒、水饮内阻之证,出现喘促不得息、痰稀白、畏寒气短等症状。此类证候,临床上常见于心衰患者。

第三章

肺脏的常见病理状态与证候

第一节　肺系常见症状

本节简述肺系以及肺附属器官,包括皮毛、鼻、咽喉的临床常见症状及其辨识思路及要点。症状在古代文献主要指患者的异常感觉,多脉症并称。目前习惯上,将症状、体征和社会行为异常,通称为症状。在临床上,症状往往不是单一存在,而是多个症状作为一个症状群的状态呈现在医生面前,反映着患者的内在病机。因此,本节从基本的、单个的症状着手论述,其目的在便于构建基础的认识。而在临床上具体实践时,需要从整个的症状群的角度进行辨识、思考。

一、肺脏常见症状

1. 咳嗽　咳嗽,是肺气上逆,冲喉而出,喉中发声的一种症状。既往"咳谓无痰而有声,嗽是无声而有痰",但目前临床上多倾向于咳、嗽、咳嗽同义。咳嗽是肺脏疾病最主要的临床表现,但除了肺脏本脏病变可引起咳嗽外,其他脏腑的病变亦可传至肺脏引发咳嗽。早在《黄帝内经》就有论述:"五脏六腑皆令人咳,非独肺也。"因此,咳嗽的临床辨证论治复杂,需要重点把握以下几个要点:

（1）区分外感和内伤:一般而言,外感咳嗽多有明显的感受外邪的诱因,起病较急,病程较短,由于为外感,故必兼有表证,如伴有恶寒发热、头痛、鼻塞流涕等表证症状。在六淫邪气中,尤以风寒、风热、燥邪最易伤肺致咳,鉴别时应加以注意。

风寒咳嗽者多咳声重浊,痰白稀,伴有恶寒发热、无汗、头身疼痛、脉浮紧等风寒表证的证候特征。治疗宜疏风散寒,可选杏苏散加减。

风热咳嗽者多咳声高亢,痰黄稠,伴发热微恶风寒、头痛、咽喉红肿疼痛、口渴、脉浮数等风温表证的证候表现。治疗宜疏风解热、宣肺止咳,代表方剂为桑菊饮。

燥邪咳嗽发于秋季,多表现为干咳少痰,或痰中带有血丝,咳而不爽,伴发热恶寒、口鼻咽喉干燥、口渴、脉浮等。本证尚有凉燥、温燥之分,证候分别表现为偏风寒、偏风热的不同。

内伤所致咳嗽多无明显诱因,起病缓慢,病程较长,时时咳嗽,或久咳不已,特别是肺阴虚和肾阳虚咳嗽,多久治不愈,或反复发作,以虚证为多。常见肺本脏的气阴亏虚,或脾、肾虚累及肺者。但亦有虚中夹实者,如湿痰阻肺、肝火犯肺、寒水犯肺等证,应进一步鉴别区分。

肺气虚证所致的咳嗽多为久咳,咳嗽无力,痰白稀,伴有少气懒言,自汗,动则尤甚,舌淡苔白、脉虚等气虚表现。可选补肺汤、玉屏风散加减治疗。需要注意的是,肺气虚证易感外邪,常合并外感而导致咳嗽加重,形成表里同病、虚实夹杂的证候。

肺阴虚证引起的咳嗽多为干咳、久咳,痰少而稠,或咳痰带血,可伴有声音嘶哑、口咽干燥等肺燥的表现,甚则有消瘦、五心烦热、潮热盗汗、舌红少津、脉细数等阴液亏耗的兼证。治疗上宜养阴润肺,选用沙参麦冬汤加减;若阴虚火旺,则可选百合固金汤加减治疗。

湿痰阻肺证表现为久咳痰多,色白或稀或稠,多伴有胸膈满闷、舌苔白腻或白滑等痰湿内阻的征象,有时可兼有纳呆、腹胀、便溏等脾气虚的证候表现。代表方如二陈汤,可兼用平胃散、六君子汤等。

寒水犯肺证引起的咳嗽多痰白稀或为涎沫,常并见水肿,伴精神萎靡、面色㿠白或晦暗、畏寒、肢冷、少尿、纳减、便溏等脾肾阳虚不化水的表现。治疗上可选小青龙汤加减,配合应用金匮肾气丸等温肾助阳。

肝火犯肺证则表现为咳嗽阵作,因情绪激动而增剧,甚至咯血,常伴有急躁易怒、面红目赤、口苦咽干、脉弦等肝火上炎的表现。可选用清金化痰汤、黛蛤散等加减。

（2）区分实证和虚证:外感者多属实证,但亦有虚人外感者;而内伤者多属虚证或虚实夹杂证。若咳嗽声音高亢多属实证,而咳嗽声音低微者多见于肺气虚证。咳嗽痰声重浊者多见于痰湿证,而咳嗽、痰声不显者可见于燥邪犯肺、肺阴虚等证。此外,应综合兼夹症以辨识实证和虚证,如痰液情况、发热类型、舌脉等。

（3）抓住痰液特点:咳嗽的辨证过程中,痰液的特点具有很好的参考价值。痰多者多属于痰湿、脾肾虚,而痰少者多见于风寒表证、风燥或阴虚等。痰清稀者属寒属湿,而黏稠者则属热属燥者多。痰黄而稠者属热,痰白而质黏者属阴虚、燥热,痰白清稀透明呈泡沫样者属虚寒。当然,仍需结合其他临床信息综合判断,不能见痰黄则一概认为热证。此外,咯吐血痰者多为肺热或阴虚,有热腥味或腥臭气者为痰热,味甜者属痰湿,味咸者则属肾虚。咳嗽白天甚者常为热、为燥,而夜间咳嗽甚者多为肾虚、脾虚或痰湿。

2. 气喘　气喘,是以呼吸急促为特征的一个症状,轻则在轻体力活动时出现,严重时静息状态下亦可出现,甚至张口抬肩,鼻翼煽动,不能平卧。气喘在古籍中有"喘息""喘逆""上气""逆气""喘促"等别称。气喘的临床辨证需注意以下几方面要点:

（1）首别虚实:《景岳全书·杂证谟·喘促》中云:"气喘之病,最为危候,治失其要,鲜不误人,欲辨之者,亦惟二证而已。所谓二证者,一曰实喘,一曰虚喘也。"明确指出气喘虚实辨证的重要性。一般认为,实喘多因六淫外袭,痰火郁热,水饮凌肺,使肺气壅阻,肃降无权,气道不利而致。其特点为病势急,呼吸深长有余,气粗声高,脉数有力。虚喘多因禀赋素弱,久病或大病后真元耗损,致脏气虚衰,肺气失主,肾不纳气而致。其特点为病势缓,呼吸短促难续,气弱声低,动则气喘,脉弱或浮大无力。实喘病位多在肺,治疗上以祛邪利气、宣肺平喘为要法;虚喘病位重点在肾,以纳气平喘为要法。

在临床上,单纯的虚证或实证较为少见,而以虚实夹杂之证最为常见。如喘证日久,往往本虚标实,内伏宿痰,肺气壅盛为实,脾虚不运,肾虚失纳则为虚;或肺、脾、肾三脏均虚之体,新感引动伏饮等。因此,标本兼顾是为常法。古人有"肺不伤不咳,脾不伤不久咳,肾不伤……咳不甚"的说法。故治疗慢性咳嗽而兼喘者,须兼顾肺、脾、肾之虚。

（2）实喘重点辨识寒喘、热喘、痰喘和水喘:寒喘是指因外感风寒,内郁于肺而致的喘急。肺主皮毛,一受风寒,内闭肺气,则气逆不降而作喘。临床上可见恶寒甚,头痛身紧,咳嗽痰白,脉浮紧等。治宜宣肺散寒,如华盖散等。

热喘指外感风热、风温等阳邪,肺热炽盛者。多由肺受热灼,水津不能下行,痰火壅阻气道所致。症见气喘,痰多黄稠,烦热胸满。治宜清肺泄热涤痰为主,常用方剂如麻杏石甘汤、泻火清肺汤等。

痰喘则指外感或内伤而导致痰湿蕴肺,阻塞气道所致。症见呼吸急促,喘息有声,咳嗽,咯痰黏腻不爽,胸中满闷等。治宜祛痰降气平喘,常用的方剂有二陈汤、苏子降气汤等。

水喘是指各种病因导致水饮犯肺者。多由肾脏聚水,脾湿不化,水气上凌,肺失宣降所致。症见气逆喘急,胸膈满闷,腹胀,怔忡,面目或肢体水肿,小便不利等。治疗须分标本缓急,治标宜逐水利湿,宣降肺气,治本宜运脾温肾。常用方剂如真武汤加减。

(3)虚喘应辨肺虚、肾虚、心气阳衰弱:肺虚者劳作后气短不足以息,喘息较轻,常伴有面色白,自汗易感冒。肾虚者静息时亦有气喘,动则更甚,伴有面色苍白、颧红、怕冷、腰酸膝软。心气、心阳衰弱时,喘息持续不已,伴有发绀,心悸,水肿,脉结代。

3. 哮鸣 哮鸣是以喉中哮鸣如哨鸣音为特征的一个临床症状,常伴有气喘,所以也称为哮喘。古代文献中尚有"喉中水鸡声""呷嗽""哮吼"等别称。哮多兼喘,而喘未必兼哮,故哮与喘仍应加以区分。哮鸣的辨治有以下几方面要点:

(1)发作期以邪实为主,当分寒哮、热哮、痰哮等。寒哮指感寒而发,天冷或受寒易发。临床表现为喉中哮鸣如水鸡声,呼吸急促,痰少咯吐不爽,色白而多泡沫,形寒怕冷,面色青晦,舌苔白滑,脉弦紧或浮紧。治疗上以宣肺散寒、化痰平喘为法,常用方剂包括射干麻黄汤、小青龙汤等。

热哮则是风热犯肺,而见喉中哮鸣,气粗息涌,多兼有黄痰、黏浊稠厚,口苦,口渴喜饮,面赤,或有身热,舌红苔黄,脉滑数。治疗上当以清热宣肺,化痰定喘为法,常用方剂包括定喘汤、越婢加半夏汤等。

痰哮是指痰浊上犯于肺,而见喉中痰涎壅盛,声如拽锯,或鸣声如吹哨笛,咯痰黏腻难出,或为白色泡沫痰液,无明显寒热倾向,舌苔厚浊,脉滑实。治疗上以祛风涤痰、降气平喘为法,常用方剂如三子养亲汤等。

在临床上,除了上述三种证候外,尚可见兼夹为病者,如寒包热哮证、寒痰蕴肺、痰热壅肺等证型,需详加区分。

(2)缓解期以本虚为主,应辨脾肾之所属,阴阳之偏颇。一般认为,哮病在缓解期以本虚为主,故治疗上以扶正为主要治则。在具体辨证方面,可从脾、肾两方面为主着手。

脾虚为主者,多有脾虚失运的表现,如形体消瘦,纳差,餐后饱胀,自汗,怕风,大便稀溏,舌质淡,苔白,脉细弱。治疗上当以健脾益气,补土生金为法,常用的代表方如六君子汤加减。

肾虚为主者,多病程日久,表现为动则气促,吸气不利,耳鸣,腰酸腿软,小便不利。偏于阳虚者,可见畏寒肢冷,面色苍白,舌苔淡白、质胖,脉沉细。偏于阴虚者,可见五心烦热,颧红,口干,舌质红,少苔,脉细数。治疗上当补肺益肾。阳虚者常用方如金匮肾气丸等;而阴虚者代表方如生脉地黄汤合金水六君煎加减。

4. 咯血 咯血是指咳嗽时伴有出血,多痰血相兼,出血少时表现为痰中带有血丝,亦可痰少而血多,或大量出血而无痰。既往有对咳血、嗽血、咯血进行分辨者,但无更大临床意义。亦有将呕血、咯血不分,统称为吐血者,则与临床不符。尽管呕血、咯血之血皆从口而出,但病位不同,临床上需要对咯血、呕血严格区分,进而进行辨证施治。在辨证施治过程中重点把握以下几个要点:

（1）区分急性和慢性：急性咯血，多为实证、热证，以病在肺、肝两者为多见。病在肺者，多因外感风热、燥邪等阳邪，或风寒郁而化热，进而损伤肺络而导致咯血。病在肝者，多乃急躁易怒之人，因情志失调，怒而气上，气有余便是火，火气凌逆，上乘犯肺，阳络受损而成咯血。

慢性咯血多为虚实夹杂之证，阴虚火旺，病在肺、肾者为多见。多由于久咳伤肺、房劳不节等，致肺阴亏损，肺病及肾，金不生水，母病及子，日久累及肾阴而出现肺肾二脏阴津不足，水亏火旺，肺络受损而出现咯血之证。

（2）"火"邪是咯血最常见的病因病机："火"为阳邪，而肺为娇脏、喜润，火邪最易耗损阴液，进而损伤肺络，因此火热伤络是咯血最常见的病因病机。其中"火"邪又有实火和虚火之分，需加以辨识。如前所述，风热、燥邪或风寒郁而化热，此皆为实火。而虚火者，乃肺肾阴虚，水亏不能涵木，而致雷之火升腾，灼伤阴络，以致咯血。

（3）处理好气与血的关系：慢性咯血日久，可因气随血耗而出现气虚征象，此时应注意处理好气与血的关系。尤其在大咯血时，一旦有脱证征象时，应根据"有形之血，不能速生，无形之气，所当急固"的理念，及时给予益气固摄治疗。

5. 喉中痰鸣　喉中痰鸣，是指痰涎壅盛，聚于喉间，随呼吸而产生鸣响的一种症状，常伴有呼吸急促，又称"痰声辘辘""痰鸣"等。

闻及喉中痰鸣，可知痰邪为患无疑，但在此基础上，尚应进一步区分寒痰、热痰、风痰等证。

如寒痰为患者，除了痰声辘辘外，可见痰涎清稀，量多色白，多伴有神疲倦怠，纳差乏力等虚象，发热多不明显，舌淡胖，苔白腻，脉滑等。

而痰热为患，则多有发热，痰黄质黏，喉间痰鸣声如拽锯，多伴有气促喘急，口干欲饮等热象，舌红苔黄腻，脉滑数等。

而风痰为患，除了可见喉间痰鸣外，因风为阳邪，宜袭清窍，可见猝然眩晕，甚则昏蒙，肢体抽搐等，皆有风邪善行数变的特点。

此外，需要引起重视的是，喉间痰鸣可见于多种疾病，但均为病情危重的一种表现，如《景岳全书·杂证谟》中所言："若杂证势已至剧，而喉中痰声漉漉，随息渐盛者，此垂危之候。"因此，一旦出现喉中痰鸣，需评估患者气道能否维持，必要时尽快建立人工气道，以免出现窒息。

6. 胸闷、胸痛　胸闷，是指自觉胸中憋闷不舒、堵塞不畅的一种症状。既往又称"胸痞""胸满""胸中痞满"等。而胸痛则是指自觉胸部疼痛的一种症状，既往有"胸痹""心痛"等别称。

胸闷、胸痛症状可见于多种病证中，除了心脏病变外，肺部疾病也常出现胸闷、胸痛症状。心脏病变引起的胸闷痛常见于活动后，表现为劳则诱发，休息得缓解，严重时表现为胸痛彻背。而肺部疾病引起的胸闷则往往无此特点，且多同时伴有咳嗽、咳痰、气促等呼吸道症状，部分情况下胸闷、胸痛症状与呼吸动作相关，表现为吸气加重，而呼气得缓，需综合临床表现加以分析。

胸闷、胸痛的传统辨证思路强调首先分清标本虚实，其中标实应区别气滞、痰浊、血瘀、寒凝的不同，而本虚又应区别阴阳气血亏虚的不同。而肺脏疾病诱发胸闷、胸痛者，实证者多见以下两种证型，寒凝者间有所见，气滞证则相对少见。

（1）痰浊闭阻证：表现为胸闷痛，咳嗽，痰多气短，常伴有倦怠乏力，纳呆便溏，舌体胖大且边有齿痕，苔浊腻或白滑，脉滑。在慢性阻塞性肺病、慢性支气管炎、支气管哮喘等多种肺脏疾病中常可见该证型。治疗上以通阳泄浊、豁痰宣痹为法，常用方如瓜蒌薤白半夏汤、涤痰汤等。

（2）瘀血内阻证：表现为胸闷、胸痛，甚时胸痛明显，痛有定处，入夜为甚，可伴有气促、咯血等表现，舌质黯红，或紫黯，有瘀斑，苔薄，脉弦涩。在肺栓塞、肺挫伤、支气管扩张、气胸等肺脏疾病可见该证型。治疗上以活血化瘀，通脉止痛为法，常用方如血府逐瘀汤等。

虚证为主而见胸闷、胸痛者可见于以下两种证型，一为阳虚，一为阴虚，首别阴阳，而后辨其脏器之所属。

（3）气阴两虚证：表现为胸部隐痛，时作时休，可有胸闷，伴咳嗽，痰少，气短，声息低微，口干欲饮，可伴有盗汗，大便干结，舌质淡红，苔少而干，脉细或细数。在肺结核、慢性阻塞性肺病、间质性肺病等肺脏疾病可见该证型。治疗上以益气养阴为法，常用方如生脉散合人参养荣汤加减。

（4）气阳虚衰证：表现为胸闷或胸闷隐痛，咳嗽，白稀痰，气短，动则尤甚，自汗，面色白，神倦怯寒，四肢欠温或肢肿，纳呆便溏，舌淡或淡胖，苔白或白腻，脉虚无力。在慢性阻塞性肺病、支气管哮喘等多种慢性肺脏疾病可见该证型，治疗上以益气温阳为法，常用方如金匮肾气丸、理中汤等。

二、肺附属器官的常见症状

（一）皮毛常见症状

1. 恶风　恶风描述的是患者恶（厌恶、不喜）外界的风，不但怕寒冷之风，即使温暖之风亦同样感觉不舒，但若居于无风之处，即使温度较低，也没有不适之感。也就是说，恶风的关键在于风而不在于寒，有风则恶，无风则不恶，这就是与恶寒的区别。外感内伤均可见恶风之症，临证施治时必须注意以下几点：

（1）恶风者必兼表证：恶风是风邪袭表、卫气失和的一种表现。据《伤寒论》条文记载，恶风症状只出现于三阳经证中，且绝大部分在太阳经证中，即使是邪已入少阳，太阳表证亦尚未尽解。可见恶风症状只产生于以太阳为主的表证，且大多为表虚证，如果没有表证而只是单纯的阳虚，不论表阳虚或是里阳虚，都不会恶风，也就是说，恶风者一定有表邪存在。

（2）区分是否合并内伤：如前所述，恶风为卫气失和、风邪袭表的表现，所以必兼表证。但临证需要注意是否同时合并内伤。因为除了外感可导致卫气失和外，往往还因内伤而耗伤气血，气虚致卫表不固，易感风邪而见恶风。单纯因于外感者，治疗上当泻不当补；而因于内伤者，当益气固表，兼以祛风，故临证时须详加鉴别。

2. 畏寒　畏寒是患者自觉怕冷，但加衣被、近火取暖可以缓解的一种症状，亦称畏冷。古代文献中有时与恶寒混称，不加区分，只要是怕冷，称为恶寒或者畏寒，而并非依据这两个名词来判断其病性的虚实，需要结合其兼症。直到近代，在高等教育的中医诊断学教材中才将畏寒与恶寒严格区分开来，用恶寒描述的表示外感，用畏寒描述的表示内伤，并以加温近火后怕冷能否缓解进行鉴别，对临床诊断无疑起到了一定的作用。

畏寒一症，究其病机，多为里寒证。机体内伤久病，阳气虚于内；或寒邪过盛，直中于里损伤阳气，温煦肌表无力而致。临床辨证施治时，须从以下两方面入手：

（1）辨清恶寒和畏寒：畏寒是指患者有怕冷的感觉，一般多指久病，病程长，多为阳虚证，多为里证。添衣加被或者近火取暖可以缓解，所以畏寒一般多是虚寒体质的患者，经常出现手足不温、畏进冷凉食物、大便稀溏、咳嗽痰稀等虚寒症状，所以畏寒一般不伴有热象，是单纯的怕冷，多因机体虚衰不足所致。而恶寒一般多指新病，病程短，多为实证，可见于表证，也可见于里证。临证时必须确切把握这些概念，正确区分恶寒和畏寒，辨证施治。

（2）分清邪正虚实：畏寒如伴有面色苍白、蜷卧、少气乏力、脉迟而弱、舌质淡等症，即为正气不足之里虚寒证；伴有脘腹或其他局部冷痛较剧、痛而拒按、得温则减、四肢拘挛、脉弦而紧者为邪气入里之里实寒证。辨清邪正虚实之后，还要根据临床表现分清病变脏腑，才能采取针对性治疗。

3. 恶寒　恶寒是指患者感觉怕冷，是身体内部的寒冷感觉。恶寒常伴有畏寒的感觉，即外界的寒冷会加重患者的寒冷感觉，但加衣覆被或近火取暖仍不能解决患者的寒冷。因此，恶寒更多的是指患者抵御不了发自身体内部的寒冷感觉。古代医籍里根据恶寒的程度不同列有不同的名称，如身寒、啬啬恶寒、振寒、寒栗、寒战、寒颤、战栗等。恶寒一症，病机复杂，临证施治时需特别注意以下几点：

（1）辨清表证和里证：恶寒症状除可存在于因外感引起的表证外，亦可存在于里虚寒证。外感寒邪，寒邪阻滞卫表，卫阳不布，失于温煦而见恶寒。内虚寒证，则是指肺脾肾阳气亏虚，进而影响到卫气，致卫气亏虚，功能减弱，产热不足，从而产生恶寒的症状。因此，表证、里证均可见恶寒，但两者在证治上有根本区别，临证时必须注意鉴别分辨。

（2）正确辨识恶寒与恶风：恶风与恶寒在症状表现上有相近之处，但两者的区别绝非轻重之别，既不是恶风轻于恶寒，也不是恶寒轻于恶风。此外，两者作为自觉症状，在感觉上也有不同，恶寒者不受风吹即有怕冷的感觉，而恶风者乃遇风吹始觉不适。

恶风与恶寒是不同的证候产生的两个完全不同的症状。恶风只产生于以太阳为主的表证，且大多为表虚证；恶寒则既可产生于表证，又可产生于虚寒里证。两者在病机上有明显的不同，治疗上也截然不同，临床证治时须详加鉴别，辨证论治。

4. 自汗　自汗是指由于阴阳失调，腠理不固，而致汗液排泄失常的一种症状，主要表现为不因外界环境因素的影响，而白昼时时汗出，动辄益甚。出汗为人体的生理现象，生理性的出汗与气温高低及衣着厚薄有密切关系，如"天暑衣厚则腠理开，故汗出……天寒则腠理闭，气湿不行，水下留于膀胱，则为溺与气"。而自汗一证，不因为外界环境的影响，日间汗出不止，活动后更甚，多因阳气亏虚，气不摄津，而致津液外泄。临床治疗自汗一证，应当紧密结合汗出的病因病机，辨证施治，关键从以下几个方面入手：

（1）着重辨明阴阳虚实：一般来说，自汗证以虚者居多，多因气阳不足，卫外不固，治疗上当益气固表止汗。但亦有少数因肝火、湿热等邪热郁蒸、热迫汗出所致者，则属实证，临床辨证之时切勿一味益气固表，见汗止汗，而闭邪于内，此时治疗当直折火势，养津止汗。此外，虚实之间每可兼见或相互转化，如邪热郁蒸，久则伤阴耗气，转为虚证；虚证亦可兼有火旺或湿热。

（2）关注汗出的情况，正确判断病情严重程度：虚证自汗者，多白天汗出明显，恶风，稍劳汗出尤甚，或表现半身、某一局部出汗，易于感冒，体倦乏力，周身酸楚，面色㿠白无华，脉细弱，此为气虚不固、营卫不和之证。如若出现大汗淋漓，汗出如珠，同时出现声低息微，精神疲惫，四肢厥冷，脉微欲绝或散大无力，则为脱汗，亦称绝汗，多在疾病危重时出现，为病势危急的征象,其汗出的情况及病情的程度均较自汗为重。

5. 盗汗 盗汗是指寐则汗出,醒则汗止,自不知觉的一种病证。本症起初在《素问》中称"寝汗",后来在《金匮要略》方称"盗汗",从此沿用至今。盗汗是临床上常见的一种症状,好发于结核病及某些虚证患者。然盗汗一证,病因多端,绝不仅限于"阴虚"一证候,临证万不可见盗汗即予养阴生津治疗,当需辨证施治,同时特别注意以下几点:

(1)盗汗有阴虚和阳虚之别:盗汗之成因,前人大多责之于阴虚,有"阳虚自汗,阴虚盗汗"的说法,但古书上盗汗属于阳虚的也有记载。"盗汗属阴虚",仅就多数而言,不可固执此见。脾肾阳虚,卫外失司,加之夜寐阳入于里,合舍于阴,则约束津液之力微弱而作汗。

盗汗有阴虚、阳虚之别,典型者不难分辨,除主症睡时汗出以外,阴虚者常兼见面颊潮红、五心烦热、口燥咽干、头晕目眩、怔忡心悸、烦躁失眠、舌质多红、脉象弦细或细数;而阳虚者多见面色㿠白、恶寒身倦、口淡不渴、便溏溲清、汗出多冷、舌苔薄白、舌质淡红、脉象濡细或细缓等。临床上以虚证为多见,也有虚实夹杂、气阴两虚之证,应注意辨证求因,审因论治。

(2)关键在于治疗原发病:盗汗病因多端,临证尚需根据原发病选方用药。如心脏病患者除盗汗外,常兼心悸、怔忡、失眠等症,此时需注重固涩敛汗,兼养心凝神;又如肺结核所见盗汗常兼骨蒸潮热等症,治疗时就需偏重养阴清热;而产后盗汗常因血去阴耗,治疗时就需偏重养血敛阴。

(二)鼻常见症状

如前所述,肺开窍于鼻,故鼻的症状与肺的功能失常密切相关。但需要认识到的是,除了肺外,脾胃、肾、肝胆等脏腑也与鼻有经脉相连,这些脏腑的病变也会引起鼻的相应症状。

1. 鼻塞流涕 鼻塞,是指呼吸时气流通过鼻腔时受阻不畅的症状。在古代医学文献中,鼻塞又称为鼻窒。鼻流涕则是指从鼻孔内流出的分泌物。

鼻塞、流涕症状常见于外感病证。其中感受风寒者往往为鼻塞流清涕,常伴喷嚏,以及发热恶寒等全身症状,舌苔薄白,脉浮或浮紧,治疗上可选用辛夷散、葱豉汤加减。而感受风热者则鼻塞流黄涕,伴有发热、头痛、口渴、咽痛、苔薄黄等风热表现,治疗上可用桑菊饮、苍耳子散加减。

除外感外,肺气虚、肺阴虚、肺经郁热等肺脏内伤病证亦可见鼻塞表现。肺经郁热所致者,表现为鼻塞日久,涕黏黄,可伴有咳嗽、痰黄,舌红、苔黄、脉弦数等表现,治疗上可用苍耳子散加减。而肺气虚所致的鼻塞,多表现为鼻塞、左右交替出现,或时轻时重,遇风冷则加重,涕白、或黏或稀,伴气短乏力、咳嗽痰白、舌淡苔白、脉细弱等气虚表现,可选用温肺止流丹加减。肺阴虚证所致的鼻塞,多呈持续性,鼻干鼻痒,涕干有痂,咽干咽痛,舌红少苔,脉细数,治疗上可考虑选用百合固金汤加减。

除感受外邪,肺病内伤外,其他脏腑的病变也可引起鼻塞流涕症状。常见的如肝胆湿热,表现为鼻塞重,鼻涕黄稠而量多,甚则倒流,气味腥臭,伴头痛而重,脘闷、纳差,口苦而黏,不欲饮水,小便黄,舌红苔黄腻,脉滑数,治疗上可选用加味四苓散、黄芩滑石汤等进行治疗。

总的来说,鼻塞流涕症状中,鼻涕的色、质、量、气味对辨证有较高的参考价值。临床上涕白清稀者多寒,色黄黏稠者多热,黄脓臭秽者多湿热,涕少夹血者多属燥热。

2. 鼻衄 鼻衄,即鼻中出血,属于衄血范畴。《灵枢·百病始生》中云:"阳络伤则血外溢,血外溢则衄血。"

鼻衄一症,外感引起者多见于风热壅肺,而其他多见于里证。里证又可分虚实两端。其中实证有因饮酒嗜辛辣食物等引起胃火炽盛者,也有因情绪急躁多怒而引起的肝火鼻衄。虚证者多见于劳累后诱发,多为脾虚或肾虚。一般而言,风热、胃火、肝火所致的鼻衄发病较急,而脾虚、肾虚等虚证鼻衄发病相对较缓。需要注意的是大量的鼻出血也可引起阴竭阳脱的危象,需要紧急处理。

（三）咽喉常见症状

1. 咽干　咽干,即指咽喉部干燥不适的感觉。

咽干总由津液不足所致,在辨证上当首先区分外感、内伤。外感者多由因风热袭肺或燥邪伤肺。前者的咽干乃热伤津液,故应伴有咳嗽痰黄、咽痛、口渴等其他风热表现;而后者燥邪最易伤津,表现为咽干鼻燥,干咳无痰。

内伤所致的咽干应注意虚实的鉴别。咽干为津液不足的表现,其实证者皆因内热伤津而致口干,常由脾胃热盛或肝胆郁热所致;而虚证者乃因肺、肾阴虚,阴津不足而致口干。

脾胃两经均循行于咽喉,故脾胃之热往往导致口干,此时应有渴欲冷饮、口臭、胃脘灼热疼痛等其他脾胃之热的表现,治疗上当清泻脾胃之火,宜清胃散加减;而肝胆郁热者,多因情绪激动而症状波动,有易怒、目赤、头痛、大便秘结等肝胆郁热的表现,治疗上当清肝泻火,宜当归龙荟丸。

肺阴虚咽干多因邪热、过汗等原因损伤肺阴,而见咽干、喉痒、干咳等症状,治宜百合固金汤;而肾阴虚口干者因肾阴液不足,虚火上炎所致,除了口干,多有耳鸣、腰膝酸软、失眠等症,宜六味地黄丸。

2. 咽喉疼痛　咽喉疼痛即咽喉部位的疼痛,轻则隐痛,重者疼痛剧烈,饮水即作。

咽喉疼痛的病因病机与前述咽干有相似之处,首先应先区分外感、内伤。外感者同样可见于风热侵袭。但除了一般的风热外感外,还常可见湿热咽痛和毒热咽痛。

湿热咽痛者,表现为咽痛或刺痛,黏膜红肿,甚则可见小疱,破后溃疡,伴有发热、咳嗽、痰黄黏等热象,舌红苔黄腻,脉数。治疗上宜清热利湿解毒,可先用甘露饮加减。

毒热咽痛者起病更为急剧、严重,伴吞咽困难、滴水难咽,发热、气促,咽喉部红肿明显,舌红苔黄脉洪。宜黄连解毒汤加减治疗。

内伤为病者同样可分为虚实两端。实证者与前咽干症状相似,多因脾胃热盛,而虚证者则因肺肾阴虚,水亏不能制火,虚火内炎而见咽喉疼痛。实证者多疼痛较剧,而虚证者多为隐痛,伴有咽干等阴津不足表现。

3. 咽中异物感　咽中异物感是指咽喉部似有异物阻塞,咯之不出,咽之不下的症状,但并不影响吞咽、饮食。《古今医鉴》称之为"梅核气"。

临床上常见证候包括以下几种:

肝气上逆者表现为咽中异物梗阻感,每因情志不畅而病情反复,可伴有头晕、心烦易怒、胸胁胀满、嗳气,舌苔薄,脉弦。治疗上可用柴胡疏肝散加减。

痰凝气滞者则表现为咽中异物感,间有痰液咳出,胸闷纳呆,舌苔腻,脉濡滑。治疗上宜用四七散加减。

肺热阴虚者则往往表现为咽中异物感,咽干隐痛,干咳少痰,口渴欲饮,舌苔薄黄少津,脉细数。可用养阴清肺汤加减治疗。

第二节　肺脏常见病理状态与相关证候

中医证候是在症状群基础上,根据中医学理论总结、归纳出来的用于解释病机、进而指导治疗的一个中医病理学概念。证候有单一证候,亦有复合证候,其中单一证候又被称为证候要素,是组成复合证候的基础。在临床上单纯的单一证候少见,多为复合证候,甚至是涉及多脏、多腑,虚实夹杂的复杂证候。但应该认识到的是,证候要素是构成复合证候的基础,因此本节拟对肺脏相关的证候要素进行简述,以期建立对肺脏病理状态的基本认识。

一、肺脏虚损的病理状态

1. 肺气虚证　肺气虚证是肺脏的功能减弱,出现宗气虚弱,肺气上逆,开阖失司,卫外不固为特征临床表现的一种证候。肺气虚证是肺系疾病最基本、最常见的病证。

（1）病因病机:肺气是由肺吸入的清气、脾胃化生的水谷精气（后天之气）与肾中精气（先天之气）运行至肺脏而形成的。因此,肺气虚证的病因复杂,外感六淫邪毒可伤肺气,而饮食不慎、七情内伤、劳逸不当可伤脾肾之气,最终均可导致肺气虚证的发生。

（2）临床表现:随着历代医家对于肺气虚证的内涵和本质认识的深入,2002年《中药新药临床研究指导原则》从主症、次症两方面入手,对肺气虚证进行了界定,发布了肺气虚证的诊断标准。主症:咳喘气短,咳声低弱,易患感冒;次症:久咳不愈,自汗,恶风,神疲,乏力,少气懒言,舌淡,脉弱。具备主症2项、次症2项或主症1项、次症3项以上者即可诊断。

（3）治法及方药:治疗上以补肺益气为主要方法,主治方剂可选用玉屏风散加减。该方补散兼施,益气扶正,固表止汗。此外,其他较为常用的方剂还包括补肺汤、黄芪桂枝五物汤等。补肺汤有多个出处,较为常用的为《景岳全书》所记载者,其组成如下:黄芪、人参、五味子、熟地、紫菀、桑白皮;具有益气补肺、止咳平喘的功效。而黄芪桂枝五物汤则适用于气血虚弱、营卫俱虚、卫阳不固、腠理空疏者。由于肺气虚常常合并脾虚或者肾虚,故需加以辨识,合并脾虚者当培土以生金,合并肾虚者当补肾以达金水相济。

2. 肺血虚证　既往古籍上较少提及肺血虚证,对于肺脏是否存在血虚证目前仍存有争议。一般认为,肺血虚证是肺气亏虚,气不生血,津液不足,生血之源亏少所导致的血虚证候。

（1）病因病机:《灵枢·营卫生会》曰:"中焦亦并胃中,出上焦之后,此所受气者,泌糟粕,蒸津液,化其精微,上注于肺脉,乃化而为血。"肺主气,气生血,肺藏津液,津液亦能化赤为血。若肺气虚弱,肺津不足,则血液生化之源减少,故出现"肺血虚证"。所以肺血虚证多因脾胃虚弱,饮食营养不足,不能运化水谷精微导致生血之源不足,或因久病不愈,慢性消耗等因素而致营血暗耗,或脾肾亏虚,气不能生血所致。

（2）临床表现:肺血虚的临床表现以肺病常见症状和血虚失养的症状共见为要点。主要表现为咳嗽,气短、气喘等肺病症状,伴有面色白无华或萎黄,精神萎靡,唇舌爪甲淡白,头晕盗汗,心悸失眠等血虚失养表现,舌质淡、苔薄白,脉细弱。

（3）治法及方药:临床上对于肺血虚证常通过补肺生血、润肺生津的方法进行治疗,常用补肺生血汤（人参、黄芪、麦冬、阿胶、黄精、天冬、五味子、白芍、花粉）补益肺气达到生血的目的。如前所述,肺血虚证常因脾之运化失司,导致生血之源不足,因此常从脾胃着手治疗,归脾汤等当亦属合拍。

3. 肺阳虚证　肺阳虚证是指肺阳不足、功能衰退及一系列温煦失职为特征临床表现的一种证候。

（1）病因病机:肺阳虚证多由肺气虚发展而来,气虚乃阳虚之渐,阳虚乃气虚之甚,肺气虚者未必阳虚,肺阳虚者则其气必虚。多数学者认为,肺阳虚证的病因病机可归纳为以下几个方面:①寒邪犯肺,耗损肺阳,而见肺阳虚;②痰饮内停,饮为阴邪,日久伤阳,延为阳虚;③他脏久病,累及肺阳而致肺阳虚。

（2）临床表现:肺阳虚证病机复杂,证候表现多端,其临床表现主要分为以下两个方面:①肺阳虚证多由肺气久虚,久病伤阳所至,故可见一派肺气虚损证候,如精神萎靡、形体消瘦、短气神疲、咳喘无力、面色㿠白、倦怠懒言等;②阳虚肺寒,温煦无力,多见一派虚寒征象。肺气肃降失权,可见咳喘气逆、痰白清稀等症状;肺寒气化不行,则通调水道之职失司,可见水饮停聚、水肿、小便不利等症状;肺寒卫阳亏乏,则卫外功能失固,可见畏寒肢冷、自汗易感冒等症状。

（3）治法及方药:肺阳虚证的治疗以温法为主,虚则补之,寒者热之,是治疗肺阳虚证的原则。然而肺阳与肺气、肺阴、脾阳、肾阳等有着多方面的联系,常见兼夹证候,故对肺阳虚的证治,除了应用温肺法,还应结合其兼证加以辨证用药。

温肺法是治疗肺阳虚证的主要方法,早在《金匮要略·肺痿肺痈咳嗽上气病脉证治》中,张仲景即论述了肺阳虚的临床表现及治疗,其中所言,"此为肺中冷,必眩,多涎唾,甘草干姜汤以温之。"此外,其创立的小青龙汤、苓甘五味姜辛汤、射干麻黄汤等方也适用于肺阳虚合并其他证候者。

除了温肺法外,其他常用的治法包括补土生金、温肾纳气等。因脾为肺之母脏,可子病及母,肺阳虚可导致脾阳虚衰,或脾病在前,而母病及子,最终形成肺脾阳虚的证候。此时治疗当培土生金,方药运用多以二陈汤、参苓白术散、六君子汤、苓桂术甘汤、小青龙汤等加减化裁。又因肾为元气之根,若肾阳亏虚,不能助肺纳气,则肺失肃降之权,寒水上凌心肺,气不归元,临床常见的哮喘即属此类病证。治疗原则应以肃肺化痰治其标,补肾纳气治其本,以固其根本。方药以金匮肾气丸、安肾丸、三子养亲汤、苏子降气汤等随证化裁运用。

4. 肺阴虚证　肺脏易受邪扰,导致气机运行不畅而作咳,久而化热化火,灼伤津液,出现肺阴虚证的表现。

（1）病因病机:若人体先天禀赋不足,肺脏虚弱,则易导致肺阴不足。外因中的六淫侵袭、七情太过、饮食不节、药物损伤等,均能直接或间接地损耗肺之津液,影响气机运行,气郁化火,更耗津液,终成肺脏失养,津液枯涸而痿,出现一系列肺阴虚之证。而内因中的心火灼金,命门相火内煽,劫灼肺阴,三脏均病而易出现肺阴不足;此外,若脾胃虚弱,水谷精微化源不足,气血生化之源缺乏,致脾之精气亏虚而上输肺者亦少,从而导致肺阴亏虚。

（2）临床表现:肺阴亏虚,肺失濡润,肺气上逆,久则化热伤津,虚火上炎,损伤肺络。因此,肺阴虚证的临床表现可归纳为以下几点:咳喘无痰或痰少而黏,口干咽燥,形体消瘦,午后潮热,五心烦热,盗汗,甚至痰中带血、声音嘶哑,舌红少津,脉细数。

（3）治法及方药:"燥者润之",治疗肺阴虚证的思路首先就是益阴养肺,当选用甘寒之品,润燥滋阴,肺阴得滋,内热自清,咳嗽自止。常用的方药包括百合固金汤、清燥救肺汤、沙参麦冬汤等加减。除了应用养阴润肺外,应当注意选用辛凉宣肺、行气摄津的药物来佐助滋阴补液的药物,达到以气生津、以气行津、以气摄津的目的。另外,应注意胃阴的滋养,只有胃中津液充足,才能上供阴津于肺,培土生金。

二、外邪犯肺的病理状态

中医学中的外邪主要指风、寒、暑、湿、燥、火和疫疬之气等从外侵入人体的致病因素。一般认为六淫中的暑、湿之邪较少直接犯肺,而多先伤及中焦脾胃,在此基础上再累及肺脏,故在此不予论述。而火邪、疫疬之气与温邪的概念有重叠之处,故仅论述温邪犯肺的临床特点。

1. 风邪　风为六淫之首,一般外感为病,常以风邪为先,其他邪气多依附于风而侵犯人体,如风湿、风寒、风热、风燥之类。故《素问·风论》提出:"风者,百病之长也。"《素问·生气通天论》中亦云:"风者,百病之始也。"

风邪为病具有以下几方面特点。首先风性轻扬,易于侵犯人体的上部和肌表,故临床常见头痛、感冒、风疹等病证。风性疏泄,其侵袭人体,可使肌腠开泄,故多见恶风、自汗等症状。风性善动,其临床表现多见动摇不定,如痉证的四肢抽搐、颈项强直,甚至角弓反张,即属于风。风性善行而数变,其症多游走不定,变化迅速,如痹证中风邪偏盛的行痹,常见游走性关节肌肉疼痛等。风邪犯肺,可分为风寒、风热两类常见证型。

(1)风寒:临床表现主要包括恶寒,发热,无汗,头痛身痛,鼻流清涕,喉痒,咳嗽,痰稀,口不渴或渴喜热饮,舌苔白润,脉浮而紧。治疗上以疏风散寒为法,常用荆防败毒散等加减。

(2)风热:临床表现主要有发热,微恶风寒,少汗或无汗,头痛,咳嗽,痰黏或痰黄,鼻流浊涕,咽痛,口渴。苔薄,舌边尖红,脉浮数。治疗上以疏风清热为法,常用桑菊饮加减。如风热较甚,可改用银翘散。

2. 燥邪　燥为秋令主气,故燥邪为病,多发生于气候干燥、湿度较低的秋季。外感燥邪有温燥和凉燥之别。初秋有夏火之余气,燥与热合,出现类似风热的症状,则为温燥;深秋有近冬之寒气,燥与寒合,出现类似风寒的症状,则为凉燥。

(1)温燥:临床表现为头痛,发热,微恶风寒,咳嗽少痰,咳痰不畅或痰中带血,口渴喜饮,唇干咽燥,心烦,大便干结。舌红少苔,脉细数。治疗上以清宣凉润为法,常用方药为桑杏汤加减。燥邪化火,伤及肺阴者,治当清肺润燥,可用清燥救肺汤。

(2)凉燥:临床表现为头痛,鼻塞,恶寒,发热,无汗,咽干唇燥,干咳痰少,痰质清稀。舌干苔薄,脉象浮弦。治疗上以宣肺达表,化痰润燥为法。常用方药为杏苏散加减。

3. 寒邪　寒邪为冬季主气,除了寒冷的天气外,自然界中具有寒冷、凝滞特性的外邪均称为"寒邪"。由于空调的使用,夏季感寒亦为常见。

寒邪为病具有以下几方面特点。首先寒为阴邪,易伤阳气,感受寒邪将导致阴寒偏盛,损伤人体的阳气。其次寒性凝滞而主痛,寒邪侵犯人体可使气血津液运行迟缓,凝结阻滞不通而出现各种疼痛的症状,这种疼痛的特点是遇寒加重,得温减轻。此外,寒性收引,可使机体的气机收敛,腠理闭塞,经络筋脉收缩而挛急,出现发热恶寒,无汗,关节挛急疼痛,屈伸不利等症状。

寒邪犯肺,主要的临床表现为咳嗽,气喘,痰稀色白,鼻塞流清涕,形寒肢冷,舌淡苔白,脉迟。辨证的要点在于寒实证表现,如形寒肢冷、舌淡苔白、脉迟、痰稀色白等;其次为肺部证候,如咳、喘等。寒邪犯肺,治疗上当温肺散寒,可应用麻黄汤、华盖散、小青龙汤等方药。

4. 温邪　温邪是各种温热病致病邪气的通称。包括温病中的春温、风温、暑温、伏温、湿温、秋燥、冬温、温疫、温毒和温疟等病的病因。《温热论·温病大纲》中有云:"温邪上受,首先犯肺。"指出了温邪易于侵袭肺脏的特点。

尽管温邪的种类较多,但温邪致病具有以下几方面的共同特点。首先,温邪均从外界通过一定途径(主要是口鼻)侵入人体,而肺与口鼻直接相通,故温邪为病,易于侵袭肺脏。其次,温邪所致病证均具有温热性质,根据热者寒之的原则,主要应用寒凉类药物进行治疗。由于温邪易化燥伤阴,因此温病的治疗中强调顾护阴液,留得一分阴液,便有一分生机。温邪为病发病较快,易于发生传变,故治疗上有学者强调应用截断疗法,即截断病势于未传。最后,不同的温邪其侵入人体的部位各不相同,如风热、燥邪最易犯肺,而湿温则易犯中焦脾胃,临床上应抓住这些特点辨证施治。

易侵袭犯肺的温邪主要包括风热病邪、燥热病邪、疠气等,其中风热病邪、燥热病邪的临床表现已在前述风邪中的风热及燥邪中的温燥中论述。而疠气与六淫不同,是天地间别有一种异气。疠气具有强烈的致病性,比温邪、火热邪气致病作用更为剧烈、险恶。无论老少强弱,触之即病,且发病急骤,来势迅猛,病情危重,死亡率高。部分疠气还具有强烈的传染性和流行性。现代的一些急性传染性呼吸道疾病均可归属于疠气的范畴。目前对疠气引起的温病一般仍都参照卫气营血辨证或三焦辨证进行治疗。但在实际临床上,不同的疠气有其相应的致病特点,每种疠气病都有区别于他种疠气病的一些特征,某种疠气与机体相应的脏腑经络之间存在着特异性的联系。因此,有必要对不同疠气的传变特征进行总结,探讨其可能的特异性的中医药治疗方案。

三、肺脏内伤病理产物的病理状态

1. 痰浊　痰浊是指人体脏腑气血失和,津液不归正化,运化失常而形成的病理产物,是导致肺系疾病的重要病理因素。痰邪可分为有形与无形两大类。有形之痰指咳嗽咳痰之痰,有形可见;而无形之痰则可停聚于机体任何部位,如脏腑、经络、肌腠等,无形质可见,不易察觉且变化多端。肺系疾病多见有形之痰,但见咳有形之痰,便知痰浊之邪蕴结于肺。需注意的是,部分肺系疾病可无咳痰,或痰少,不能因此谓无痰邪为患,仍需结合舌脉等其余四诊信息综合分析。

因肺宣发和通调水道功能,而痰浊为津液不归正化的病理产物。肺虚则宣降失司,水道不通而凝滞为痰;而痰浊可壅塞水道,致肺失宣肃;肺虚与痰浊常互为因果,故临床上肺系疾病常可见痰浊阻肺证型。临床表现为咳嗽痰多,痰白质黏或稀,或伴有气急喘促,喉间痰鸣,苔腻,脉滑或濡等。此时治疗上当以宣肺化痰为法,常用的方药包括二陈汤、三子养亲汤等加减。痰浊为阴邪,但可从阳而化,则形成痰热壅肺证型。临床上表现为咳嗽,咯痰黄稠而量多,气喘息粗,或烦躁不安,发热口渴,或咳吐脓血腥臭痰,胸痛,舌红苔黄腻,脉滑数。此时治疗上当以清热化痰为法,常用清金化痰汤、苇茎汤等方药。

痰浊的产生,除了与肺相关外,还与脾、肾功能失调密切有关。脾居中焦,主运化,升清降浊。若脾运不健,则津液停积而生痰。肾处下焦,属水,职司开阖,蒸化排泄。若火衰水亏,蒸化无权,津液亦可转化为痰。痰成之后,随气升降,阻于肺则可引起肺系疾病。故不应见肺之痰,概用宣肺化痰方药,而应进一步探寻痰浊产生的病因,或健脾,或泻下,有的放矢。

2. 水饮　水、饮、痰、湿乃四大阴邪,就作为病理产物的形质而言,稠浊者为痰,清稀者为饮,更清者为水,而湿乃水之渐,是水液弥漫浸渍于人体肌肤、筋脉、脏腑中的状态,其形质不如痰饮和水明显。由于水气与饮邪在发病机理、症状特点等方面确有共同之处,故可合称为"水饮"。

由于水饮同样为人体脏腑气血失和,津液不归正化,运化失常而形成的病理产物,故其发病机制与痰浊有相似之处,总与肺、脾、肾三脏相关。或因外感寒湿,水湿之邪侵袭肌表,肺气不及输布,水津停滞,积而成饮;或因饮食不当,如暴饮过量,或贪食生冷,而致中阳被遏,脾失健运,津液停聚而为痰饮;或因劳欲所伤,如劳倦伤脾,纵欲伤肾,脾肾阳虚,水津失于输化,停而为饮。

在临床表现方面,一般认为肺系疾病中水饮为病的特点是咳唾大量涎沫,伴见咳嗽气喘等症,正如《金匮要略·痰饮咳嗽病脉证并治》中指出:"水在肺,吐涎沫,欲饮水","肺饮不弦,但苦喘短气"。在具体的临症辨治方面,常见以下两种证型:

(1)寒饮停肺证:主要表现为咳嗽气喘,或哮鸣有声,胸部紧闷,不能平卧,吐稀白痰涎,苔白滑,脉弦等。治疗上以温化寒饮为法,常用方药为小青龙汤。

(2)饮停胸胁证:主要表现为胸胁胀闷疼痛,咳嗽痛甚,气息短促,或眩晕,身体转侧或呼吸时胸胁牵引作痛,舌苔白滑,脉弦。治疗上以逐水祛饮为法,常用方药为十枣汤加减。

3. 内火　肺为华盖,位居最高,而火性上炎,肺外脏腑之火容易波及于肺而引起肺病。内火多由情志抑郁,劳欲过度,导致脏腑阴阳失调,内热炽盛而引起,称为"五志之火"。内火又有虚实之分,如《素问·调经论》说:"阴虚生内热……阳盛生外热"。实火多属心肝气郁化火,或胃热火盛,有火旺的一系列症状;虚火多为肺肾阴虚火旺,表现阴虚特点,但火旺每易伤阴,与阴虚有互为因果的关系。

临床上实火除了有咳嗽、咳痰黄黏、气促、咯血等肺病见症外,主要表现为头痛,面红耳赤,心烦躁怒,不寐,口苦口干,口舌生疮,齿龈肿痛,吐衄出血,尿赤便秘,舌苔黄腻,舌质红,脉数或弦数。其病机为心肝火旺,胃热火盛。治疗上以清热泻火为法,常用方药如泻心汤、龙胆泻肝汤等。

而虚火则多表现为干咳痰少,或痰中带血丝,气短等肺系症状,除此外还表现为五心烦热,潮热骨蒸,颧红,盗汗,口干咽燥,头晕目涩,腰膝酸软,形体消瘦,舌红、少苔或花剥,脉细数。其病机为肺肾阴虚,虚火内灼。治疗上以滋阴降火为法,常用方药如百合固金汤、知柏地黄丸加减。

4. 瘀血　肺主气,若一身之气充沛,则血液运行正常;若肺气虚衰,不能助心行血,则血行不畅,日久则生瘀。此外,肺主水液代谢,通调水道,若肺气衰败,津液输布异常,水壅为痰饮,痰水积聚日久,阻碍气道,气机不利,血流亦不畅,化而为瘀。

瘀血阻肺,除可见痛处固定不移,或刺痛拒按,或血瘀积而不散,结成肿块,面色黧黑,肌肤甲错,或有紫斑等瘀血的一般表现外,更多的是以气机升降失常以及痰阻的形式表现出来,如《血证论》指出:"内有瘀血,则阻碍气道,不得升降,是以壅而为咳。"特别是病情较轻时,肺瘀血尚未到瘀阻血道或久瘀成积的地步,往往少见咯血、口唇紫黯、疼痛等症,多见咳、痰、喘等气血津液代谢失常的症状。

治疗上,首先要辨明瘀血之因,兼顾肺脏气、血、津液之关系,以活血祛瘀、补肺益气为主要治则,辨证施治。因气虚而瘀者宜补气活血,气滞者宜行气导滞、活血化瘀,肺脾两虚、痰浊瘀阻者宜补脾益肺、化痰祛瘀。临床应根据不同的血瘀类型,分别采取行气化瘀、通络化瘀、温阳化瘀、凉血化瘀、益气化瘀等法,灵活施治。

参 考 文 献

［1］王琦. 中医藏象学［M］. 第 2 版. 北京:人民卫生出版社,2004

［2］孙广仁. 中医藏象生理学［M］. 北京:中国医药科技出版社,2002

［3］孙广仁,郑洪新. 中医基础理论［M］. 第 9 版. 北京:中国中医药出版社,2012

［4］张伯臾. 中医内科学［M］. 第 5 版. 上海:上海科学技术出版社,1985

［5］姚乃礼. 中医症状鉴别诊断学［M］. 第 2 版. 北京:人民卫生出版社,2000

［6］邓铁涛. 实用中医诊断学［M］. 北京:人民卫生出版社,2004

［7］林琳,张忠德. 呼吸科专病中医临床诊治［M］. 第 3 版. 北京:人民卫生出版社,2013

第二部分

晁恩祥教授学术经验传承

第一章

医 家 小 传

晁恩祥教授 1935 年出生于河北唐山,中共党员,大学本科学历,现为卫生部中日友好医院主任中医师、教授、博士生导师、中医内科首席专家,全国老中医药专家学术经验继承工作指导老师,中央保健会诊专家,第二批"国医大师",国务院特殊津贴获得者。

一、行医之路

1962 年毕业于北京中医药大学,毕业后支边到内蒙古中蒙医院从事医、教、研工作,1969—1970 年在北京《全国中草药新医疗法展览会》任编辑,1971 年开始进行慢性阻塞性肺疾病(COPD)的临床防治研究,多次下乡巡回医疗,1976 年 3 月—1977 年 10 月参加全国中医高级研究班并毕业。1984 年由内蒙古中蒙医院调至卫生部中日友好医院,先后担任首任中医处处长、中医肺脾科主任兼中医大内科主任。

二、教书育人及传承

1993 年被国务院学位委员会授予博士研究生导师,被北京中医药大学、天津中医药学院聘为教授、博士生导师,被长春中医学院聘为教授。是全国老中医药专家学术经验继承工作指导教师,被国家中医药管理局、河南省中医药管理局、北京市中医药管理局、浙江省中医院、广东省中医院、山东青岛市中医院、河北省两所中医院聘为培养徒弟导师,先后培养硕、博士研究生 10 余人,高徒 40 余人。2003 年"传染性非典型肺炎"期间亲临广东省中医院呼吸科病房及 ICU 零距离接触会诊非典患者,2004 年开始在广东省中医院担任主任导师、带徒并参加呼吸科、急诊科、重症医学科查房,指导学科建设。

曾于 1986 年、1990 年应邀到日本金泽医科大学及松山市老年病院讲学;1994—1995年在东京应日本大学医学部附属光丘病院邀请讲学,指导医疗并聘为客座教授;1998 年应台湾长庚大学长庚纪念医院中医部邀请讲学、指导医疗并聘为客座教授;1999 年底—2000年 3 月及 2004 年初应邀到香港浸会大学中医药临床研究中心、京港中医专科诊所讲学、指导医疗;1996 年、2005 年初曾到澳洲悉尼讲学,并聘为澳洲中医药学会名誉顾问。

从医 50 余年,主要从事医疗、教学、科研工作,医疗任务主要有病房、门诊、科研及管理工作,先后承担中医内科、呼吸消化系统疾病及急症的临床研究,先后负责过"八五""九五""十一五"攻关课题及省部级研究任务,对哮喘、咳嗽变异型哮喘(CVA)、COPD、肺心病及并发症、肺纤维化等肺系疑难病和肺系感染性及传染性疾病;慢性胃炎、顽固性肠炎、溃疡病、老年性便秘等消化系统、肝胆系统、老年性疾病有较丰富的经验,并参与了 2003 年 SARS 的会诊、防治方案制订、2005 年人禽流感的诊疗方案的工作及肺系病新药开发和研究。1993 年始享受国务院突出贡献政府特殊津贴,是全国中医内科肺系病、急症的学术带头人之一,曾到长春、北京、西安、香港、大理、杭州、恩施、广州等全国18个省市讲学并承担名老中医经验继承讲习班讲学工作。

三、成名特点

多次应邀参加原卫生部、科技部、原国家食品药品监督管理总局、国家中医药管理局、自然基金会(国家及山东、河北自然基金会)、中医学会等政府部门及学术团体的评审与各项规范的制订。如评药、评标、评奖、评论文稿件;撰写中医病证及诊断治疗标准,制订病历书写规范、诊疗指南、新药临床指导原则等工作;多次应邀参加全国多个省市大学研究单位的硕士研究生、博士研究生、博士后的开题报告研讨、论文答辩、出站评议以及高徒出徒评审考核工作。

兼职担任中华中医药学会、中国医师协会理事、世界中医药学会联合会肺系病专业委员会会长、中华中医药学会内科分会副主任委员兼任秘书长、中华中医药学会急诊学会主任委员,中华中医药学会内科肺系病专业主任委员,中华中医药学会中药临床管理委员会委员,北京市中医药学会常务理事,北京市中医药学会感染专业委员会名誉主任委员,北京市中医药学会肺系病专业委员会主任委员,兼职担任国家食品药品监督管理局药物评审专家;药监局突发公共卫生事业应急处理防治药品早期评估特别专家组成员(SARS、人禽流感药品);全国科学技术名词审定委员会中医药学名词审定委员会委员,中华中医药学会科学技术奖评审专家,中华医学会医疗事故鉴定委员会专家,北京医学会医疗事故技术鉴定专家,国家基本医疗保险药品目录咨询专家,中国中医科学院学术委员会委员。

兼职担任《中医杂志》编辑、特邀编审,《北京中医》《中国药物警戒》《中药新药临床药理》等杂志编委,《中国中医急症》杂志主编《继续教育杂志》中医分册主编。

四、论文论著及成果

撰写过中医专著80余篇,其中有医教研论文如:"中医对证的认识""哮喘的中医证治""论肝""中医防治慢性肺源性心脏病的治法运用""春夏养阳、冬病夏治防治慢性支气管炎""临床辨证论治中若干问题探讨""对中医治则研究之我见""下法治疗内科急症验案举隅""再谈中药不良反应问题""再谈咳嗽型哮喘的中医证治研究""慢性阻塞性肺疾病的中医诊治探讨""肺间质纤维化的中医认识""中医学及温病学历史成就与SARS""肺心病急性发作期及并发症的诊疗体会"等;担任主编有《临床中医内科学》《中医内科手册》《今日中医内科·中卷》及《中医急诊医学》《碥石集》(第二册)等著作,副主编及参加编写过《中药新药临床指导原则》《临床用药须知》等。长期在临床接诊专程来求诊的一批批国内外患者,对肺系病及脾胃肝胆病有较丰富经验,研制出中药新药"苏黄止咳胶囊"。

曾获省、部科技及荣誉奖励多次,如内蒙古科技进步三等奖、国家图书提名奖、北京市科技进步一等奖,国家中医药管理局二等奖、三等奖两项等。获中国科协"全国防治非典优秀科技工作者"奖励,获中华中医药"抗击非典特殊贡献奖"、获中日友好医院"防治非典优秀共产党员"称号表彰。2005年度获"中央保健工作先进个人"称号。2006年又获得中华中医药学会首届中医药传承特别贡献奖。2016年获得"最美医生"称号。

第二章

....

学术思想

第一节　重视风邪为病

晁恩祥教授在继承中医传统理论基础及长期临床一线工作中,根据肺系疾病的发病特点,首创了重视风邪为病,从风论治风咳、风哮的学术思想。以"风邪犯肺、肺失宣肃、气道挛急"等为基本病因病机,提出应用"疏风宣肺、缓急解痉、止咳利咽、降气平喘"之法治疗风咳、风哮等肺系疾病的独特方法,取得临床显著疗效。

一、从风论治风咳

早在《礼记·月令》中就有"季夏行春令……国多风欬"的记载;其中的"欬",亦作咳。《诸病源候论》论述了十种咳,"一曰风咳,欲语因咳,言不得竟是也",之后才是寒咳、支咳、肝咳、心咳、脾咳、肺咳等。后世《杂病源流犀烛·咳嗽哮喘源流》亦云:"一曰风嗽,风乘肺也。其脉浮,必兼鼻塞,流涕声重,口干喉痒,憎寒发热,自汗恶风,烦躁,语未竟而咳。"可见早有论述何为风咳,"风为六淫之首",外感咳嗽风为先导而夹寒、热、燥,这在临床中很常见。

而近年来一些专著对咳嗽大都尊崇《景岳全书》的意见,以外感、内伤咳嗽来分证施治。晁恩祥教授在临床诊疗中观察认为古人曾经提到的"风咳"有其独到之处,应当大力挖掘。它不同于风寒、风热或风燥,具有比较平和的一些临床表现,具有风证的独特表现。"风咳"乃以咳嗽为主,但多无痰或少痰,咳嗽是其主要的临床表现。干咳可以突然发作,出现阵咳、顿咳甚至呛咳,有时是一种难以抑制的刺激性、挛急性咳嗽,常伴有鼻塞、流涕、鼻痒,有时咽与气管部位痒感,痒即引发咳嗽不断,有时会有过敏因素,冷风、异味、油烟、污浊空气易于诱发,有时会有气道高敏或气道高反应性。《医学心悟·咳嗽》所提"肺体属金……非叩不鸣",充分体现了风邪伏肺之状。这类咳嗽在应用一般温肺散寒、清肺泄热、解毒止咳等治疗方法时常难以收效。这种急迫、突发、变化莫测的咳嗽、咽痒,具有风之特点,反映了"风之善行数变""风性挛急""风盛则动"的发病特点,又因"风为百病之长",因而风咳的出现也是必然的。

根据辨证论治中"有是证用是药",既然病因病机以及表现系以"风"为特点,就决定了"从风论治"的治疗思路。主症属风证,便用"疏风宣肺、缓急止咳利咽"之法。其主方则有炙麻黄、苏叶、蝉蜕、地龙等疏风宣肺之品,也有宣肺止咳之紫菀、款冬花、百部、杏仁、炙枇杷叶、桔梗等药,而五味子、苏子、地龙、牛蒡子或临床时选用罂粟壳(不可久服)等常有缓急、舒缓气道之功。以达到治疗咽痒、气道敏感之效。清代叶桂《临证指南医案·咳嗽》中指出"若因于风者,辛平解之"则为其意。但兼寒、兼热者亦有,临床加减,因寒者可加荆芥、防风、细辛、桂枝；兼热者可加金银花、连翘、黄芩、鱼腥草；兼痰者可加橘红、金荞麦；兼燥者亦可加沙参、麦冬等。

二、从风论治哮病

中医认为，疾病的产生有外感六淫、脏腑功能失调、情志内伤、饮食劳倦等因素，支气管哮喘也不例外。对于哮病病因病机的认识，传统观点多认为由于宿痰伏肺，成为潜在"宿根"，遇诱因或感邪引触，以致痰阻气道、肺失肃降而发作。其发作期又有寒哮、热哮之别，缓解期有肺、脾、肾虚之分。

晁恩祥教授经过长期临床观察发现：哮病在临床上仅借痰之寒、热而鉴，是非常不全面的。有不少因过敏因素引发，"痰"象并不明显而只见哮喘者，从痰论治效果不好。此类哮病临床上"风"象突出，故当称"风哮"。晁老查阅大量古籍文献和西医学对哮喘认识的不断研究和更新分析研究，结合自己多年的丰富临床经验，根据中医学基本理论、哮病的发病特点及临床表现认为其病因是"风邪"为患。并创造性地总结了该病的病机是"风邪袭肺，肺气失宣，气道挛急"，在国内首先创立了"从风论治"哮病的学说，并将哮病与西医之支气管哮喘相链接，从症状学、病因病机证候学、理法方药、证治规律等方面对其进行了探讨和实践，形成了一整套具有一定创新性的思路和方法。

其理论根据源于《黄帝内经》"风者善行而数变"、风为"百病之长"之说。晁恩祥教授对其加以发挥，认为：风性轻扬，善侵于上，风盛则挛急。哮病的临床特点亦是发病突然，发作前多有鼻、咽发痒、喷嚏、胸闷等先兆症状，而后气道挛急，患者突感胸闷窒息，哮喘迅即发作，呼吸气促困难，张口抬肩，甚则面青肢冷等，可持续数分钟或数小时不等。其过程完全体现了"风邪"致病之特点。因此，风邪是支气管哮喘发病的重要因素之一。需要注意的是，此风邪包括外风和内风两个方面。《症因脉治·痰症论》所说"风痰之因，外感风邪，袭人肌表，束其内郁之火，不得发泄，外邪传里，内外熏蒸"。痰作为继发性致病因素，又可碍肺之宣降，气之升降。"风盛则挛急"，风痰相搏，内阻于肺与气道，致使气道挛急，肺管不利而发哮病。晁老指出：挛急是哮喘发病的重要方面，哮病的病理因素重于痰，所谓"夙根"即旧病之根。哮喘病言及"伏痰"，即痰液伏于气道，导致壅滞不畅，狭窄挛急。痰气搏结是其机理：无论是痰液，还是风邪，或风寒邪气，均可导致气道壅塞，肺气失宣，伏痰引动，气机不畅而成其病机内容。哮病病位在肺和气道，且关系肺与肾。血瘀作为痰气交阻病理基础上继发的病理因素，贯穿本病的始终。

晁恩祥教授提出，风哮临床特点为发作突然，常有过敏因素，见有咽痒、鼻痒、气道挛急等风的特点，无明显的寒、热、痰的表现。其典型的证候有如下特点：发作前多有鼻、咽及气道发痒、喷嚏、流涕、咳嗽胸闷等先兆症状；这与风为阳邪其性开泄的特点相符合。突然发作，多有过敏史和致敏源接触史，如花粉、异味、饮食不当等。发时喉中不利，喘鸣如水鸡声，喘促气急，胸中憋而不畅，气不得续，夜不得卧，伴微咳，痰少而黏，夜重日轻；多有哮喘、湿疹、荨麻疹家族病史；发作有明显的季节性，多发于春冬季节，而春季在五脏中对应于肝，在六气对应于风；发病迅速，骤发骤止，反复发作，气道高反应性，与风邪"善行而数变"的特点相似。

晁恩祥教授指出祛风解痉法是治疗风哮的根本治法，并独创了"疏风宣肺、缓急解痉、降气平喘"法。清代蒋宝素在《问斋医案》曰"哮喘屡发，发时以散风为主"；沈金鳌有"哮之一症……治须表散"的说法。祛风解痉法是针对哮喘患者急性发作时表现的"风邪犯肺，气道挛急"的病机设定，属于治标、治肺之法。并根据此法制订了具有祛风解痉、宣肺化痰平喘作用的黄龙疏喘汤，其主要药物有：麻黄、杏仁、地龙、白果、苏子、白芍、石菖蒲等。方中麻黄辛温，疏风散寒，宣肺平喘，宣中有降。地龙咸寒泄降，息风解痉定喘。麻黄与地龙相伍，一温一寒，一宣一降，相得益彰，皆为治疗哮喘的要药。苏子辛温入肺，善于下气消痰；蝉蜕性味甘寒，体轻性浮，能入肺经，宣肺定痉，与麻黄、地龙相伍，以增强解痉之力；白果甘苦涩，有敛肺气、定喘嗽之功；石菖蒲具有开窍、豁痰、理气、活血的功效。《素问·脏气法时论》云："肺欲收，急食酸以收之"，故配伍酸温的五味子及苦酸微寒的白芍，《神农本草经》记载五味子："主益气，咳逆上气"。酸收的五味子、白芍与辛散的麻黄、苏子相配伍，不但不产生敛邪之弊，而且既可制约麻黄等的辛散之性，又可甘酸配伍，解除痉挛，同时通过一酸一敛的相反相成，促进肺气的宣通。诸药合用，辛温宣肺，疏风解痉，通窍降气平喘，使风散挛消，肺气得以宣降，哮喘自平。临床实验室检查结果表明，祛风解痉法能改善肺功能，降低易感性，降低呼吸道阻力，并能改善微循环，降低全血黏度、血浆黏度。药效学的研究机制证明，祛风解痉法具有拮抗组织胺和乙酰胆碱对平滑肌的收缩，对大鼠卵蛋白被动皮肤过敏试验有明显的抑制作用，并能明显增强呼吸道的排泄酚红作用。现代药理研究结果证明，具有疏风作用的许多药物，都有调节免疫作用，改善机体的体质，还有抗过敏、消炎、降低其易感性的效果。解痉亦有缓解气道挛急的作用，同时具有平喘、祛痰、止咳的效果。如麻黄碱、杏仁、地龙均有缓解、舒张支气管平滑肌痉挛的作用等。

国医大师晁恩祥教授重视以风邪为病，善用"风药"，创立了从风论治风咳、风哮的思路和"疏风宣肺，止咳利咽""疏风宣肺，解痉平喘"的治疗大法堪称一绝，受到业界认同，应大力推广运用。

第二节　注重肺肾同治

晁恩祥教授认为慢性肺系疾病的病机与肺肾两脏关系最为密切，尤善应用"调补肺肾、肺肾同治"之法治疗哮病、虚喘、肺痿等疾病，现阐述如下。

一、肺肾同治的理论渊源

肺主气，司呼吸，主宣发与肃降，外邪入侵，肺失宣降，肺气上逆，则咳嗽；久病伤肺，肺气不足，呼吸功能衰减，少气不足以息，故气短；肺气宣肃失职，水津不布，聚而生痰，或脾失健运，或肺病及脾，不能输布水谷精微，酿湿成痰，痰浊上渍于肺，故见咳痰；肺主呼吸，肾主纳气，肾失摄纳之权，肾不纳气，以致呼吸短浅，故见气喘。肺的呼吸功能需要肾的纳气作用来协助。肾气充盛，吸入之气方能经肺之肃降下纳于肾。如《难经·四难》说："呼出心与肺，吸入肾与肝。"《类证治裁·喘症论治》亦云："肺为气之主，肺为气之根，肺主出气，肾主纳气，阴阳相交，呼吸乃和。"说明了肺的呼吸要保持一定的深度，有赖于肾的纳气作用。若肺气不足，主气无力；肺气久虚，病久及肾，导致肾虚而根本不固，摄纳无权，吸入之气不能下纳于肾，就会出现喘促，呼多吸少，气不得续，动辄尤甚的虚喘证候。《素问·卷七》说："喘出于肾"，《灵枢·经脉》中说："肾足少阴之脉……是动则……喝喝而喘。"这两句中的喘，即指肾不纳气的虚喘而言。结合肺肾的生理病理特点,晁恩祥教授制订了调补肺肾法。用药主要包括紫菀、杏仁、前胡、五味子、枸杞子、山萸肉、淫羊藿、白果、丹参、茯苓等。组方上没有一味地补虚固本,而于补中寓调,标本兼顾。其中紫菀、前胡、杏仁强调恢复肺宣发肃降的生理功能;肺朝百脉,助心行血,若肺气虚,无以帅血以运,必有血瘀;肺气虚,不能将脾所转输的津液和水谷精微布达到全身,反而聚成痰湿。故以丹参活血,茯苓化痰。丹参、茯苓二药的应用,和六味地黄丸用泽泻,丹皮,茯苓有异曲同工之妙,旨在补中有泻,寓泻于补,更是顾其久病入络,痰湿不化之证,实乃提示临床病机复杂,当随症加减,不可固守一法一方。全方寓补于调,寓调于补,补调有制,从而奏效。

二、肺肾同治在临床中的运用

1. 肺肾同治在哮病中的应用 哮病反复发作,日久多致肺肾气虚,故对于哮病缓解期患者,当"缓者治其本","未发宜扶正气为主"。

晁恩祥教授非常重视哮病缓解期的治疗,提出调补肺肾,固本以善其后的治疗原则。并研制了调补肺肾方,主要针对虚喘肺肾两虚的主要病机,补肾为治本之举,因肺为气之主,脾为生痰之源,故补肾之时,必须补脾益肺。调补肺肾方选用西洋参、冬虫夏草、山萸肉、丹参、茯苓等药物组成。其中,由于考虑到近年来西洋参、冬虫夏草逐渐变得昂贵起来,临床中多以太子参代替西洋参,百令胶囊替代冬虫夏草。全方调补肺肾,纳气平喘,紧切病机;具体用药,更是与病机丝丝入扣。对于久患哮病,虚实夹杂的患者,调补肺肾之法当贯穿其治疗的始终。

2. 肺肾同治在慢性阻塞性肺疾病中的运用 根据COPD稳定期的典型证候表现,晁恩祥教授认为本病应属中医学"虚喘"的范围,为肺系诸疾中较为顽固的一类证候,临床治疗颇为棘手。晁恩祥教授在长期的医疗实践和临床研究的基础上,充分发挥中医药治疗该病的独特专长和潜在优势,针对COPD秋冬季容易发病而春夏季易于缓解的特点,强调在其稳定期扶正固本,使"正气存内,邪不可干",以减少急性发作,延缓疾病进展。提出慢性阻塞性肺疾病稳定期的主要病机为肺肾两虚之虚喘,治疗当予调补肺肾,纳气平喘。其学术观点源于《黄帝内经》中"春夏养阳"的理论,认为人与自然界是有机联系的统一整体,充分发挥春夏之阳升、阳盛之际,利用药物或其他方法使阳气得以充实,"冬病夏治",从而达到防治某些疾病的目的。而慢性阻塞性肺疾患发病学的特点是秋冬季节容易发病,而春夏之季易于缓解,在其稳定期因其病势较轻,给中医药治疗提供了一个很好的时间机遇,此时给予恰当的治疗正是"冬病夏治"思想的具体体现。

根据COPD诊治指南精神,当患者诱发COPD急性加重的原因基本得到控制、肺部痰液等分泌物引流问题及急性加重的呼吸肌疲劳问题已一定程度上得到缓解时,可行脱离呼吸机治疗。此期外邪、痰浊、瘀血等标实已有所缓解,证型渐转为以肺脾肾三脏为主的虚喘,如《景岳全书·喘促》云:"虚喘者无邪,元气虚也。"从脏腑病机角度看,本病主要病位在肺肾两脏。《类证治裁·喘症论治》亦云:"肺为气之主,肾为气之根,肺主出气,肾主纳气,阴阳相交,呼吸乃和。"因肺主气,司呼吸,开窍于鼻,外合皮毛,职司卫外,为人身之藩篱,故外邪侵袭多首先犯肺,肺失宣降而为咳为喘。久则致肺虚,影响呼吸出入,肺气壅滞致肺气胀满,不能敛降。然而肾主纳气,如《难经·四难》说:"呼出心与肺,吸入肾与肝。"肾气充盛,吸入之气方能经肺之肃降而下纳于肾。久病肺虚及肾,致肾虚摄纳无权,吸入之气不能下纳于肾,而呈《素问》所说的"喘出于肾"之象。对此期的中医药治疗,清代王旭高在《王旭高临证医案·痰喘门》中论道:"古人谓实喘治肺,虚喘治肾,确有见地,然不可执一,实喘治肺须兼治胃,虚喘治肾宜兼治肺。"补益肺肾为治疗虚喘的要点。同时由于病情反复发作,肺气宣肃失职,水津不布聚而生痰,久病子病及母,致脾胃虚弱,无以运化水谷精微,气血生化失源,临床多见纳差,食少,腹胀便溏,形体消瘦,神疲倦怠,呼吸无力,正气亏虚,难抵外邪而反复发病。故治疗应在补肾益肺之余,兼顾脾胃之气,治以健脾化痰、培土生金、益气扶正。此外,血瘀之象贯穿疾病全程。肺朝百脉,助心行血,若肺气虚,无以帅血以运,必有血瘀。肾脉上络于心,心阳根于命门之火。故肾肺俱虚可致心阳衰惫,心阳衰惫则鼓动血脉无力,致血行瘀滞。因此,在疾病各期均勿忘活血化瘀。晁教授针对这些病机,提出运用肺肾同治法治疗慢性阻塞性肺病急性加重期呼吸机治疗后。

晁老指出,调补肺肾法重在用之得法;调补治疗需较长时间,不可操之过急,如《医宗必读·喘》曰:"治虚喘者,补之未必即效,须悠久成功,其间转折进退,良非易也。"须长期缓缓调补而图功。另外,由于肺与大肠相表里,肺气壅塞易致腑气不通,《灵枢·四时气》云:"腹中常鸣,气上冲胸,喘不能久立,邪在大肠。"COPD患者易出现大便不通,此时若继续投以补益之剂,易致便结难开,腑气愈塞,而浊气不降,亦会导致肺气失宣。从西医学角度看,胃肠的胀气使膈肌升高,阻碍呼吸运动,因而加重缺氧和二氧化碳潴留,肠道屏障受损、细菌易位而导致疾病进一步发展。肺气壅塞与腑气不通之间相互影响,形成恶性循环。所以,针对该特点,在调补的同时,应适时运用下法以通腑泄热,可选用承气汤类加减。但此期患者以正气内虚为主,通腑泻实应中病即止,避免损伤正气。

3. 肺肾同治在肺痿中的运用　肺间质纤维化属于中医学肺痿慢性肺系病的范畴,病程长,病情隐匿,呈持续进行性发展,多以动则喘促为主症就诊。其病因不是单一因素,而是多种因素共同作用的结果。与先天不足、肺肾两虚有关,兼夹他证。气阴两虚、肺肾亏虚、络脉瘀阻为主要病机。常因外邪犯肺,肺气受损,耗气伤阴,日久及肾,以致肾不纳气,动则气喘;或因风邪犯肺,或因痰浊、毒邪损络、瘀血阻络,经常反复感染也表现出毒损肺络、肺痹不畅、气滞血瘀,而成本虚标实之证。本虚不唯在肺,尚关乎脾、肾。标实则多为风、痰、瘀。其临床表现以喘息气短为主,可见咳嗽、咳泡沫痰,杵状指,发绀,舌下静脉迂曲等。病机转化,由气及血,由肺及肾。晁恩祥教授强调治以肺肾同治、调补肺肾之法,并酌情配合健脾益气、清肺化痰、宣肺止咳等品,可标本相兼,有效减轻病情,提高患者的生存质量。但临证时要注意分清主诉,对主症咳嗽的缓急、气短轻重、喘促程度、痰涎色量以及其他伴随症状详细分析,确定病位病性,以便进一步辨证论治。处方常用药:太子参、麦冬、五味子、杏仁、紫菀、枇杷叶、黄精、山萸肉、枸杞子、淫羊藿等。风邪犯肺、肺气失宣者,加麻黄、紫苏子、蝉蜕等;痰热者,加瓜蒌、鱼腥草、金荞麦、虎杖等;有瘀者,加三七、丹参等;动喘明显者,加蛤蚧、冬虫夏草等。

第三节　善用下法救急

晁恩祥教授对于肺系病、脾胃病等颇有研究,造诣较深,根据肺与大肠相表里理论,尤善运用下法治疗危急重症,现总结如下:

一、下法概述

下法是通过运用荡涤肠胃、排出粪便的方法,使停留在肠胃的有形积滞从大便而出的一种治法。适用于燥屎内结,冷积不化,瘀血内停,宿食不消,结痰停饮以及虫积等。下法有温下、寒下、润下、逐水、攻补兼施之别。

《素问·五脏别论》曰:"魄门亦为五脏使。"魄通"粕",魄门即肛门。肛门传送糟粕,故名魄门。肛门乃人体九窍之一,在生理、病理上与五脏有密切关系,它的正常启闭有赖于心神的主宰、肝气的条达、脾气的升提、肺气的宣肃、肾气的固摄。五脏的功能健旺,则肛门开阖有度;五脏的功能失调,肛门的功能也会受到影响,而出现大便异常。如脾虚气陷可见脱肛,脾运失健可致泄泻。肾阳虚衰,或见五更泄泻,或见阳虚便秘。肺失宣肃,可见津不下布之便秘。肝气疏泄失常,亦可见泄泻、便秘等。另一方面,五脏的浊气通过肛门排泄,若肛门不能为五脏泄浊,则五脏功能亦会因此而失调。

从西医学的角度上看,下法可使胃肠蠕动加强,促进排便或排气,腹压降低,膈肌运动幅度增大,直接改善患者的呼吸功能。下法还可使滞留于肠道的病原体及其毒素和各种肠源性有害物质、机体代谢产物排出体外,促进机体的新陈代谢,改善微循环,从而保护了机体重要脏器心、肺、肝、肾、脑生理功能,起到"通腑护脏"作用。

二、下法在临证中运用

依据此理,下法可用于治疗多种脏器的疾病,尤其治疗危重症如心肌梗死、支气管哮喘、呼吸衰竭等病症可获显著疗效。在内科急证中,晁恩祥教授运用下法常用于退热、消胀止痛、平喘、止血、解痉、醒脑开窍以及逐水等方面。

1. 消胀止痛 下法可用于因食滞、虫扰而致脘腹卒然胀痛。如里热实证,可用承气类下之;如寒积腹痛,可用大黄附子汤、三物备急丸;如胸胁满痛者,可用大柴胡汤。

2. 醒脑开窍 如里热炽盛、腑实燥结所致神昏窍迷者,选用通腑泄热法,可用牛黄承气汤。

3. 退热 如伤寒或温病,邪热内结;或热痢里急后重,选用急下泄热,除阳明之腑实积滞,使热结从下而解,同时寓急下存阴之意,可用寒下之承气类。

4. 平喘 肺与大肠相表里,在肺之邪浊可通过清泻肠胃而得以治疗。故可用下法治疗实喘,选用宣肺通便泄热,可用宣白承气汤。

5. 止血 如肺胃热盛伤及血络所致的吐血、衄血,选用泄热通下、釜底抽薪而达止血之法,可用凉膈散、泻心汤等。

6. 解痉 如阳明热盛,灼伤阴液,筋脉失养而致的痉病,可用大承气汤或增液承气汤。

7. 逐水 如水湿内聚于胸腹,或水停胸胁而暴肿胀满,气急喘促,或腹大如鼓,二便闭结,水饮内停,病属危急,脉沉实有力,苔白腻者,选用急攻水饮之法,可用舟车丸、十枣汤、牵牛子粉、甘遂末等逐水通腑。

三、注意事宜

治法是组方的依据,方剂是治法的体现。晁恩祥教授认为辨证、治法、方剂三者必须紧密结合。而八法之一的"下法"在中医急证的治疗中内容丰富。在临证治疗时,其强调尤其要注意以下方面：

1. 准确辨证　中医历来重视理、法、方、药的一致性。遇到急证，首要准确辨证。视情况而运用下法。应用下法之时要辨明虚实寒热。勿要见急证就用下法，勿犯"虚虚"之戒，勿滥用下法于急证。

2. 抓住时机　所谓"急则治其标，缓则治其本"。下法用于治疗内科急证属于"急则治其本"之意。下法用于治疗急证，不仅有胆有识，不可优柔寡断，更要掌握好时机。急证，有骤急、危急、紧迫的特点。有的需要一攻而就，有的又当使大便通泻，保持大便每日 5~6 次方使邪去正复。

3. 下法与其他治法联合　下法有温下、寒下、润下、逐水、攻补兼施之别。下法运用于急证以温下、寒下、逐水常用。常常与汗法、消法、补法、清法、温法等配合使用。但谨记一点，必须根据病情的需要与其他治法合用。

4. 审证用"下法"　虽则"六腑以通为用"，"腑病以通为补"，仍应"谨守病机，各司其属"，灵活地运用下法。下法用于急证，比较峻猛。故当审证用之，中病即止，防其攻伐太过。此外，应用下法的时候往往有恶心、呕吐、腹痛等反应，亦当注意。而应用下法后又容易伤正，故应注意下后调理。在临床应用之恰当，对于表证未罢，里实未具不当应用。而老年人、孕妇一般当慎用。

晁恩祥教授经过多年运用下法的临床经验，认为下法虽应审慎，亦无须拘谨过度。清代吴达《医学求是》云："然误攻者见证易知，误补者变幻不测。"综观历代医案，精妙之处信手可得，其中亦有误治、失治、救误之案，从反面给人以教育。误攻因临床表现明显，犹可引起医生注意，引为借鉴。如《医宗必读》卷上，李中梓介绍前医治一王姓病例，郁怒成痞，形坚而痛甚。医者以攻下治之，遂泄泻不止，一日夜计下一百余次。一个月之间，形销骨立，神气昏乱，舌不能言。可见误用下法，症情变化迅速，见证易知。误补临床反应出现缓慢，变化不一，扑朔迷离，不易体察，又患者闻补则喜，更助长滥补之风，所以应当认真总结。清代王孟英介绍王姓患者，患痰喘。前医进补肾纳气，证濒于危，体冷自汗，宛似虚脱之证。但二便不通，脘闷苔腻，这是由于痰热为补药所遏，一身之气机窒痹而不行所致。误补之危害，从某种意义上说，比误攻更为潜在，更为严重。所以只要指征明确，用药时机掌握得当，中病即止，并不至于出现"泻下无度"或"变证叠生"之虞。

此外，晁恩祥教授擅长运用"提壶揭盖"法，他认为此法亦属一种独特的下法的范畴。二便不畅，用宣泄肺气的方法而达到通利大小便的目的，叫提壶揭盖法。肺主周身之气，又是人体水液调节的主要脏器。气行则水行，肺气闭郁，则膀胱气化不利，小便闭塞不畅，开泄肺气，则小便通利而下。又肺与大肠相表里，《灵枢·本输》有"肺合大肠，大肠者，传道之府"，《灵枢·经脉》云"肺手太阴之脉，起于中焦，下络大肠，还循胃口，上膈属肺……其支者，以腕后直出次指内廉，出其端"，又曰"大肠手阳明之脉，起于大指次指之端……下入缺盆，络肺，下膈，属大肠"。若肺失清肃，大肠的传导失司，大便则秘结不畅，反之，大肠壅滞不通也会影响肺气的肃降而致气逆、咳嗽。因此，通过宣肺气而治疗便秘的方法，亦可列为提壶揭盖法。肺朝百脉，主一身之气，宣肺能开中导下，提壶揭盖，气机调达，则燥屎得下。因此，提壶揭盖法实质上亦属"病在下，取之上"的下病上取法，虽则取"宣"之法，实则为"下"所设，故亦可将其归于一种特殊的下法范畴，亦为千百年来古今医家所推崇。

由于肺属上焦，中医认为治上焦如羽，当用轻浮之品，故临床上可少量投以苏叶、枇杷叶、桔梗、荆芥、防风、独活、白芷、浮萍、杏仁、前胡之类来提壶揭盖,亦可运用桑白皮、白芥子等宣肺之品来调肺揭盖。像老年人因肺气虚所致的小便不利,使用补中益气汤益气利尿、提壶揭盖,数剂即可去病。对于顽固性便秘也是功效卓越。晁老认为治肺利水犹如提壶揭盖,壶盖一开,则水流通畅。

晁恩祥教授对于下法在急危重症中的应用及发挥是在大量临床实践基础上总结而来的,且收效显著,值得进一步去开拓与临床验证。

第三章

．．． 临床经验荟萃

第一节 重 症 肺 炎

　　重症肺炎（severe pneumonia, SP）是指具有严重中毒症状或并发症的肺炎,是临床常见的危及生命的疾病之一,起病隐匿、临床症状不典型,虽有社区获得性与医院获得性之别,但整体而言,其病情进展迅速、治疗难度大,可因病情迅速恶化发展导致急性呼吸窘迫综合征,出现多器官功能衰竭而死亡,病死率高,预后极差。中医古籍中并未记载“重症肺炎”之名,根据其发病特点、临床表现等,目前多认为肺炎可归属于中医“风温”“肺热病”“温病”“喘证”等范畴,而重症肺炎当属上述病症中危重者。重症肺炎病情危重,西医治疗主要为控制感染、解痉平喘、祛痰、对症支持等疗法,但临床治疗难度仍较大,根据其病因、病机辨证给予中医药治疗,对于其治疗及预后可发挥重要作用。晁恩祥教授根据其多年临床诊治经验,对重症肺炎的中医药治疗有着丰富的经验,现将其总结如下:

一、正气亏虚、热毒伤肺为其主要病机

　　重症肺炎病情进展迅速,症状变化多端,其病位在肺,因“肺为娇脏”,主气而司呼吸,上连咽喉,开窍于鼻,为呼吸出入之门户,肺合皮毛,主周身之卫气,易受外邪侵袭,外感温热毒邪,正邪相争,传变入里,致热毒内入,而外感之邪、热毒之邪、痰浊之邪等相互搏结,以致痰热壅盛,阻遏肺气而发病,故可见咳嗽、咳痰、气短、喘促、胸闷等症状。由于热毒炽盛,正气虚弱,必邪气深入,病情发展,易伤及肺部、全身,致气血、阴阳受损,正如《温热论·温病大纲》中记载:“温邪上受,首先犯肺,逆传心包”,邪毒伤及脾胃,则可见腹泻、纳差、呕吐、恶心等;热毒炽盛,阴津耗伤,致热入营血,致气营两燔,可见咯血、喘急;若邪正剧争,正气溃败,则阴津失其内守,阳气不能固托,终形成阴竭阳脱,出现窍闭、厥脱症。正气虚弱,御外作用减弱,机体代谢失常,邪气多久居体内,留滞于肺,进而使重症肺炎缠绵难愈,呈进行性加重。因此,正气亏虚,热毒伤肺为重症肺炎的主要病机。

二、辨证论治,个体化治疗

　　1. 中医治则　重症肺炎患者机体免疫功能低下,常并发多种并发症,易导致其他各脏器功能的损害,故治疗时应采用个体化综合治疗方案,而中医辨证论治的特点,正是个体化治疗的具体体现。重症肺炎由于正气自虚,卫外不固,温热毒邪侵袭,正邪相搏,致使邪热壅肺、肺失宣降而发病,其病位在肺,病势多由表及里、由卫及气,甚则内陷心包,应根据“急则治其标,缓则治其本”的法则,早期应重视祛邪,给予清热解毒、宣肺化痰等祛邪之法,以引邪外出;而后期虚给予补益之法,如健脾、益气、温阳等法,以扶正祛邪,同时注意防其传变,

适时调整治法、方药,随证加减。

重症肺炎虽多因正气亏虚、热毒伤肺而发病,但仍有热邪、湿邪、痰浊等邪气的偏重,同时由于其病程传变不同,脏腑病变及气血损伤亦有侧重,故治疗应根据毒邪的性质、脏腑气血损伤情况及症状的不同而选用不同的治法。针对邪气的偏重,如痰、热、湿邪的不同,而分别选用化痰、清热解毒、祛湿的治法。邪毒入里,侵犯肺、脾、胃等脏腑,致使气血阴阳等受损,可分别选用宣肺、健脾、和胃、益气、养阴、温阳的方法以调治脏腑气血损伤。除辨证治疗外,还应重视对症治疗,如针对咳嗽、气喘,选用平喘止咳的方法,同时又有疏风止咳平喘、清热宣肺平喘、化痰平喘等不同;对于咳痰,则选用化痰之法,根据其寒热之分、虚实不同、轻重程度,分别给予清肺化痰、益气化痰、活血化痰、化痰开窍之法;对于血瘀、呕吐、发热等症状,则可分别给予活血、降逆、止呕、清热的治法。

2. 分期辨治　晁恩祥教授指出,重症肺炎的中医药治疗,应根据其病理特点及传变规律,遵循温病卫气营血、三焦辨证理论,在西医学治疗基础上选用中医中药,分期分阶段辨证论治,早期多以热毒侵袭肺卫为主,应以清热解毒宣肺为法,中期可出现热入营血、气营两燔或内闭外脱等证,故以清气凉营扶正固脱为主;疾病的后期,多肺胃阴伤,治疗以补益扶正为主,给予健脾、益气养阴等治法。

3. 辨证使用中成药　晁恩祥教授认为中药注射剂、汤剂和中成药口服液可联合应用,但应进行辨证用药。如清热类药:可选用清开灵口服液、柴胡口服液等。清热解毒类药:可选用清热解毒口服液、双黄连口服液等。扶正固脱类药:可选用生脉注射液、参麦注射液、参附注射液等。同时对于中成药的治疗应注意以下方面:①每种中成药物使用时不可与其他中西药物混合后一起静脉注射,必须单独使用,并严格按照用法与用量使用。②中药注射液在配制时,必须使用单独的注射器抽取配液。③输注过程中应严密观察不良反应,及时对症处理。④对于使用人群,应严格按照说明书使用,老人、儿童应减量应用,孕妇慎用。

三、师古而不泥古,灵活运用下法

下法是通过运用荡涤肠胃、排出粪便的方法,使停留在肠胃的有形积滞从大便而出的一种治法。重症肺炎患者因热毒之邪损伤,以致痰热壅盛,阻遏肺气,可见咳嗽、气短、喘促等症,如热毒炽盛,热入营血,可见发热、咯血等症,甚者邪陷心包、上蒙清窍而见神昏等。"肺与大肠相表里",早在《素问·咳论》中记载:"肺咳不已,则大肠受之。大肠咳状,咳而遗失",而《症因脉治·肿胀总论》曰:"肺气不清,下遗大肠,则腹乃胀"。此时可运用下法以通腑宣肺,晁恩祥教授认为,因邪气犯肺或痰浊阻肺,致使肺气失于清肃之职而致喘证,可通过清泻肠道而祛除肺之浊邪,以减少中毒症状,起到有效治疗作用。从西医学的角度上看,下法可使胃肠蠕动加强,促进排便或排气,降低腹压,增加膈肌运动幅度,直接改善患者的呼吸功能。

下法有温下、寒下、润下、逐水、攻补兼施之别,临证治疗,需辨明寒热虚实,准确辨证治疗,如对于邪热内结之证,可用寒下之法,以承气汤类加减使热结从下而解,同时寓急下存阴之意;对于邪热壅肺而出现气喘、胸闷等症,可予宣白承气汤以宣肺通腑平喘;如热入营血,出现咯血等症,可用泻心汤以泄热通下、釜底抽薪而达止血之法。根据"急则治其标,缓则治其本",下法的使用,应注意抓住使用时机,审证求因,中病即止,防其攻伐太过,应用下法后又容易伤正,故应注意下后调理。

四、强调扶正祛邪,补益正气

重症肺炎属本虚标实证,正气亏虚,不能托毒外出,毒邪蕴于肺脏,津液运行不畅,邪气久居体内,留滞于肺,进而使重症肺炎迁延不愈。故治疗应扶正祛邪,补益正气,使机体正气充足,气血津液正常运行。扶正即用补益疗法,补充人体所需之物质,调动人体积极因素,增强机体活力,提高抗病能力,临证可根据病情,分别运用益气、养阴等治疗方法,而补益扶正类中药能增强机体的防御能力,增加机体的免疫功能,即提高机体正气,抵御邪气入侵,与西医提高机体免疫力、抵御细菌感染的观念一致,同时避免了细菌对药物耐药性的产生或是对耐药菌有增敏或逆转作用。

重症肺炎后期易耗气伤阴,出现气阴两虚之证,可见乏力、汗多等症,此时可运用"扶正、养阴、益气"之法,选用太子参、麦冬、五味子、沙参、贝母、陈皮等药,同时根据兼证随证加减。

五、辨证使用化痰之法

重症肺炎虽由正气亏虚、热毒损伤而发病,但气血津液不通,则痰浊易生,津液不行则聚生痰,成为其发病之源,如巢元方在其《诸病源候论·痰饮病诸候》中指出:"诸痰者,此由血脉壅塞,饮水积聚而不消散,故成痰也。"西医学认为,痰中含有大量致病菌,若难以排出,久居肺脏,会导致病情加重,病程延长,病死率升高。且痰阻气道,易引起缺氧致感染加重,不能控制而出现耐药菌感染,故晁恩祥教授认为应重视化痰之法,其根据痰的性质,辨证论治,常有以下化痰之法:

1. 清肺化痰法　本法用于痰热壅肺症,由于外邪犯肺,入里化热;或内有痰热,复感外邪,内外相合而致,可见咳嗽、气喘、咳黄黏痰、胸闷,或身热面赤、舌红,苔黄腻,脉滑数等。治疗多以辛寒清热、苦寒泄热等清肺化痰之法。方药多选用麻杏石甘汤、清金化痰汤、蒿芩清胆汤等加减。

2. 清肺涤痰开窍　重症肺炎证候多变,易出现痰热阻肺、蒙蔽清窍之症,症见:呼吸急促、痰声辘辘、神昏谵语,或神志昏迷、面唇青紫、肢冷汗出、脉弦数或滑数。以清肺涤痰、醒脑开窍为法,方以涤痰汤和安宫牛黄丸或苏合香丸化裁。

3. 活血化痰　重症肺炎因热毒侵袭致痰热壅盛,阻遏肺气而发病,肺朝百脉,主治节以协调气血运行,若肺气虚、气行不利,无以帅血以运,则血行不畅,滞而为瘀,正如《医林改错》曰"元气既虚不能达于血管,血管无气必停留而瘀",说明了气虚则气滞血凝。晁恩祥教授认为,津血同源,两者均为水谷精微所化,也可在病变过程中互相转化,巢元方在其《诸病源候论·痰饮病诸候》中指出:"诸痰者,此由血脉壅塞,饮水积聚而不消散,故成痰也",《血证论》曰"血积既久,亦能化为痰水"。故痰瘀多并存。西医学认为,重症肺炎患者血液处于高凝状态,可影响肺部气体交换和全身各组织供氧,导致呼吸衰竭,进而导致其他脏器功能障碍;同时因肺微循环血流瘀滞,可能影响抗生素进入肺部炎性病灶区,影响治疗效果。故重症肺炎的治疗上亦当痰瘀并治,给予活血化痰之法,使脉络疏通,血行畅达,同时有助于改善肺部血液循环,促进局部炎症吸收。

4. 益气化痰　在重症肺炎的发生发展过程中,仍有正气亏虚的表现,因此,对于重症肺炎的治疗当治以益气化痰,一旦机体正气充沛,气血津液正常运行,则久郁所致毒邪便会自行祛除。诸药相合,托补兼施,畅达经络,益气排痰,从而使气血津液的运行恢复正常,疾病得愈。

第二节　慢性阻塞性肺疾病

慢性阻塞性肺疾病(chronic obstructive pulmonary disease,COPD,简称慢阻肺)是一种以持续气流受限为特征的可以预防和治疗的疾病,其气流受限多呈进行性发展,与气道和肺组织对烟草烟雾等有害气体或有害颗粒的慢性炎性反应增强有关。慢阻肺在多种因素共同作用下,发病率、病死率、致残率呈逐年上升趋势,对个人、家庭及社会造成沉重负担。对我国7个地区20 245名成年人进行调查,结果显示慢阻肺在40岁以上人群中的患病率高达8.2%。晁恩祥教授长期致力于本病的研究与治疗,强调从整体观念出发,注重辨证论治、治未病思想,倡导"调补兼施,扶正祛邪",临证用药不拘于一方,临床疗效显著,积累了丰富的经验,现将其总结如下:

一、病因病机

中医学中并无"慢性阻塞性肺疾病"这一病名,根据其症状表现来看,常归属于中医所述"肺胀""喘证"等疾病的范畴。晁恩祥教授认为,慢阻肺基本病机多属本虚标实,急性期以邪实为患,稳定期以本虚为主。因肺虚而气失所主,则少气不足以息而发为喘证,如《证治准绳·杂症·诸气门》中指出:"肺虚则少气而喘"。脾为肺之母,肺主气而脾益气,肺所主之气来源于脾,脾运的强弱就决定了肺气的盛衰,肺气不足亦多与脾气虚弱有关,脾失健运,水湿内聚生痰,上阻气道,则咳、痰、喘的症状进一步加重。肺主气,司呼吸,肾主纳气,久病肺虚及肾,致金不生水,由肺及肾,肾气必虚,肾气亏虚,肾失摄纳,则致阴阳不相顺接而致气逆于上发为本病。肺朝百脉主治节,心主行血,肺气治理调节心血的运行,宗气贯心肺而行呼吸,而心肾相互既济,心阳根于命门之火,肺肾虚损,久病均可伤及于心,使心气、心阳衰竭,甚则可出现喘脱等危候。故本虚多源于肺、脾、肾三脏虚损。

本病虽以肺、脾、肾等脏器虚损为本,但主要病理因素为痰浊、水饮、血瘀。因外邪犯肺,肺宣降失常,致肺气上逆,可出现咳嗽、咳痰、气喘等症状。肺宣降失职,水液运行不畅,津液不布,聚而生痰;同时,脾主运化,肺病日久伤脾,脾气亏虚,故水谷精微运化失常,也可导致痰液内生,致痰阻于肺,出现咳、痰、喘等症。肺朝百脉,主治节,痰浊壅肺,气机阻滞,肺朝百脉功能失司,可致血瘀。除痰浊、水饮、血瘀的病理因素外,晁恩祥教授指出了风邪在慢阻肺发病过程中的重要作用,因风为百病之长,易兼夹他邪,如风寒、风热、风湿、风燥等,而肺为娇脏,为呼吸之门户,外邪侵袭,首先犯肺,常因风邪引动而出现急性加重。故本病常因痰浊、水饮、血瘀等侵袭而发病,为本虚标实的疾病,急性期以邪实为患,稳定期以本虚为主,正虚与邪实每多互为因果,故虚实诸候常夹杂出现,致病情反复,最终转化为肺气胀满,不能敛降,出现咳喘、气促等症。

二、辨证论治

1. 急性加重期　慢阻肺急性加重期多因肺气虚损,稍遇寒冷或外邪引动而无力抗邪所致,治疗延误或不当而迁延日久,甚或出现较多严重的并发症,尤其应注意分辨。急性加重期虽虚实夹杂,但多以邪实为患,故治疗根据"急则治其标"的原则,宜以祛邪为先,重视标本变化,重视患者整体情况,做到既病防变,控制既病的进一步发展。慢阻肺发病主要因肺气虚损为基础,故急性加重期治标的同时,应考虑标本兼治,避免病情缠绵、加重和并发症的发生,在急性加重期治疗过程中,宣肺止咳平喘贯穿始终,根据其病理因素的不同,如痰浊、痰热、水饮、血瘀等,分别采用化痰、清热、利水、活血等治法。

（1）疏风散寒,宣肺止咳:本法主要针对因风寒外受而咳嗽加重,除咳嗽声重、气急或喘促加重,鼻流清涕,稀白痰,且常因感受风寒而伴有寒热,头身疼痛或发热无汗,苔薄白,脉浮。方药可选用止嗽散加减。药物主要有百部、紫菀、白前、桔梗、荆芥、甘草、前胡等。如果痰量较多,可加用化痰药物白芥子、紫苏子等以宣肺理气化痰;伴周身酸痛、恶寒发热等表证者,可加用解表药物如羌活、独活以散寒止痛。

（2）解表散寒,宣肺清里:本法是针对因外感寒邪而内有郁热者,多为外寒里热证。常见咳嗽气急,痰黄或白,黏稠难咯,或喘息气粗,或伴恶寒,发热,周身酸痛,口干渴,苔薄白,舌红,脉浮数。中药选方可用大青龙汤或麻杏石甘汤加减。主要药物有麻黄、桂枝、黄芩、芍药、生石膏、杏仁等。

（3）清肺化痰,降逆平喘:此法主要针对因痰浊内蕴,郁而化热,痰热壅肺者,症见咳嗽,喘息气促,胸满,烦躁,痰黏难咯,胸闷,胁肋部胀痛,少数患者可出现痰中带血,小便赤,大便干结,苔黄腻,脉弦滑或脉弦滑数。中药选方可用桑白皮汤加减。主要药物有桑白皮、黄芩、栀子、川贝、地龙、紫苏子、鱼腥草等。痰鸣喘息,不得平卧,加射干、葶苈子以泄肺平喘;痰热伤津致口干舌燥,可加天花粉、知母以润肺生津;痰热壅肺,腑气不通,大便秘结者,可加大黄、芒硝以宣肺通腑。

（4）益气温阳,健脾利水:主要针对脾肾亏虚,水饮内停之证。症见心悸,气喘,不能平卧,下肢水肿,甚则周身水肿,口唇发绀,肢冷,纳呆,小便少,大便溏,脉沉缓。中药选方可用真武汤合苓桂术甘汤加减,主要药物有附子、桂枝、茯苓、白术、猪苓、泽泻、干姜等。

（5）益气养阴,化痰祛瘀:主要针对气阴两虚,兼有痰浊、血瘀之象者。症见:气喘,声低息弱,活动后加重,咳嗽,咳白黏痰,口唇发绀,胸闷,或腰膝酸软,舌淡黯,苔少或无苔,脉细滑。可选生脉饮加活血化瘀类药物加减。药有麦冬、五味子、党参、桃仁、丹参等。

（6）清肺涤痰,醒脑开窍:主要用于痰蒙神窍,引动肝风之证。症见神志恍惚,谵妄,烦躁不安,嗜睡,甚则昏迷,呼吸气促,喉中痰鸣,苔白腻或黄腻,脉弦或弦数。中药选方可用涤痰汤加减。主要药物有胆南星、半夏、茯苓、石菖蒲、郁金、橘红、竹茹、枳实、远志等。还可服用清心开窍药物如安宫牛黄丸等;如血瘀之象明显者,伴口唇、爪甲发绀,可加丹参、红花、桃仁以活血化瘀通络;伴肝风内动,出现抽搐者,可加钩藤、全蝎等以息风止痉。

2. 稳定期　慢阻肺常因反复急性加重,临床中多重视急性期的治疗,而忽略了稳定期的调理,晁恩祥教授认为应重视慢阻肺稳定期的调治,以扶正固本,做到既病防变,医未病之病,充分将治未病思想运用于稳定期的治疗中,以减少急性发作,防止病情进一步加重。据此,提出了调补肺肾法及冬病夏治理论。

（1）调补肺肾：晁恩祥教授认为慢阻肺多为本虚标实证，其病位不离于肺，久病及肾，常关乎脾。而稳定期时痰浊、水饮、血瘀等标实之患已缓解，多以脏器虚损为主，可归属于中医学"虚喘"范畴。肺主呼气，肾主纳气，肾与肺同司气体之出纳，同时肺的呼吸功能需要肾的纳气作用来协助，常有"肺为气之主，肾为气之根"之说。肺气久虚，久病及肾，或肾精不足，摄纳无权致气不归元，阴阳不相接续，均可致气逆于肺而出现动则气喘等症，《类证治裁·喘症论治》云："肺为气之主，肾为气之根，肺主出气，肾主纳气，阴阳相交，呼吸乃和。"说明肺的呼吸要保持一定的深度，有赖于肾的纳气作用，如肾不纳气，则可见气喘、动辄加重等症。因此，针对慢阻肺稳定期多表现为肺肾两虚的病机特点，晁恩祥教授提出稳定期治疗应以补益肺肾为主，以调畅气机。但由于慢阻肺反复发作，肺气不能宣发肃降，久则肺病及脾，子盗母气，脾失健运，则可导致肺脾两虚，临床常见脘痞、纳呆、腹胀、神疲等症，故治疗应同时补脾益肺。根据调补肺肾的原则，晁恩祥教授通过多年临床实践，研制出调补肺肾方。此方调补肺肾，纳气平喘，标本兼顾，补调有制，补中寓调，而非一味地补虚固本以补为主，临床应用具有确切的疗效。

晁恩祥教授同时指出，慢阻肺急性加重期、稳定期虽有邪实、正虚之分，但临床并非单纯的邪实及本虚，多为虚实夹杂，故调补肺肾法可运用于疾病全过程中，但要注意侧重点不同，临床应结合具体情况适当加减，灵活运用。调补肺肾法重在用之得法，其调补治疗所需时间较长，不可操之过急，须长期缓缓调补而图功，正如《医宗必读·喘》曰："治虚喘者，补之未必即效，须悠久成功，其间转折进退，良非易也。"

（2）冬病夏治：慢阻肺虽常因外感而诱发，但其多于秋冬季节发病，春夏之季相对缓解，临床治疗中应在慢性阻塞性肺疾病发作之先，把握时机，予以治疗，从而达到"治未病"的目的。故晁恩祥教授根据"治未病"的思想，提出慢阻肺应重视"冬病夏治"。"冬病夏治"是根据《素问·四气调神大论》中"春夏养阳"、《素问·六节藏象论》中"长夏胜冬"的克制关系发展而来的治病指导思想，体现了中医学"天人合一"的整体观和"未病先防"的治疗理念，《素问·四气调神大论》："夫四时阴阳者，万物之根本也。所以圣人春夏养阳，以从其根，故与万物沉浮于生长之门。逆其根，则伐其本，坏其真矣。""冬病"是指某些好发于冬季或在冬季易加重的慢性疾病，"夏治"是指在夏季三伏时令，自然界和机体阳气最旺之时，通过给予相应的治疗措施，如温阳散寒、活血通络等治法，以扶正固本，从而提高机体免疫力，减少急性加重次数。慢性阻塞性肺疾病多于秋冬季节急性加重，春夏之季相对处于稳定期解，故晁恩祥教授强调COPD的治疗应该在处于夏季稳定期时给予相应的治疗措施以扶正固本，使"正气存内，邪不可干"，防止病情急性加重，达到防病治病的目的。同时在此理论指导下，研制了"冬病夏治片"，此方主要有补益正气类药物如黄芪、黄精、补骨脂等，及宣肺理气药物如百部、陈皮等药物组成，诸药合用，具有益气助阳、健脾补肾、止咳化痰、活血化瘀的功效，而且通过对离体豚鼠的相关实验室研究证明本药具有扩张支气管平滑肌的作用。因夏季暑伏天为阳气较旺盛之时，故本药物多于每年夏季暑伏天开始服用，连续服用40天为1个疗程。

慢性阻塞性肺疾病为慢性虚损性疾患，反复急性加重，病程较长，晁恩祥教授指出，除中医药治疗外，平素生活中还应注意适当锻炼，以改善肺功能、缓解气喘等临床症状，减少并发症及病死率，延缓病情进一步加重，提高生活质量。

第三节　慢性肺源性心脏病急性期

慢性肺源性心脏病是一种常见病、多发病,指由肺组织、胸廓或肺血管的慢性病变引起的肺循环阻力增高,导致肺动脉高压和右心室肥大,或有右心衰竭的一类心脏病。临床上以反复咳喘、咳痰、水肿、发绀等为主要特征。早期心肺功能尚能代偿,晚期出现呼吸循环衰竭,并伴有多种并发症。晁恩祥教授长期从事中医急诊、肺科工作,积累相当丰富经验。

晁恩祥教授强调对于慢性肺源性心脏病这样复杂而涉及广泛的疾病,各阶段的证候表现、辨证分析是立法的主要依据,也就是说虽然肺心病的各个阶段有不同的病情表现和瞬息即变的种种情况,如表现于肺的咳、痰、喘、炎的症状辨证分析;表现于心衰、呼衰、肺性脑病、昏迷、电解质紊乱的肿、迷、绀、血等证候分析,其表现无论如何复杂,转化变化如何迅速和多样,但只要掌握中医的辨证分析的方法,才可以开出理想处方。晁老总结肺心病急性发作期286 例治疗经验,对本病中医治疗有清晰的思路。

慢性肺源性心脏病急性发作常由于感受寒热而肺气失宣,咳喘上逆,痰湿阻肺,感染加重的多种表现,若感邪之证不能得到迅速的治疗,必然引起心肺功能的损伤,以致衰竭等一系列变化。晁恩祥教授从呼吸道感染、心衰竭、呼衰、休克等肺心病常见变证,从中医药治疗的角度做出阐述。

一、针对肺心病肺部感染的治法

针对肺心病肺功能不全合并呼吸道感染,是肺心病的急性发作能否得以控制的重要一环。感染控制得好,肺心病也就很快得以缓解,否则就会变证从生。在此阶段,病位在肺,病因多为风寒、风热、毒热、痰浊,病机多属痰浊阻塞、肺气失宣,邪热郁肺等。根据辨证论治原则,理法方药运用,归纳常用治法如下:

1. 宣肺散寒、祛痰平喘　本法主要针对呼吸功能不全合并感染初期,属偏寒证候。症状见有咳嗽,白痰清稀,或为泡沫,或恶寒发热、周身不适,或喘,苔白薄,脉浮弦。属内有寒饮,复又受寒邪侵袭所致。方用小青龙汤加减。药有麻黄、桂枝、细辛、干姜、半夏、五味子、白芍、前胡、百部。咳痰多可加芥子、紫苏子、莱菔子以顺气化痰;若恶寒发热,周身疼痛可加羌活、独活、白芷以散风止痛。此类患者大都为感染初期,或寒邪未化热者,若处理得当,病情可迅速缓解。

2. 清肺化痰、止咳平喘　本法是针对合并肺部感染较重者,属痰热阻肺证候。症状见咳嗽、喘促、痰黄黏稠、咳痰不爽、伴口干或发热、便秘、尿赤、口唇发绀,舌红或紫黯、舌苔黄或腻,脉弦滑数。方选麻杏石甘汤合千金苇茎汤加减。药用麻黄、杏仁、生石膏、生甘草、桃仁、薏苡仁、芦根、黄芩、桑白皮、冬瓜子、桔梗、鱼腥草等。咳痰重而黏稠者加寒水石、海浮石、黛蛤散等;若胸憋气短加紫苏子、葶苈子、全瓜蒌;大便秘结加大黄;小便不利者加白茅根等;属肺心病合并肺部感染较重者,必要时可配合应用抗生素,也有少部分患者出现心衰、呼衰,以致发生肺性脑病。

3. 清热解毒、涤痰平喘　此法系针对以毒热为主,症状见咳痰、喘急、发热、咳痰黄稠或黄绿、带有腥臭味,胸闷、口唇发绀、舌质发绀、舌苔黄微腻、脉滑数等。方可用五味消毒饮加涤痰清痰类药物。药用银花、蒲公英、地丁、野菊花、生地、黄芩、栀子、鱼腥草,还可加入海浮石、蛤粉等药物。若胸憋气短重者加用瓜蒌、葶苈子、紫苏子等宽胸降气;口干舌燥者加用芦根、天花粉、知母生津润肺。此类肺心病患者,感染较重,处理不当多转化为呼衰、心衰、肺性脑病者,必须加以重视,可配合西医抗生素、氧疗等。

二、针对心衰肺水肿为主阶段的治法

肺心病合并肺部感染是肺心病病情加重发展的重要环节,而以心衰为主的临床表现十分重要,这一阶段尤其以水肿突出者更应注意。此阶段常见证候有心肾阳虚、脾虚水泛或肺热水蓄等。因此治疗方法有温阳健脾利水、清肺活血利水。从心衰肺水肿角度,常用治法有:

1. 温阳利水、益气健脾　本法主要针对反复发作的肺心病心衰患者而设。此类患者无发热,而以下肢水肿为主,心悸气短、不能平卧,口唇发绀,肝大、四肢不温,有的大便清稀,脉见沉缓或结或代。多用真武汤合苓桂术甘汤加减。药有白术、赤芍、干姜、茯苓、制附子、泽泻、车前子、薏苡仁、党参。若痰多加橘红、川贝;若脉结代者可加炙甘草、桂枝、苦参等。这类患者若水肿消退可随着水肿好转而心衰好转,大多在 2 周左右好转,重症者加用西药如利尿药、抗生素等,并予吸氧,注意血气分析与电解质变化情况。

2. 清肺利水活血　本法系清肺与利水、活血相结合的联合治法。中医治法中常常有几个治法的联合运用,这主要是基于肺心病的临床表现有肺热和水肿,即有肺部感染,而且又有心衰水肿者,故仍是针对证候表现而设。所说活血行瘀者,是由于肺心病患者有口唇指甲发绀等血瘀表现,因而常常又重视将活血化瘀贯穿于各个阶段的治疗法。

该法应用时包括清肺化痰的麻杏石甘汤加健脾利水之五皮饮。药有麻黄、杏仁、生石膏、甘草、大腹皮、桑白皮、鱼腥草、茯苓皮、陈皮、丹皮、川芎、赤芍等。若有胸闷不能平卧者,加葶苈子、紫苏子,若发热痰黄加黄芩、山栀子等。此方法的运用在临床中也是一种灵活运用,为据病情变化而立的治法方药。此类证候患者以水肿突出,其中大多数在 2 周左右好转,但也有一些患者转为阴阳欲绝的休克者,需继续抢救,此阶段还要注意血气变化、电解质紊乱。

三、呼衰、肺性脑病阶段为主的治法运用

在肺心病急性发作期患者的防治中,呼吸衰竭及肺性脑病处理也是重要的,这部分患者不但缺氧、二氧化碳潴留,而且酸碱失衡严重,若处理不当死亡率仍较高,若抢救处理得当也能收到较好的效果。这类患者临床大体多见两种证候,即痰浊阻肺、蒙蔽心窍及热瘀痰阻腑实、神昏窍闭。

1. 清宫涤痰、醒脑开窍　本法主要针对痰浊阻肺、痰蒙心窍,证见神昏谵语,甚至昏迷,呼吸急促,喉中痰声辘辘,汗出如油,口唇青紫,舌下静脉曲张严重,脉弦数。方用涤痰汤加减。药用胆南星、竹沥、郁金、黄芩、半夏、茯苓、石菖蒲、远志、葶苈子等。中成药可服安宫牛黄丸。静脉点滴可用清开灵注射液、醒脑静注射液。

2. 清热通腑、醒脑开窍　本法主要针对肺心病、肺脑病患者出现以下症状时:神志时有

模糊,呼吸急促,有黄痰不易咯出,口唇发绀,发热汗出,目赤口干,大便秘结,舌苔黄腻,舌下瘀筋曲张粗乱,脉滑数。方用承气汤加味,有的应用凉膈散效果也较好,药有黄芩、栀子、鱼腥草、竹沥、金银花、芒硝、大黄、厚朴、赤芍、丹参等。静脉可给丹参注射液,或醒脑注射液。及时检查心电图、血常规、血气分析。

四、对休克、出血阶段的治法

肺心病,尤其反复发作急性期较重患者,有些并发休克,出现阴阳欲绝,脉微、结、代之象,还可以并发有出血。出血有皮肤或消化道或肺、支气管等部位,即所说热瘀伤络,这两种类型均较危重,临床中除进行西医抢救处理外,中医院一般从回阳救逆和清热凉血治疗。

1. 益气复脉、回阳救逆　本法针对休克型患者,即肺心病患者表现四肢厥冷、气微喘促、冷汗淋漓,或汗出如油,神昏欲寐,或循衣摸床,血压下降,呈休克状态,舌质紫黯,舌苔薄或少苔,脉微欲绝,或沉细而数或结或代,舌下瘀筋曲张扭曲严重。方用益气复脉与回阳救逆之剂,参附汤合生脉散加味。药有人参(西洋参)、制附子、炙甘草、干姜、麦冬、五味子,或生脉注射液、参附注射液点滴。

2. 清热凉血、活血止血　本法适用于有出血倾向的患者,是属于比较严重的一类患者。一般患者表情淡漠,喘息,皮肤瘀斑,痰中带血,咯血或呕血、便血,舌质紫黯绛紫,少苔或无苔,舌瘀筋明显粗乱曲张,脉多细数或沉弱。方多选用生脉散、犀角地黄汤加减。药有西洋参、麦冬、五味子、水牛角、生地、丹皮、赤白芍、荷叶、茜草、大黄炭、三七粉、白及粉。静脉给药可用参麦注射液,或用清开灵注射液。此时应注意出血情况,西药可对症处理。

五、根据疾病发展出现血瘀、便秘的,采用活血与通便的治法

1. 活血化瘀　慢性阻塞性肺病及肺心病由于反复发作感染,气道障碍,长期缺氧及二氧化碳潴留,出现血流动力学的改变,以及缺氧致使红细胞增多,血瘀血滞不可避免。临床经常由于缺氧造成口唇指甲发绀,面色黧暗无光,舌质紫黯,舌下静脉迂曲等情况。因而在临床上还常常选择一些活血化瘀、行瘀之法,也常与益气活血相联合,或凉血止血,或活血行瘀化痰等。活血药用丹参、赤芍、当归尾、地龙、三七、桃仁、红花等。

2. 通腑泻下　作用不仅是在通腑化痰开窍,还可以针对那些可能有大便秘结的肺心病患者,尤其是肺部感染患者合并大便秘结、腹胀,通腑泻下后,可以缓解腹胀,还可以退热。肺心病若体质尚可,可以理气通下来改善咳、痰、喘症状,药可用大黄、厚朴、元明粉,也可以应用润肠药加火麻仁、郁李仁。平时肺心病患者伴有便秘还可以应用通便灵胶囊、麻仁润肠丸等。

晁恩祥教授强调肺心病的治疗重点在各阶段证候表现的辨证分析,其是立法的主要依据;正如《临证指南医案》中说"医道在乎识证、立法、用方,此为三大关键,一有草案,不堪为司命……然三者之中,识证尤为紧要"。晁老非常重视证,如何准确把握证的客观性需要深厚的中医四诊功底,更需要医者细心的识别。另外,其认为肺心病诸多表现的动态变化是加减用药的另一依据。应当注意中医治病的动态变化,动态变化是永恒的,不停顿的,因而我们应当随症加减。这一观点在防治肺心病中则是首先要重视主证的分析,证候都是相对固定的,而不是一成不变的;不要指望在防治肺心病中辨一次证就可以一劳永逸,一"证"或

言一"型"到底,证候有变其治疗也当有变,也就是证变治变。中医在治疗学中不仅有像温病卫、气、营、血的变化,而且也有某些症状轻重多少的区别,有一分寒证用一份温热药,有两分寒则用两份温热药,这就是"寒者热之,热者寒之"的具体运用。肺心病的防治中也同样存在着从肺到脾、肾及心、肝经的变化,存在着从气到血的证候变化。一个肺心病患者常常由于感受寒热而肺气失宣,咳喘上逆,痰浊阻肺,感染加重的多重表现,若寒邪之证不能迅速得以治疗,必然会引起心肺功能的损伤,以致心肺衰竭的一系列变化。这些变化不仅是有一般性的,而且会有较大的证候改变,主症不变时可以用同一种方法治疗,症状证候发生了变化当另外选用新的立法处方。强调动态眼光看疾病的演变;对危重患者的救治中,应当根据疾病的具体情况,运用中西医两法,不反对使用西药及现代医疗设备救治重症患者,关键在于如何把握好中医药疗法的切入点问题。

第四节　重症支气管哮喘

支气管哮喘是由多种细胞,特别是肥大细胞、嗜酸性粒细胞和T淋巴细胞参与的慢性呼吸道炎症,引起反复发作的喘息、气促、胸闷和咳嗽等症状,多在夜间或凌晨发生,常伴有广泛而多变的通气受限,可部分自然缓解或经治疗缓解,还伴有呼吸道对多种刺激因子反应性的增高。中医属于哮病范畴。

哮喘病名由元代朱震亨首次提出,并一直沿用至今。早在西汉时期,《黄帝内经》即已有哮喘症状的描述,虽未对哮与喘作出区分,但医家们已观察到哮喘急性表现时是跟痰、火、风、寒及水饮病邪相关,而缓解时则与气虚、阴虚一类虚证相连。真正意义上的区分是明代李梴所为,在其著作《医学入门》中提到"呼吸气促者为喘,喉中有响声者谓之哮",此前的医家因没有做出分别,常易与其他肺系疾病相混淆,如肺胀、喘证、痰饮等。因此,需要强调应对哮病和喘证作出区别,哮病是一类与季节有关或因诱因而发的反复发作性疾病,正如《金匮要略·肺痿肺痈咳嗽上气病脉证治》所言"咳而上气,喉中水鸡声,射干麻黄汤主之",它是以气促喘满发作时可闻及喉中哮鸣声为主症;而喘证是一类以气短难言,甚则张口抬肩,鼻翼煽动,不能平卧的呼吸困难类疾病,是属于多种疾病的一个症状。

一、"风哮"理论

历代医家对于哮喘的证治多是从"痰"论治,认为"宿痰伏肺"是哮喘的主因,在《丹溪心法·哮喘》中提到"治哮必薄滋味,专主于痰",而《景岳全书·杂证谟·喘促》也提出"喘有夙根,遇寒即发,或遇劳即发者,亦名哮喘"。但晁恩祥教授在临床观察发现,不少患者哮病发作时多接触了过敏因素,如接触或吸入花粉、烟尘、刺激性气味、螨虫、动物、毛屑等引发,此类患者"痰"象并不明显,"风"象却很突出,且从痰论治效果并不好,晁老依据中医学基本理论、哮病发病特点及临床表现,由此提出了此类哮病应称为"风哮"。其理论根据源于《黄帝内经》风性"善行而数变"、风为"百病之长"之说,且发作时符合"风盛则挛急","其性轻扬"的特性。晁老认为,风性轻扬,易侵于上,哮喘发作时常先有鼻咽发痒、喷嚏、鼻塞、流涕、胸闷等先兆症状,而后气道挛急,其发病迅速,时发时止,具有反复发作的特点,可知此与风邪致病的性质相符合。因此,他认为风邪是哮病,亦即现在的支气管哮喘发病的重要因素之一。

二、风邪致哮的病机

所谓"脾为生痰之源,肺为贮痰之器",痰是哮病的主要病理因素,若肺不能布散津液,脾不能运输精微,肾不能蒸化水液,则津液易聚而成痰,或伏藏于肺,或上犯清窍,可阻气机,可化浊气,变生他病。哮喘反复发作的特点,历代医家的观点认为是内有旧病,邪气未除,伏藏于内,又其症状发作诱因常不明显,所以"痰邪"致病成为主导思想。

晁恩祥教授在继承前人治疗哮病经验的基础上,根据临床观察和中医对哮病症状学的分析,认为痰只是一部分患者的主因,风邪致病也是一个重要因素,有的患者表现为遇外邪受风寒、风热的因素而发;也有患者表现为突发咳嗽或哮喘,早期还常有喷嚏、鼻咽部痒感。哮病常可出现突发突止,反映了风邪犯肺、气道挛急,表现少痰而有风的特点。正如《症因脉治·痰症论》所云:"风痰之因,外感风邪,袭人肌表,束其内郁之火,不得发泄,外邪传内,内外熏蒸。"风邪作为哮喘发病的主要因素之一,亦可以认为是始动因素,两者相搏,阻于气道,肺气上不得宣发,下不能肃降,所谓"风盛则挛急",风邪愈盛,则气道挛急越明显,肺管不利则发而为哮病。

综上所述,风邪犯肺,气道挛急是哮病发作的重要病机,由于外受风寒、风热之邪,或因吸入花粉、尘埃等物,或因感染、感冒影响气道,使之反应性增强出现气道挛急不畅,呼吸困难,通气障碍,常使喘息加重。痰只是其中的病理因素之一,风盛挛急或痰气搏结是其机理,无论是风邪或风寒邪气导致肺气失宣,气机不畅,气道挛急,抑或痰液壅塞气道,伏痰引动,狭窄挛急皆是其病机。

三、风哮的证候特点

以风邪为主的哮病,其临床特点具有发作突发突止的表现,常有过敏的症状,如闻及刺激性气味、吸入花粉或食入易诱发过敏的食物或药物,患者常表现出突发咽痒、鼻痒、流清涕、打喷嚏或喉中水鸡声的特点,常发作剧烈,伴有胸闷气促,呼吸不畅的急症。除风邪之外,若无其他邪气夹杂,则患者常观察不了明显的"痰"象,其咳痰甚少或无,若有痰,亦是难咳且黏。临床中追问患者家族史的过程,或多或少都可以找到家族成员表现过敏的疾病,如荨麻疹、湿疹,甚或家族内本就有哮喘成员。哮喘的发作具有季节性,常于冬春之际发作明显,尤其是春天,一者春天在五行中属木,万物生发,二者春天属六气中的风,草木在春天尤多见盛开的花,而此时虚邪贼风易乘春天回暖之机侵及肌表脏腑,所以在春季,哮喘的人群发作比较常见。"风为百病之长",六淫中,风邪易夹寒、夹热等并侵于人体变生他病,因此若是发为哮病,则又可能出现其余兼夹证。但晁恩祥教授特别提出风邪致哮的这种特征是专门针对于哮喘过敏而作的表现,不论外风也好,内风也罢,皆可因此而发。至于虚者,则大多为哮喘久病,反复发作可致肺、脾、肾虚,导致哮喘,久病伤络致血瘀、口唇紫黯等。因此哮喘久病之人,其正气必有所受损,反复发作在后期可由实转虚。

四、支气管哮喘急性发作治疗原则

中医治疗疾病讲究整体观及辨证论治,注重个体情况,所谓"急则治其标,缓则治其本"，诚如朱震亨所言"凡久喘之症，未发宜扶正气为主，即发用攻邪气为急"，哮喘急性发作期首先应控制其症状发作，祛除病邪，防止病情加重，待病情稳定，再根据病情轻重进行扶正，以保证或维持患者正常的生活和工作状况，并避免长期服药带来的不良反应。晁恩祥教授凭借自己的临床经验，总结记录了他治疗哮喘的八法，分别是疏风宣肺，通窍宣表，代表方是苍耳子散加味；疏风宣肺，解痉平喘，代表方是黄龙疏喘汤；温肺散寒，化痰平喘，代表方是小青龙汤加减；清热宣肺，化痰定喘，代表方是定喘汤加味；涤痰利窍，降气化痰，代表方是三子养亲汤加味；调理肺肾，纳气平喘，代表方是参蛤散加味；益肺固表，健脾化痰，代表方是六君子汤合玉屏风散加减；调补肺肾，纳气平喘，代表方是自拟调补肺肾方。其中针对风哮的最重要的治法是疏风宣肺，解痉平喘法。

风哮的根本治疗原则是疏风解痉法。晁老根据风邪致病的特点，依其多年的临床症状学观察及反复验证，独自创立了"疏风宣肺、缓急解痉、降气平喘"之法，专为哮喘患者急性发作时表现的"风邪犯肺，气道挛急"的病机而设。疏风解痉法起源于旧时医家以祛风之法治疗哮喘，清代蒋宝素在《问斋医案》指出"哮喘发，发时以散风为主"，此法中疏风是治本，解痉是治标。通过祛风，可使风邪外达，肺气通利，风邪外泄，不再与痰搏结于内，则痰去络通而喘自平。根据此法，晁老创制了具有祛风解痉、宣肺化痰平喘作用的黄龙疏喘汤，药物组成有麻黄、杏仁、地龙、蝉衣、僵蚕、白果、紫苏子、苏叶、白芍、石菖蒲、五味子。

方中麻黄辛温，善于疏风散寒、宣肺平喘，《本草备要》认为麻黄治"痰哮气喘"，药理研究表明，麻黄中含有麻黄碱、伪麻黄碱等各种生物碱及挥发油、鞣质等，对支气管平滑肌有明显的松弛作用，且具有作用持久的特点。地龙咸寒泄降，息风解痉定喘，药理研究证实，从广地龙中提取的一种含氮的有效成分（次黄嘌呤），对大鼠及家兔肺灌注具有明显的支气管舒张作用，并能对抗组织胺及毛果云香碱引起的支气管收缩；静脉注射用于豚鼠可提高对组织胺的耐受性。从地龙拮抗组织胺作用明显的水溶酸性部分分离的琥珀酸，将其用于临床有宽胸祛痰的作用。麻黄与地龙相配伍，一宣一降，相得益彰，皆是治风哮的要药。紫苏子辛温，善下气消痰，《药品化义》谓其"味辛气香主散，降而且散，故专利郁痰。咳逆则气升，喘急则肺胀，以此下气定喘"。麻黄合紫苏子、苏叶可增强祛风平喘的能力，联合白果、杏仁、五味子，既可起到降气平喘之功，又可对风邪壅盛，气道痉挛而致的咳嗽加以控制收敛，《神农本草经》记载五味子"主益气，咳逆上气"。酸收的五味子、白芍与辛散的麻黄、紫苏子相配伍，不单不产生敛邪之弊，而且可制约麻黄等的辛散之性。蝉蜕性味甘寒、体轻性浮，能入肺经，合地龙、僵蚕共起祛风止痉之效。石菖蒲在《本草从新》中记载："辛苦而温，芳香而散"具有开窍，豁痰、理气、活血的功能，《神农本草经》记载用它治"咳逆上气"，药理研究证实，其所含的 α-细辛醚有平喘作用，能对抗组织胺引起的支气管收缩，并能镇咳，与麻黄、地龙相伍，可增加化痰作用。诸药合用，辛温宣肺，通窍降气平喘，使风散挛消，肺气得以宣降，哮喘自平。

黄龙疏喘汤经过多年的临床验证，其疗效是明确且显著的。实验室检查结果表明，祛风解痉法能改善肺功能，降低易感性，降低呼吸道阻力，并能改善微循环。有研究表明，黄龙疏喘汤可以拮抗过敏介质，抑制抗原－抗体免疫反应，通过抑制抗体的产生，并拮抗组织胺等作用来达到免疫调节作用。同时，黄龙疏喘汤对于痰液的排出也是有促进作用，可能是促使气管、支气管分泌物增多、稀释痰液达到排出的效果。

五、哮喘缓解期当以调补肺肾为法

缓解期,哮喘患者的气道仍处于高反应状态,易复发,正如《素问·评热病论》云:"邪之所凑,其气必虚",晁恩祥教授认为风邪承袭气道,反复引发哮喘的关键在于正气不足。所谓"虚邪贼风,与其身形,两虚相得,乃客其形"。肺主气,肾主纳气,肺的呼吸功能需要肾的纳气作用来协助,故有"肺为气之主,肾为气之根"之说,因此认为哮病正气不足的主要责之于肺肾两脏,缓解期辅助正气,防病急发也应当从调补肺肾入手。同时,晁老也指出无论哮喘患者是久病还是新发,亦不论有无肺肾虚损证候,缓解期都应该注重调补肺肾。肾气充盛,吸入之气方能经肺之肃降而下纳于肾,调补肺肾方的处方组成,主要针对虚喘肺肾两虚的主要病机,补肾为治本之举,因肺为气之主,脾为生痰之源,故补肾之时,必须补脾益肺。方药常是研末成粉,制成蜜丸,以利于患者久服。

六、针对咳、痰、喘的用药经验

1. 咳　依咳嗽声的轻重及所属寒热虚实情况治之。干咳少痰,当是津液不足或久病伤阴,需用养阴润肺,药用麦冬、沙参、炙枇杷叶等。有痰而咳者,当用化痰止咳,药用橘红、半夏、百部、紫苏子。痰热咳嗽当清肺化痰止咳,药用黄芩、鱼腥草、知母、贝母、黛蛤散等。风寒咳嗽当以温肺散寒止咳,药如麻黄、杏仁、前胡、细辛、百部等。咳声低微者当以益肺补气止咳,药如太子参、西洋参、黄精、山萸肉、紫菀等。

2. 痰　痰的颜色、痰量、质地、黏稠度均可反映病邪或病情所属的性质。寒痰者,痰色白,痰量少而稀薄、黏稠度较小,难以咯出,应当用温肺化痰药,如白芥子、麻黄、紫苏子、半夏、茯苓等。热痰者,痰色黄浓而厚,质地稠厚,黏稠度较大,常伴有腥臭味,应当用清肺化痰药,如黄芩、鱼腥草、竹沥水、川贝等。湿痰者,痰量较多,痰色偏白,易于咯出,黏稠度低,质地如唾沫状,当用燥湿化痰药,如半夏、橘红、莱菔子、茯苓等。脾虚生痰者,当以健脾化痰,药用白术、茯苓、陈皮、半夏等。浊痰当以降浊化痰,药用海浮石、郁金、黛蛤散等。燥痰者当以润燥化痰,药如麦冬、沙参、川贝等。

3. 喘　当视喘息状及寒热虚实之辨证而给药。寒喘应予温肺散寒平喘,药如麻黄、细辛等。热喘当以清肺平喘,药如黄芩、鱼腥草、地龙等。痰喘当以祛痰平喘,药如石菖蒲、紫苏子、莱菔子、白芥子等。若是风邪壅盛,喘促胸满者,当以疏风解痉平喘,药如麻黄、蝉衣、地龙等。肺虚喘息当敛肺平喘,药如五味子、白果、蛤蚧、冬虫夏草等。肾虚喘息当以补肾纳气平喘,药如山萸肉、淫羊藿、蛤蚧、冬虫夏草等。气虚喘息当补气平喘,药如黄芪、人参、西洋参、黄精等。过敏性哮喘当以脱敏平喘,药用苏叶、蝉衣、僵蚕、地龙等。

中医治疗哮喘同样是注重个体化、整体观进行辨证论治,但同时也不应只拘泥于中医治疗方式。现代西医学对于哮喘的防治,晁恩祥教授认为我们应该取其精华,去其糟粕,去结合中西医两种治疗方式的长处,尤其是重症患者,或患者的哮喘症状呈持续状态者,我们应尽力采用两种方法的长处,不可固执己见,强调制订长期计划,依病情给予阶梯化治疗。除此之外,哮喘的治疗不单是医生的责任,患者及其家属也应该掌握更多的医学知识,重视科普,重视缓解期的调治,利用中医治未病的有利之机强化体质,减缓或防治哮喘的复发。

第五节 肺间质纤维化

肺间质纤维化属于弥漫性间质性肺疾病范畴,目前存在发病率上升、治疗棘手、预后极差等特点,其属于中医学"肺痿"范畴,晁恩祥教授融会贯通,采中西医两法之长,总结了此病的诊治规律及见解。

一、"肺痿"的定义

肺痿首见于张仲景《金匮要略》,书中论述了肺痿的定义、病因、病机、证候与治法等。《金匮要略·肺痿肺痈咳嗽上气病脉证治》云:"热在上焦者,因咳为肺痿","肺痿,唾涎沫而不咳者,其人不渴,必遗尿,小便数。所以然者,以上虚不能制下故也。此为肺中冷"。认为肺痿是因肺气虚弱,无力布津,以咳吐浊唾涎沫为主症的疾病。后世医家多有阐述,如清代尤怡所言:"痿者,萎也,如草木之萎而不荣,为津烁而肺焦也",形象说明该病因津液干涸而干枯皱缩的病理特点。《中医内科学》定义为肺叶痿弱不用,临床以咳吐浊唾涎沫为主症,为肺脏的慢性虚损性疾患。

晁恩祥教授根据临床观察并通过复习、分析和考证历代医家的有关文献,认为肺痿病名的研究应在遵从前贤所论原旨的基础上,结合西医学认识,突出强调其喘息症状及预后不良的特点。即定义为:由各种原因所致的以肺脏萎缩为基本病理特征,以咳喘唾涎为主要临床表现的慢性虚损性难治病,预后不佳。与西医学各种原因所致的肺间质纤维化相关。晁老认为肺痿包括了毒损、邪伤、正虚、痹阻等不同原因病证,将肺痿定义、肺热叶焦的基本病机和迁延不愈、肺叶萎弱不用的临床特点与肺纤维化的双肺形态改变、功能受损和临床缠绵不愈、晚期呈蜂窝或毁损肺、预后不佳等特点相连接,提出"肺痿"乃肺之质痿,肺之功痿也。

二、临床主症及病机

在临床主症方面,结合阅读古代医家所记载的文献,根据历代医家所论和临床观察,晁老认为肺痿之主症应为咳、喘、唾涎,三者可并见,可或缺。即肺痿之证不仅在于"咳唾涎沫"症状之有无,而更在于"肺热叶焦"病理之存在。

在病机方面,肺热叶焦是肺痿的基本病机。因于其为慢性经过,病久必然产生由气及血、由肺及肾的转化,最终导致肺叶痿弱不用。因难治不愈,病程长久,久病入络,导致络脉瘀阻,以致出现虚中夹实之象,可见气滞血瘀之实证。病性多属本虚标实,本虚在于气与阴,标实多责之痰(热)与瘀。晁老认为该病虽为肺病,但与脾、肾二脏功能失调密切相关。"脾为生痰之源,肺为贮痰之器","肺主气司呼吸","肾为气之根",由此可见咳嗽、气急、咳痰等症状。在生理与病理上,脾肺两脏紧密联系。所谓"母病及子",脾主运化功能失调,必然影响肺的功能;而"子盗母气",肾主纳气功能失调,使气无所主,影响肺主气、司呼吸的功能。本病病位初起在肺,继之涉及脾肾。

三、辨病与辨证相结合

晁老认为此病涵盖范围广,治疗棘手,应注重辨病与辨证论治相结合。辨病方面,应注意鉴别诊断,肺间质纤维化最常见的症状为短气、咳嗽或动则喘息,可伴有低热、肌痛等。体征有杵状指等缺氧缺血表现,后期可出现肺动脉高压和右心衰竭等。因本病发病早期与其他疾病临床表现相似,如以"干咳""劳累后气短"为主诉,缺乏临床经验往往易误诊延误治疗。因此,晁恩祥教授临证中非常重视病史的翔实采集、注重 CT 等影像学及肺功能[限制性通气功能障碍和(或)弥散功能障碍]检查。有病理诊断更为准确,但部分患者难以配合实施。

中医辨证思路方面,晁老认为肺痿的病因不是单一因素,而是多种因素共同作用的结果,与先天不足,禀赋薄弱,肺肾两虚有关。气阴两虚、肺肾亏虚、络脉瘀阻为其主要病机。常因外邪犯肺,肺气受损,耗气伤阴,日久及肾,以至肾不纳气,动则气喘;或因风邪犯肺,或因痰浊、毒邪损络、瘀血阻络,经常反复感染也表现出毒损肺络、肺痹不畅、气滞血瘀,而成本虚标实之证。其临床表现以喘息气短为主,可有咳嗽,咳泡沫痰,杵状指,发绀,舌下静脉迂曲等。临证中要注意抓主诉,对主症咳嗽缓急、气短轻重、活动喘息程度、唾涎色量以及其他伴随症状详细分析,确定病位病性,以便于进一步辨证论治。

四、治则治法及协定方

晁恩祥教授从整体观念出发,注重个体化治疗,重视标本变化。急性发作当以治标为主;慢性迁延期当标本兼顾,重视扶正祛邪。缓解期更重视扶正固本、调补肺脾肾。根据寒热虚实、标本轻重给予立法用药。养阴益气、调补肺肾、纳气平喘、活血化瘀为治疗大法,间以疏风、化痰、祛瘀、解毒。急性期患者以疏风化痰、化瘀解毒为治,缓解期患者以养阴益气、调补肺肾、纳气化瘀为法。治疗当根据不同阶段,审证论治,注意局部表现与整体情况。

治疗上晁老强调须重视正气,选方用药当力求避免过于攻伐。对于虚实夹杂者,尤其要注意把握扶正和祛邪之间的关系。祛邪可以安正,扶正亦可以御邪。治法以益气润肺,化瘀解毒为主。"益肺化纤方"为晁老协定方,通过长期临床观察及动物实验,均证明"益肺化纤方"对肺间质纤维化具有良好的治疗疗效。此方主要由炙黄芪 30g,太子参 30g,麦冬 15g,三七粉 3g^{分冲},紫苏子 10g,牛膝 15g,鱼腥草 20g,虎杖 10g,炙甘草 6g 等药物组成,具有益气润肺、化瘀解毒、止咳平喘祛涎之功效。临证加减:动则喘著者,加胡桃肉、山萸肉、冬虫夏草;发热者,加黄芩、生地、丹皮;咳血者,加仙鹤草、荷叶;气逆喘咳便秘者,加生大黄;阴虚著者,加沙参、玄参;瘀象重者,加水蛭、桃仁。方中黄芪味甘微温,入肺脾经,功能补中益气,主治内伤劳倦;三七行瘀血敛新血,祛瘀生新而助君药补益之力;麦冬养阴润肺治肺燥咳嗽,助君药润肺之功;太子参治肺虚咳嗽,主"气虚肺燥";紫苏子味辛性温,专主下气消痰定喘,《药性本草》谓"主上气咳逆";牛膝补肝肾,祛瘀活血。鱼腥草清热解毒,主治咳嗽发热咳痰等症;虎杖原用治风湿筋骨疼痛,近年用于肺系病,发现有止咳、祛痰、平喘、消炎的作用;故用此二药清肺解毒、止咳化痰,并佐制全方之温。炙甘草润肺解毒,调和诸药。全方标本兼治,寒温适宜,共奏益气润肺、化瘀解毒之功。

五、预后

在预后方面,历代中医认为,孙思邈曰"肺痿无论寒热,皆属虚损之证",所以多主张早期治疗。如周学海"初起可治",吴谦"盖示人图治于早"。从古代文献可以看出,历代学者均认识到本病预后不良。如明代朱棣说道"药不奏效,而证候日深",清代喻昌指出"图速效,反速毙",柳宝诒认为"此属肺痿沉疴",丹波元简也指出"若此将成,多不救矣",《类证治裁》则明确指出此属"难治之证"。晁恩祥教授根据其临床所见,结合古代医家的认识,认为肺痿总体而言,易于反复加重,预后不佳。

第六节　呼 吸 衰 竭

呼吸衰竭是指呼吸功能严重障碍,以致不能进行有效的气体交换,导致缺氧伴或不伴二氧化碳潴留而引起一系列生理功能或代谢障碍的临床综合征。属于内科常见急、危重症之一,文献报道死亡率为 10%~60%。当属中医学"喘证""喘脱""肺衰"范畴。目前虽有各种呼吸机等先进设备支持,仍存在高死亡率,存在各种并发症,中医药存在广泛的拓展空间。晁恩祥教授从医 50 余载,对此有非常深刻的体会,将一一阐述。

一、喘证的理解

古代医家对喘证早有论述,《灵枢·五阅五使》曰"肺病者,喘息鼻张",《灵枢·本脏》云"肺高则上气肩息欬",指出肺为主要病位,喘咳为主要表现。并且喘证病因有外感、内伤,病机有虚实之分。正如《灵枢·五邪》中"邪在肺,则病皮肤痛,寒热,上气喘,汗出,咳动肩背";《素问·举痛论》"劳则喘息汗出";《景岳全书·杂证谟·喘促》"实喘者有邪,邪气实也;虚喘者无邪,元气虚也"。喘证虚实、证候、病位、病程长短不同,治疗亦不同。《类证治裁·喘症论治》"喘由外感者治肺,由内伤者治肾";《医宗必读·喘》"治实者攻之即效,无所难也。治虚者补之未必即效,须悠久成功,其间转折进退,良非易也"。同时喘证虚实证候的预后亦不同,《临证指南医案·哮》中曰"若由外邪壅遏而致者,邪散则喘亦止,后不复发,此喘症之实者也;若因根本有亏,肾虚气逆,浊阴上冲而喘者,此不过一二日之间,势必危笃,用药亦难奏功,此喘症之属虚者也"。

晁恩祥教授认为此病病因为外感内伤,六淫外邪袭肺,肺气上逆,宣降失常,气无所主,肾失摄纳,发为此病。病位多在肺、肾,与脾、肝相关,重可累及于心。病性属本虚标实之证,实喘在肺,为外邪、痰浊、肝郁气逆,邪壅肺气,宣降不利;虚喘在肺、肾两脏,因阳气不足,阴精亏耗,而致肺肾出纳失常,尤以气虚为主。

二、中医辨证分型

1. 风寒内饮　主要症见咳嗽,喘促,白痰清稀,或咳吐泡沫痰,或恶寒,周身不适,脉浮弦,苔白薄。治以温肺散寒,祛痰平喘;方用小青龙汤加减。

2. 痰热壅肺　主要症见咳嗽喘促,痰黄稠黏,痰不爽,伴口干或发热,便秘,尿赤,口唇发绀,舌红或紫黯,苔黄或腻,脉弦滑数。治以清肺化痰,宣肺平喘;方用千金苇茎汤合麻杏石甘汤加减。

3. 阳明腑实 症见神志时有模糊,呼吸急促,黄痰不易咯出,口唇发绀,发热汗出,目赤口绀,大便秘结,舌苔黄腻,脉滑数。治以宣肺泻下;方用宣白承气汤加减。

4. 痰蒙神窍 症见神昏谵语,甚至昏迷,呼吸急促,喉中痰鸣,汗出如油,口唇青紫,脉弦数。治以涤痰开窍;方用涤痰汤合安宫牛黄丸或至宝丹加减。

5. 肺脾肾虚,痰浊阻肺 主要症见咳嗽气促,痰白黏稠量多,胸闷,纳呆,苔白腻,脉弦滑。治以行气健脾,化痰平喘;方用二陈汤合三子养亲汤。

6. 脾肾阳虚,痰瘀泛滥 症见肢体水肿,心悸气短,不能平卧,口唇发绀,四肢不温,或大便溏稀,无发热,脉沉缓或结或代。治以温肾纳气,祛瘀利水;方用真武汤合苓桂术甘汤加减。

7. 气阴两虚 症见喘息无力,咳痰色白质黏,活动后喘息尤甚,口唇发绀,面色晦暗,尿少,水肿,舌黯红,无苔或少苔,脉细滑。治以益气养阴固脱;方用生脉饮加减。

8. 元阳欲脱 症见四肢厥冷,气微喘促,冷汗淋漓,或汗出如油,神昏欲寐,或循衣摸床,舌紫黯,苔薄或少苔,脉微欲绝,或沉细而数,或结代。治以益气复脉,回阳救逆;方用益气复脉合参附汤加减。

三、临证经验

晁恩祥教授认为呼吸衰竭常出现神志障碍及各种变证,多为喘、逆、厥、脱、神昏重证,是一种死亡率较高的严重疾病,治疗上应中西医结合,取长补短。

1. 泻浊纳气醒神法治疗慢性呼吸衰竭、肺性脑病 晁恩祥教授认为慢性Ⅱ型呼吸衰竭病属"肺衰"范畴,其病理机制是肺肾气衰、痰瘀闭窍。Ⅱ型慢性呼吸衰竭为多种肺病的终末阶段,临床上以呼吸困难、汗出等症状为主,与《注解伤寒论》中"汗出发润,喘不休者,此为肺先绝也"相一致;"脾为生痰之源,肺为贮痰之器","肺病则谷气无以行",故见咳嗽痰多、大便不畅;浊气上逆,痰瘀闭窍,故见神志障碍。历代医家一般遵从"急则治其标,缓则治其本"的原则,晁恩祥教授根据上述病机提出泻浊纳气醒神法以标本兼治。"泻浊纳气醒神汤"由葶苈子、大黄、石菖蒲、山萸肉组成。葶苈子下气行水,善治肺壅喘急、痰饮咳嗽、水肿胀满;大黄泄热解毒、荡涤积滞、行血破瘀、推陈致新;石菖蒲除痰开窍、聪明耳目、化湿和胃、散寒除痹;山萸肉补益肝肾、敛精固虚。诸药合用,具有泻浊纳气,醒神开窍的作用,使痰瘀得消、气逆得平、肾气得纳,喘汗自止,血脉畅利。泻浊就是祛除其标,对本病祛其标有三,一为祛痰,畅通气道;二为活血化瘀,祛其陈莝;三是通利大便,有助于肺内壅滞之气的排出。纳气就是针对肺肾气虚,虚气上逆的病理机制,采用补益肺肾的方法,使虚逆之气得以下纳,从而缓解虚喘的证候。醒神就是运用开窍的方法,改善神志障碍的状况。

2. 培土生金,调补肺肾法治疗呼吸肌疲劳 晁恩祥教授认为呼吸肌疲劳多由于脾气亏虚、上实下虚、肾不纳气所致。"脾主身之肌肉",脾为后天之本,气血生化之源,脾气虚弱,吸收运化水谷精微的功能降低,气血生成的来源减少,导致肌肉失于荣养,终致肌肉瘦削、软弱无力,甚至萎弱不用。慢性呼吸衰竭患者多形体消瘦,胃纳不佳,营养摄入不足,呼吸肌痿软失用,不耐疲劳。培土生金法有利于加强肌肉的营养,减少呼吸肌蛋白的分解,改善骨骼肌能源物质的供给,从而增强呼吸肌耐力,减轻呼吸肌疲劳。培土生金法(健脾益肺法)常用方药:六君子汤、参苓白术散等;中成药:健脾益肺冲剂、参麦注射液、参附注射液等;非药物疗法:配合电针双侧足三里、喘可治穴位注射等。

另外肾与肺金水相生,肾主纳气;肾阳为一身阳气之根本,五脏之阳气非此不能发,肾阳能推动和激发脏腑经络的各种功能。呼吸衰竭机械通气患者多肺脾肾亏虚,尤以肾阳气虚衰较突出。晁恩祥教授自拟"调补肺肾方"治疗此类病患,收到良好的临床效果。此方主要由西洋参、冬虫夏草、山萸肉、五味子、枸杞子、女贞子、淫羊藿、丹参、茯苓、白果组成;其功能为调补肺肾,主治肺肾两虚的喘证。其中冬虫夏草上补肺之虚,下益肾之亏,可止咳化痰;西洋参益气养阴;枸杞子、女贞子补肾益精,纳气平喘;淫羊藿有益肾壮阳,有镇咳、化痰、平喘作用;五味子上敛肺气以定喘,下滋肾精以纳气平喘;山萸肉补肾益精,补中有收;白果敛肺气,定喘嗽;丹参活血;茯苓化痰。全方补中寓调,标本兼顾,以补为主,以调为顺,寓补于调,以调为补。

3. 通里攻下,提壶揭盖法治疗机械通气肠功能障碍 《黄帝内经灵枢注证发微·卷八》云"肺与大肠相表里",两者在生理、病理关系密切,相互影响。《素问·咳论》称:"肺咳不已,则大肠受之。"《症因脉治·肿胀总论》指出:"肺气不清,下遗大肠,则腹乃胀。"呼吸衰竭尤其是痰热的患者,常见腑气不通,肺气壅塞,表现为胸闷、腹胀、大便秘结,此为肺病影响大肠,大肠传导受阻,腑气不通,上逆可为咳喘,形成相关脏腑共病。晁恩祥教授认为治疗时应肺肠同治,清肺肃肺,通里攻下,使肺气得宜,腑气得通。其善用"三承气汤"泄下热结,治疗阳明腑实证。①大承气汤:生大黄 6g^{后下},玄明粉 3g^{分冲},厚朴 10g,枳实 10g;②小承气汤:生大黄 3~5g^{后下},枳实 10g,厚朴 10g;③调胃承气汤:生大黄 3~5g^{后下},玄明粉 3g^{分冲},甘草 8g。根据病情轻重缓急用之,三方变通而用,非守方不调。慢性呼吸衰竭患者久病肺虚,病性多属本虚标实,若一味的通腑攻下易出现"泻下无度"和"下多伤阴"之虞。此法宜遵循"衰其大半""中病即止"的原则,如服药后能排烂便 2~3 次,则腑气得泄,气机畅通,呼吸可平顺,其他症状亦很快得到改善,注意不宜通下过猛,恐伤正气。肺主气,为水道的上源,肺气闭阻,肃降失职,影响肠道气化失司,出现大便不通,此时予宣发肺气,升清降浊,则肺气得宜,大便得利,开上窍,通下窍,如苏子降气汤等。

第七节 传染性非典型肺炎

传染性非典型肺炎(severe acute respiratory syndrome,SARS)是由 SARS 冠状病毒引起的一种具有明显传染性、可累及多个脏器系统的特殊肺炎。临床上以发热、乏力、头痛、肌肉关节酸痛等全身症状和干咳、胸闷、呼吸困难等呼吸道症状为主要表现,部分病例可有腹泻等消化道症状;胸部 X 线检查可见肺部炎性浸润影;实验室检查外周血白细胞计数正常或降低;抗菌药物治疗无效是其重要特征。晁恩祥教授在广东 SARS 流行期间曾受邀到广东省中医院 ICU、呼吸科会诊 8 位重症患者。在北京疫情肆虐的情况下,他作为中日友好医院的专家,多次参加院内外会诊,积极参与中医药防治非典的各项工作,对 SARS 的中医治疗有一些深刻的认识。

一、温疫与 SARS

晁恩祥教授认为 SARS 属于中医温疫热病范畴的疾病,是一种具有较强传染性的疾病,但与春温、风温不同。该病为温疫之邪感而所致,历史上有各种称呼,或称"疫气""疠气""戾气""杂气"者等。吴有性提出:"夫温疫之为病,非风、非寒、非暑、非湿,乃天地间别有一种异气所感"。根据《黄帝内经·素问》云"五疫之至,皆相染易,无向大小,病状相似"可知 SARS 乃疫气所染,属时行疫气所染,口鼻传染为主。

二、病证表现

通过相关资料和晁老会诊所得,该病的初期有一定的潜伏期。初期为发热、头痛、周身酸楚、乏力、咳嗽无痰或少痰,干咳为主;可以伴腹泻、呕吐、食欲不佳。在疾病初期,其症状似流行性感冒、感冒,似风温、春温,但其发展更为迅速和剧烈。其热者,为毒热邪郁;舌苔腻、脉滑数者,湿之象,脾胃受伤;干咳、气促者,为伤肺,肺之气因感疫气而受损,重者正虚邪实累至肺衰、脏衰。病情一旦进展迅速,可并有多种兼症:从表里来看,邪气入里向外发,见有发热、头身疼痛;邪热入里伤肺,见有干咳,有的伴有腹泻,食欲不佳。发病急,病情严重,高热不退;再次发展则可伤及肺气,出现气促、喘息、呼吸急迫、口唇发绀,其大部分可以经过自身抗病能力及调治而转危为安,只有极少数患者可出现呼吸窘迫。病危者,气厥,气阴受伤,累及心、肝多脏,正气失固、阴阳离绝而亡。

《温热论·温病大纲》提出过"温邪上受,首先犯肺,逆传心包",该病的发展符合上述特点,其病属疫疠之毒引发,从口鼻而入,有潜伏期,属邪从内发,可达表攻里,非伤寒邪从毛窍而入之热病。因此也说明了 SARS 病毒病急而严重,变化迅速急迫。《温疫论·正名》提到此乃"夫温者热之始,热者温之终,温热首尾一体……又名疫者。"说明 SARS 与温热关系,热势明显的特点,强调瘟疫之邪,热毒犯肺伤正。

三、诊断及证候要素

目前 SARS 认为是一种传染病,即应有接触史,同时伴发突然发热,头身痛,乏力、干咳、少痰,X 线摄片呈进展斑片状或片状阴影,血白细胞正常或下降,抗生素使用无效。继则可出现气促,少数患者可伴发低氧血症,口唇发绀,呼吸窘迫,更有少数会出现呼吸衰竭或多脏器衰竭,病情发展迅速,损伤免疫功能严重,心肌酶谱、肝酶谱可能升高,个别患者可能还会出现肺间质病变。

晁老在经历一段时间的临证后,发现 SARS 的证候要素主要包括了毒、热、湿浊、血瘀、气虚、脏损。分而论之,毒热:即疫毒之邪,指的是 SARS 冠状病毒引发高热持续不退,毒热伤及表里肺、胃。热毒初始见有发热恶寒、头身疼痛,继则伤及肺气而见咳嗽、气短、缺氧,毒热弛张更损伤肺及他脏。湿浊:即湿浊伤及脾肾,引起痰浊进一步损伤脏器。在 SARS 初期,病毒从口鼻而入,兼之热毒侵扰,迅速引起脾胃不和,可见呕吐、腹泻、胃中不适,两肺渗出或胸水,此时痰浊自然随疾病的进展而增加。血瘀:热蕴伤及血络,可见血性胸水、咯血,重者出现 DIC(弥散性血管内凝血),甚至神昏谵语。气虚:毒热之邪伤及正气,热势不退,正气衰败,可见乏力气短,或见气促,进一步则气阴两损。脏损:早起主要为心肺受损,可见心阳不振、四肢不温,还可见喘促、缺氧更甚、呼吸窘迫,后期主要以多脏器功能衰竭,神昏窍闭,阴阳离绝。总之,SARS 符合温病学中卫、气、营、血等的病情发展规律。

四、治疗

西医治疗主要还是对症治疗、改善机体状态,应用支持疗法,大剂量应用激素以及抗病毒药等,但针对病毒的防治办法和治疗方法尚感不足。氧气疗法很重要,严重者则更须加压给氧或采用机械通气等。

中医对 SARS 的治疗当借鉴温疫疾病治疗的历史经验,根据中医理论指导,强调整体观念,重视外邪与正气,根据四诊(望、闻、问、切)八纲(阴、阳、表、里、虚、实、寒、热)的分析,根据主要症状、舌脉表现,辨证之后进行论治。选方用药并非针对病毒。病原即使不清楚,但根据舌、脉及证候表现,则可立法、处方、选药治病。现代中医也应重视理化检查的临床意义,采用中西医结合是很好的方法,会提高该病的治疗效果。当症见发热时,该用透邪、清热、解毒,兼见腹泻、呕恶时,可加化湿降逆之品;如若气阴两伤,正气受损,则应给予养阴益气、固本益气等。在西医治疗的基础上,从中医角度给予整体调治,也是中西医结合的特点。

强调"中西医结合,中西医并重"的思想理念,中医药治疗 SARS 的基本原则:①在应用西医综合治疗措施的同时,选用中医药,开展中西医结合治疗;②按照中医辨证论治的原则,因地制宜,进行个体化治疗,并根据病情变化,适时调整治法、方药,随症加减;③中医药治疗宜及早应用,特别是要加强对轻症和疑似病例的中医药治疗,以利于控制病情的进一步发展;④中药注射剂、汤剂和中成药口服剂可联合应用;⑤中医疗程可视病情变化而定:注射用中药一般疗程为 7~14 天,如需继续使用同一药物,中间可间隔 2~3 天。参考晁恩祥教授有关中医温病学与传染性非典型肺炎的诊疗方案,具体如下:

1. 非典型肺炎轻症患者或疑似病例

主症:发热或发热恶寒、头痛、关节肌肉酸痛、乏力、腹泻,或有干咳少痰,舌边尖红,苔薄白或白腻,脉滑数。

治法:清热解毒,疏风宣肺。

方药:金银花 15g,连翘 12g,黄芩 12g,苏叶 10g,茵陈蒿 15g,蝉蜕 3g,炙麻黄 5g,杏仁 12g,生石膏 30g[先煎],知母 10g,太子参 15g,生甘草 10g。水煎服,每剂煎 2 袋(150ml/ 袋),每天服 2 次,每次服 1 袋。

随症加减:腹泻者:去生石膏,加藿香 12g、佩兰 12g、苍术 10g 或选用藿香正气胶囊、软胶囊、口服液。恶心呕吐者:加竹茹 10g、半夏 10g、生姜 10g。食欲缺乏者:加焦三仙各 30g。咳嗽较重者:加枇杷叶 12g、紫菀 12g。

2. 重症非典型肺炎

主症:符合卫生部新修订的《重症非典型肺炎诊断标准》。临床表现有发热或不发热,胸闷,呼吸急促,喘憋,口唇发绀,舌黯少津,脉弦滑数或细弦数。

治法:益气化瘀、清热解毒。

方药:西洋参 15g(单煎兑服),三七 12g,丹参 12g,山萸肉 12g,麦门冬 10g,葶苈子 15g,炙枇杷叶 15g,广地龙 12g,金莲花 8g,黄芩 10g,瓜蒌皮 15g。水煎服,每剂煎 2 袋(150ml/ 袋),每天服 2 次,每次服 1 袋。

随症加减:高热不退者:加生石膏 30~60g、青蒿 15g,或加服紫雪散。食欲缺乏者:加焦三仙各 30g、鸡内金 10g。咳痰多者：加鱼腥草 30g，桔梗 10g。脉迟缓，肢冷心悸者：加制附子 9g、干姜 6g。

3. 恢复期

主症：胸闷气短，动则尤甚，汗出心悸，神疲体倦，偶有咳嗽，纳呆，腹胀或便溏，舌淡黯苔白或腻，脉细滑。

治法：益气养阴、健脾和胃。

方药：太子参 15g，生黄芪 15g，黄精 15g，炒白术 15g，沙参 15g，麦门冬 15g，炙枇杷叶 15g，砂仁 6g，焦三仙各 30g，葛根 15g，丹参 15g，陈皮 6g。水煎服每剂煎 2 袋（150ml/袋），每天服 2 次，每次服 1 袋。

4. 中成药选用　在上述中药基础上可酌情配合中成药治疗，①退热类药：如早期或进展期发热可选用口服药有瓜霜退热灵胶囊、新雪颗粒、清开灵口服液等，注射液有清开灵注射液、双黄连粉剂；②清热解毒类药：适用于早期，普通患者或重病患者和疑似病例可选用。清热解毒口服液、苦甘颗粒、藿香正气口服液、葛根芩连微丸；③活血化瘀类药：丹参注射液，丹参滴丸；④扶正类药：适用于重病患者或有呼吸功能障碍者恢复期。可选用生脉饮口服液、百令胶囊、诺迪康胶囊，注射剂如参麦注射液、黄芪注射液。

五、预防

中医学历来注重预防，晁老在 SARS 的治疗经验中也重视预防。正如《黄帝内经·素问》"不治已病治未病，不治已乱治未乱"，"正气存内，邪不可干"，以及"邪之所凑，其气必虚"的指导思想，至今仍然是重要的。因而中医重视扶正固本，强调机体锻炼，适应四时气候、天时变化，注意劳逸结合，讲求个人卫生，开窗通风、改善居室环境，注意养生之道，提倡情志舒畅，这些都与现代医学的要求是一致的。

历史上，中国经历了不计其数的疫疠灾害，论著丰富，积累了宝贵的防治经验。这些古籍对于 SARS 的防治有较好的借鉴作用。吴有性在《温疫论》认为邪从"口鼻而入"，还提出"其年疫气盛行，所患重者，最能传染，即童辈皆知为其疫"。因此，首先要避其"毒气"，晋代就有"旧制，朝臣家有时疾，染易三人以上者，身虽无病，百日不得入宫"这一严格的隔离措施。可见当人群中疾病流行时，患者应隔离治疗，这是历来的共识。

针对药物预防方面，晁老认为无须人人都吃中药、或打预防针，应当根据不同情况而应用药物预防。首先，一般预防首当避其毒气，不去接触传染源，对于来自疫区、有接触史，如医护人员、患者家属及亲属，或疑似者可以考虑服用预防药。未接触 SARS 及传染源者没有必要服用中药。孕妇、产妇亦不必服用，老幼当视具体情况而定。其次，根据预防中药的药性、应用范围以及医者的临床经验使用预防中药。预防中药亦是药，具有药性，存在适应范围，不能随意服用。晁老根据中医理论及临床经验，从透邪、解毒、化湿、益气角度选药，具有防毒、透邪、除湿、扶正益气作用（太子参 10g，连翘 10g，大青叶 10g，紫苏叶 6g，葛根 10g，佩兰 10g，水煎服 3~5 剂）。平素生活饮食方面可以吃些蔬菜、野菜，如败酱草、马齿苋、鱼腥草、大蒜等。

晁恩祥教授还注重七情调理。《素问·阴阳应象大论》曰："人有五脏化五气，以生喜怒悲忧恐"。情志活动的物质基础是五脏的精气血。七情是指人的喜、怒、忧、思、悲、恐、惊七种情志变化。将七情分五脏，则可以喜、怒、思、悲、恐为代表，分属于心、肝、脾、肺、肾，称为五志。《灵枢·本脏》云:"志意和则精神专直······五脏不受邪矣"。而中医学历来认为"恬淡虚无,真气从之,病安从来"。SARS患者应有一个良好的心态和平和的心理,注意精神调理,切忌烦急,勿惶恐不安。

第八节 人感染高致病性禽流感

继2003年的传染性非典型肺炎的肆虐,近年来人感染高致病性禽流感亦横行无忌,威胁人类的健康。国医大师晁恩祥教授以其丰富的呼吸疾病实战经历,参与了卫计委有关禽流感中医诊疗方案的制订,其对此类呼吸道传染性疾病有着宝贵的经验。

一、"中西并重、中西两法"救治禽流感

面对温疫、传染病突发之时,晁老认为应该"中、西医并重",主张"中、西医两法""中、西医结合",主张"西医要发展,中医也要发展,不能把中医只当成西医的从属"。

自古以来,温疫、传染病不时光顾人类社会。在秦、汉、唐、宋、金、元之时都有疫灾的发生,如《周礼》就有"仲夏行秋令,民殃于疫"的记载;明、清之时更有江浙、两湖、鲁冀的疫病流行,甚至曾经有过"白骨露于野,千里无鸡鸣"的万户萧疏景象。我们可以借鉴传统中医学防治温病的经验处理古代未见其名的禽流感。

二、对人感染高致病性禽流感中医的认识

禽流感又称鸡瘟,系由甲型流感病毒某些亚型中的毒株引发的急性呼吸道传染病而致。目前可分为16个H亚型和9个N亚型,能传染给猪等动物,近些年认为禽甲型流感病毒还可以感染给人。中医根据人禽流感的临床表现,认为是疫毒(或称病毒)从口鼻而入,邪入于体内潜伏3~7天而发病,其过程为邪入半表半里或膜原潜伏待发,发病时系由里向外发,可见发热、恶寒、咽痛、头身疼;同时犯肺,向里、向脏腑发,出现发热、咳嗽、气短、喘息、符合"温邪上受,首先犯肺";由于"气通于胃",故可见发热、恶心、呕吐、腹泻、胃气失和;严重者可见咯血、喘急、神昏、窍闭、厥脱等症,一些患者可迅速出现缺氧、呼吸窘迫、多脏衰竭,致使阴阳离绝,危及生命。

三、辨证分型

晁老参与共同制定中医人感染高致病性禽流感的临床诊治方案,汇总如下:

1. 毒犯肺卫 系疫毒外受,毒发伤及肺卫,致使肺卫受邪,肺气失宣。症见发热,恶寒,咽痛,头痛,肌肉关节酸痛,咳嗽,少痰,苔白,脉浮滑数。毒邪袭于肺卫者,当以清热解毒,宣肺透表。参考方:柴胡10g,黄芩12g,炙麻黄6g,炒杏仁10g,金银花10g,连翘15g,牛蒡子15g,羌活10g,白茅根、芦根各15g,生甘草6g。加减:咳嗽甚者加炙枇杷叶、浙贝母;恶心呕吐者加竹茹、苏叶。

2. 毒伤肺胃 系毒发伤及肺胃之气,湿热内蕴,胃肠失于和降。症见发热,或恶寒,头痛,肌肉关节酸痛,恶心,呕吐,腹泻,腹痛,舌苔白腻,脉浮滑。当以清热解毒,祛湿和胃。参考方:葛根20g,黄芩10g,黄连6g,鱼腥草30g,苍术10g,藿香10g,姜半夏10g,厚朴6g,

连翘 15g,白芷 10g,白茅根 20g。加减:腹痛甚者加炒白芍、炙甘草;咳嗽重者加炒杏仁、蝉蜕。

3. 毒热壅肺　系疫毒之邪壅肺,气短、气促或痰浊瘀阻于肺。症见高热,咳嗽少痰或有痰,胸闷憋气,气短喘促,或心悸,躁扰不安,甚则神昏谵语,口唇发绀,舌黯红,苔黄腻或灰腻,脉细数或见舌紫黯。当以清热泻肺,解毒化瘀。参考方:炙麻黄 9g,生石膏 30g[先煎],炒杏仁 10g,黄芩 10g,知母 10g,浙贝母 10g,葶苈子 15g,桑白皮 15g,蒲公英 15g,草河车 10g,赤芍 10g,丹皮 10g。加减:高热,神志恍惚,甚则神昏谵语者加用安宫牛黄丸,也可选用清开灵注射液、痰热清注射液;口唇发绀者加黄芪、三七、当归尾;大便秘结者加生大黄、芒硝。

4. 内闭外脱　系邪热内陷,热极毒盛,缺氧更重出现呼衰,或伤及心阳等多脏受损,或气脱阴竭。症见高热或低热,咳嗽或有痰,憋气喘促加重,手足不温或肢冷,冷汗,唇甲发绀,脉沉细或脉微欲绝。当以扶正固脱、回阳救逆、清热开窍。参考方:生晒参 15g,麦冬 15g,五味子 10g,炮附子 10g[先煎],干姜 10g,山萸肉 30g,炙甘草 6g。加减:汗出甚多者加煅龙牡;痰多,喉中痰鸣,苔腻者,加金荞麦、苏合香丸、猴枣散。注射剂如醒脑静注射液、生脉注射液、参麦注射液、参附注射液、血必净注射液等选择应用。

四证方案的产生是根据疾病的发展防治变化、证候及疾病过程的不同表现提出,并非出自针对病毒。

四、重视治未病

晁恩祥教授向来重视“不治已病、治未病”“防患于未然”,重视“正气存内,邪不可干”,除中药泡水代茶、或煎汤内服外,还有一些熏药、避瘟散的经验等。中药预防药则应根据疾病规律和不同人群拟定,以中医理论指导预防用药。

重视选择易感人群:不必不分情况,人人皆服药预防,应勿紧张慌恐,保持正常心态,认真了解发病及传播过程,锻炼身体,保持健康。

晁恩祥教授认为预防应从以下做好:一是从清热解毒,益气化湿,考虑用于疫区易感老年人;二是清热解毒,化湿透邪,适用于疫区易感中、青年人;三是清热解毒化湿,适用于疫区易感儿童。同时应该强调,处方亦应由专科医师负责,酌情处理。

参 考 文 献

[1] 晁恩祥. 晁恩祥[M]. 北京:中国中医药出版社,2011

[2] 晁恩祥. 晁恩祥临证方药心得[M]. 北京:科学出版社,2012

[3] 吴继全,陈燕,张洪春,等. 晁恩祥治疗肺系病临证特点[J]. 中华中医药杂志,2007,22
　　(10):688-690

[4] 陈燕,杨道文,张洪春,等. 晁恩祥调补肺肾法治疗稳定期慢性阻塞性肺疾病的思路与
　　经验[J]. 北京中医,2007,26(6):337-338

[5] 陈燕,吴继全. 晁恩祥治疗肺间质纤维化临证思辨特点[J]. 世界中医药,2007,2(2):
　　90-92

［6］晁恩祥. 中医防治慢性肺源性心脏病的治法运用概况［J］. 继续医学教育, 2006, 20（19）: 14-18

［7］晁恩祥. 中医温病学与传染性非典型肺炎［J］. 中医杂志, 2003, 44（9）: 704-706

［8］晁恩祥. 关于中医防治人禽流感的思考—兼谈"中医诊疗方案"部分内容［J］. 中华中医药学会第六届急诊学术年会, 2006

［9］中华医学会呼吸病学分会慢性阻塞性肺疾病学组. 慢性阻塞性肺疾病诊治指南（2013年修订版）［J］. 中国医学前沿杂志, 2014, 6（2）: 67-80

第三部分

刘伟胜教授学术
经验传承

第一章

医 家 小 传

刘伟胜教授 1937 年出生于广东兴宁,中共党员,大学本科学历,现为广东省中医院主任中医师、教授、博士生导师,全国老中医药专家学术经验继承工作指导老师,1993 年被广东省政府授予"广东省名中医"称号,国务院特殊津贴获得者。

一、行医之路

1963 年毕业于广州中医学院医疗系本科,毕业后分配至湖南中医学院第一附属医院工作。1968 年回广州,调至广州医学院呼吸疾病研究所。1985 年到广东省中医院工作,先后担任呼吸科、肿瘤科、重症医学科学术带头人。在广东省中医院工作期间,曾于 1991 年在美国韦因大学进修学习呼吸及肿瘤专业。

二、教书育人及传承

1998 年被国务院学位委员会授予博士研究生导师,被广州中医药大学聘为教授、博士生导师。是全国老中医药专家学术经验继承工作指导教师,先后培养博士研究生 12 名、硕士研究生 20 余人、高徒 40 余人。曾任中国中医药学会肿瘤学会常委,中国中医药学会内科学会委员,国家药品监督管理局药品审评专家,广东省中医药学会呼吸专业委员会主任委员,广东省中医药学会肿瘤专业会副主任委员,广东省中医新药(中药)审评委员。

从医 50 余年,刘伟胜教授在广东省中医院呼吸科、肿瘤科、重症医学科的建设过程中均发挥着举足轻重的作用。刘伟胜教授初至广东省中医院时主要从事呼吸科工作,以中医理论阐述慢性支气管炎咳、痰、喘、炎四大主症与脾、肺、肾的密切关系,以及肺病发展由浅入深、由表及里、由肺及脾及肾的机理,并形成了系列针对肺病的经验方,其中"降气定喘颗粒"曾获广州市科委科技成果四等奖。由于工作需要,刘伟胜教授于 1992 年组建广东省中医院肿瘤科,针对肺癌、肝癌等开展以中医药为主的各种抗癌新疗法,参与国家科委"八五"肿瘤重点公关课题,任《中医药治疗非小细胞肺癌预防复发和转移的临床与实验研究》课题副组长;参加国家科委"九五"肿瘤重点公关课题《中药莪术油微球介入治疗肝癌的临床与实验研究》及省级科研课题《中药莪术油介入治疗消化道恶性肿瘤的临床研究》的工作。2003 年广东省中医院芳村医院组建重症医学科,刘伟胜教授担任该科学术带头人,确立了以呼吸衰竭、重症感染性疾病为主攻方向,探索中医特色与优势在重症救治的运用。

三、成名特点

刘伟胜教授虽然是中医出身,但他注重中西医结合,毫无门户之见,且在医疗工作中开拓进取,勇于创新。早在 20 世纪 70 年代,他在广州医学院呼吸疾病研究所工作期间,便与当时的钟南山院士、侯恕、余真等一起进行"新医科"的建设和研究工作。在那段工作期间，他不仅掌握了过硬的纤维支气管镜、重病监测等西医技术，而且摸索出一条中西医结合的道路，形成了一系列成果。在呼吸病方面，其经验方"降气定喘颗粒""祛痰止咳冲剂"经10余年临床实践及验证，于1984年先后通过省级鉴定，分别转让给广州中药一厂、广州花城制药厂生产，深受广大患者的欢迎，获得了良好的社会效益和经济效益。

在肿瘤方面，他很早就形成"患癌可让癌休眠，与癌共存（带瘤生存）"的学术思想，在临床上给大量肿瘤患者带来新的曙光。刘伟胜教授曾于1998年赴新加坡讲学《中医肿瘤学》，并在当地为研究生带教，深受该国患者的欢迎。其后多次应邀赴港讲学，曾出席第二届东华三院暨香港中文大学中西医药治疗研讨会，在大会上以"中西医结合治疗中晚期肺癌"为题的发言，受到与会者的热烈欢迎，香港大公报以"中医治疗肺癌成研究热点"为题予以报道。

危重症的监护和治疗是一个新兴的医学体系，西医学发展很快；很多人，甚至包括一部分中医医生本身，都会有这样一种观点，认为中医是"慢郎中"，在危急重症的救治方面要"靠边站"。2003年广东省中医院芳村医院组建重症医学科，刘伟胜教授担任了该科学术带头人。他认为现代医学发展给许多重症患者带来生存机会同时，也引发很多新问题、新挑战，如抗生素滥用导致耐药菌株增加、呼吸机带来的相关肺损伤问题、肠功能障碍等。而依托扎实的中医基础知识，面对新问题，探寻中医药疗法参与重症救治的机会，凸显中医药在其中的环节优势、阶段优势，针对不同重症发挥关键作用或辅助作用，可以使中医药与现代医学手段有机结合，而不是被人质疑的中西医混合，摆脱"慢郎中"的帽子。

四、论文论著及成果

公开发表论文30余篇，其中医教研论文如："通里攻下法在肺心病急性呼吸衰竭的应用""癌性胸腔积液的中药治疗""中药莪术油肝动脉灌注治疗原发性肝癌的临床研究""中医药对晚期肿瘤病人扶正治疗的临床研究""消积饮抑制lewis肺癌细胞周期及其机制的研究""试论中医治疗中晚期恶性肿瘤的特点""中西医结合治疗非典型肺炎103例临床观察""试论原发性支气管肺癌的中医个体化治疗及验案举隅"等。主编《中医肿瘤病呼吸病临床证治》《肿瘤科专病中医临床诊治》《呼吸科专病中医临床诊治》等专著，是《现代疑难病中医治疗精粹》《中西医结合治疗内科常见病》的编委，主编广州中医药大学第二临床医学院《中医肿瘤学》教材，并参与了《中医急症学》《西医内科学》教材编写。曾获广州中医药大学"211"工程重点学科建设先进个人。由于在2003年非典期间的突出表现，获"全国防治非典工作优秀共产党员"称号、"广东省抗击非典先进个人一等功"。

第二章

学 术 思 想

刘伟胜教授学术思想源于《黄帝内经》,受"伤寒学派""温病学派"影响较深。由于他虽然毕业于广州中医学院,但毕业后先在湖南中医药学院第一附属医院工作 5 年,继而于 1968 年回到广州,到广州医学院第一附属医院(呼吸病研究所),与钟南山院士等一起进行"新医科"的建设和研究工作。因此,刘伟胜教授对西医学的知识掌握较为全面,也接受了较为前沿的西医学理论,并摸索出一条中西结合的道路,而多年积累的中医功底更是如虎添翼,可谓学贯中西,因此形成较为系统的中西医结合临证理论并积累了丰富的临证经验,当属正宗的"汇通学派"。

刘教授出生在岭南,学习、行医亦于岭南,因此,学术观点与用药习惯深受岭南医学的影响。虽然用通里攻下之法已达出神入化之境,然而并不轻用,也不多用,因此,自认并非"攻邪学派";其温补之法亦不少用,但也绝非"温补学派"。刘伟胜教授的主要学术思想皆来源于《黄帝内经》,如其对阴阳的认识,对标本的掌握,对攻邪扶正原则的把握,以及对"肺与大肠相表里"理论的理解及运用等,无一不是来源于《黄帝内经》中的经典理论,而承气类方的广泛应用则是对《伤寒论》《金匮要略》中阳明腑实证的继承与发扬。

刘伟胜教授临床经验主要是在肿瘤、呼吸系统疾病的诊疗以及危重症的救治方面。其对肿瘤的诊治经验是在经典理论的基础上,结合自身多年临床实践融合而成的结晶。肿瘤的治疗在辨证的同时,关注得到现代药理研究证实的抗肿瘤中药的运用,并针对接受手术、放疗、化疗等不同治疗手段的人群证候特征,进行辨证与遣方用药;在呼吸系统疾病的治疗亦是遵循经典理论,集各学派的优势,将自身多年的临床实践经验融合进去,形成独特的临床经验,如哮喘病因痰、寒、瘀;热哮治疗清、下、通;寒哮治疗温、散、补等学术观点。而在哮喘等疾病的预防与养生方面,同样吸取《黄帝内经》的精华,形成独到的养生防病观。在呼吸系统等疾病的治疗中,也同时体现岭南学派的用药特点,用量较为轻灵,也会根据病情选用部分岭南特色草药。而在危重症的治疗上,则充分融入现代医学的新观点,对于各种效果卓著的治疗手段皆充分采纳、使用,如机械通气、血液滤过治疗、抗生素、营养支持等,皆吸取各种指南的新观点,结合自身的经验体会及中医优势,进行中西医融合治疗,此当属于典型的汇通学派。重点针对现代医学在为危重症治疗中的薄弱环节,探索有效的中医药方法,充分发挥中医药在危重症治疗中的优势。刘伟胜教授在治疗重症肺病方面的主要学术思想阐述如下。

第一节　擅于肺肠同治

《黄帝内经》云"肺与大肠相表里",两者在生理、病理关系密切,相互影响。《素问·咳论》称:"肺咳不已,则大肠受之。"《症因脉治·肿胀总论》指出:"肺气不清,下遗大肠,则腹乃胀。"一般呼吸系统疾病尤其是痰热为患者,常见腑气不通,肺气壅塞,表现为胸闷、腹胀、大便秘结,此为肺病影响大肠,大肠传导受阻,腑气不通,形成相关脏腑共病,故治疗时可肺肠同治,清肺肃肺,通腑泻下,使肺气得宣得降,腑气得通。

一、肺肠同治的理论基础

中医学认为肺与大肠通过经脉联系,一阴一阳表里相对,脏腑阴阳表里相偶。《灵枢·本输》载"肺合大肠,大肠者,传道之府"。肺与大肠一上一下相隔较远,不似脾胃那样密切,但就其经络来讲,"肺手太阴之脉,起于中焦下络大肠……上膈属肺","大肠手阳明之脉……络肺下膈属大肠"。肺经之脉通于大肠经的脉络,大肠之脉络也上连于肺。故有"肺脉络大肠上膈,大肠脉络肺下膈"之说,说明两者表里相通。《素灵微蕴》卷四有:"肺与大肠,表里同气,肺气化津,滋灌大肠,则肠滑而便易。"唐宗海《医经精义·脏腑之官》说:"大肠之所以能传导者,以其为肺之腑。肺气下达,故能传导。"这种生理上的密切联系,是两者病理上相互作用,相互影响的基础。因肺的功能一是主气,司呼吸,为体内外气体交换的通道。《素问·五脏生成》曰:"诸气者皆属于肺。"人身之气皆由肺所主,肺一呼一吸,升降不息,进行气体交换。二是肺主肃降,通调水道。体内水液代谢不仅与脾肾有关,还赖肺气之肃降,才能通调水道,下输膀胱。因此肺特点是喜降恶逆。若肺气不降则上逆,出现喘咳、水肿等。《灵枢·本输》指出:"肺合大肠,大肠者,传道之府。"说明大肠功能是传送糟粕,排泄大便,"泻而不藏"。通过经络联系,与肺构成密切的表里关系。肺气肃降,则大肠功能正常。若肺受邪,肺火遏伏,灼津为痰,痰火壅肺,或水湿内停,阻塞气机,肺失和降,引起大便干结不通。反之大肠传导通畅,以利肺气肃降。若素体阴虚,阳气偏亢,或胃肠积热,大肠壅滞也导致肺气不降,胃气上逆于肺,以致肺失肃降,出现喘息、咳嗽、咳痰、咯血等症。由上可知,肺与大肠通过经脉联系,构成脏腑阴阳表里两经的络属关系,一阴一阳表里相对,其相互关系可用如下特点概括:第一,肺主宣发是大肠得以濡润的基础,使大肠不致燥气太过而便秘,犹如"河道不枯,舟能行之",大便自然畅通无阻,顺利导下。第二,肺主肃降是大肠传导功能的动力,魄门为肺气下通之门户,故可谓"肺上窍开于鼻,下施于魄门"。第三,肺主通调,是大肠主燥气之条件,即肺通过促进水液代谢和维持水液平衡之作用,使大肠水分不致过多,以保证大肠的"燥化"功能。第四,发生病变时,肺与大肠可互传,即脏病及腑,腑病亦可及脏。两者关系十分密切,无论生理、病理,都互相关联,相互影响。

二、"肺与大肠相表里"的现代医学证据

从现代医学角度看,缺氧、二氧化碳潴留等,可致消化道功能紊乱、肠蠕动功能低下,甚至出现消化道溃疡等,造成腹胀、便秘等。胃肠胀气易使膈肌升高,阻碍呼吸运动,因而加重缺氧和二氧化碳潴留,肠道屏障受损、细菌易位而导致疾病进一步发展。肺气壅塞与腑气不通之间相互影响,形成恶性循环,故清理肠道亦为治疗的一个重要环节。结合现代机理研究,调肠通下法的良好效果可能与下列作用有关:抗菌消炎,控制感染,减少毒素对肺脏的直接刺激;同时降低高热,减少氧耗;促进肠蠕动作用,降低腹压,利于膈肌下降,改善肺的呼吸运动,增加潮气量。减少肠道有害物质对神经中枢的刺激,不仅增加肺通气,还可改善肺换气。保护肠黏膜屏障;使滞留于肠道的病原体及其毒素和各种肠源性有害物质、机体代谢产物排出体外,促进机体的新陈代谢,同时可改善胃肠血液循环,降低毛细血管的通透性。

使免疫机制活跃:动物实验结果显示,"通腑"可刺激肺泡巨噬细胞分泌增多,而提高肺的免疫能力。

三、学说实践体会

如 AECOPD(慢性阻塞性肺疾病急性加重期)呼吸衰竭患者常因缺氧、二氧化碳潴留等易合并肺性脑病,常出现神经精神症状,临床表现为神志恍惚,谵妄,烦躁不安,嗜睡,甚则昏迷,发热、咳嗽气促加剧,腹胀、便秘,舌红,苔黄燥等,时有"痞、满、燥、实"之征,易发生腹胀、肠梗阻等弊端,或使用机械通气应用治疗过程中由于正压通气影响,容易产生胃肠胀气、反流等严重影响疗效等问题。《灵枢·四时气》:"腹中常鸣,气上冲胸,喘不能久立,邪在大肠。"因此,肺气壅塞与腑气不通往往相互影响,故实喘经过"通腑"后,肺气通畅,而喘咳也易缓解。刘伟胜教授在临床上根据"肺与大肠相表里"的理论,采用电针加大承气汤类中药保留灌肠的通里攻下之中医调肠法,运用于该类患者之痰热腑实之证,旨在通过调整胃肠功能,改善脾胃健运,调理胃肠气机;脾胃运化功能调和,方能腐熟水谷,化生精微,濡养全身,且能杜绝生痰之源,泻大肠壅滞,从而促进胃肠功能的恢复。运用刘伟胜教授经验,使用中医调肠法(获 2007 年广东省科技厅立项资助)临床证实确实有助于改善 AECOPD 呼衰痰热腑实证机械通气患者的临床疗效,减少机械通气时间,显著减少无创通气腹胀、嗳气、误吸等并发症的发生。

四、遣方选药

《神农本草经》谓:大黄"荡涤肠胃,推陈致新……安和五脏。"说明大黄善于荡涤胃肠实热和燥结积滞,为苦寒攻下要药,小剂量作用缓和,小量应用促进胃肠蠕动,具有缓泻作用(5~10g)。若见腹痛拒按、高热气促、神昏谵语,甚则惊厥发狂之阳明实热证者,则需加大剂量,可辨证用至15g左右。大承气汤为峻下阳明热结要方。经验方"黄鱼承气汤"即以大承气汤加减化裁而来,其组成如下:大黄15g^{后下},枳实15g,厚朴15g,芒硝9g^{冲服},黄芩15g,鱼腥草30g。痰热壅盛加冬瓜仁、瓜蒌皮、金银花、桑白皮清热祛痰解毒;如出现皮下出血或瘀斑等热入营血之证,或胃内抽出咖啡样液体,则加赤芍、牡丹皮、生地、田七末^{冲服}以凉血止血、化瘀止血。

刘老指出,根据患者临床特点,亦可选用新加黄龙汤、宣白承气汤、导赤承气汤、牛黄承气汤、增液承气汤等,如对于应下失下,正虚不运药者,新加黄龙汤主之。

五、临证运用注意事项

1. 若患者出现"痞、满、燥、实"之阳明腑实四大症,及时运用黄鱼承气汤通里攻下,固然获效明显,乃肺病治肠、灵活运用肺与大肠相表里理论于临床之体现。但通里攻下法不仅可用于阳明腑实之患者,所谓"逐邪勿拘结粪",但存热盛肺气壅塞而无腹泻或用药后无明显便次和量的失常即可果断运用。

2. 运用时需善用、活用大黄,取其荡涤胃肠,攻下泻火,清热解毒,推陈致新,安和五脏之功效:小剂量(5~10g)作用缓和,起缓泻之功;若见腹痛拒按、高热气促、神昏谵语,甚则惊厥发狂之阳明实热证者,则需加大剂量,可辨证用至15g左右,达峻下之效。临床运用时不少病例大黄辨证至15克,用量较大,但获效明显,未见不良反应。

3. 临床运用时给药方式应灵活变通：胃纳尚可者可直接口服或以胃管缓慢鼻饲；腹胀明显、频呕不止、需留置胃管负压引流、禁食者可以汤药保留灌肠而达药力。两种方法可配合使用。并可配合针灸疗法加强疗效：脾胃气虚者可配合电针双侧足三里以健运脾胃之气、使肠道之气得顺；肠胀气明显者可配合盐炒吴茱萸热熨脐周以行气消胀。

第二节　重视调养胃气

"胃气"之名，首见于《黄帝内经》，《素问·平人气象论》谓："平人之常气禀于胃。胃者，平人之常气也。人无胃气曰逆，逆者死。"后世医家对于胃气也有较多论述，关于胃气的内涵有狭义和广义之分，狭义的胃气有胃的气机、脉象特征等不同之分，而广义胃气指脾胃的功能，因此胃气不单指胃的功能，主要是脾胃功能的合称。李杲《脾胃论·脾胃虚实传变论》说："元气之充足，皆由脾胃之气所无伤，而后能滋养元气；若胃气之本弱，饮食自倍，则脾胃之气既伤，而元气亦不能充，此诸病之所由生也"，并提出了"内伤脾胃，百病由生"的内伤学说，说明了胃气在疾病的发生、发展及病势转机中的重要意义，对于重症患者及肿瘤患者，常常有胃气受损，正气虚衰的病机，因此刘伟胜教授强调在诊治过程中尤其应顾护胃气，使气血生化有源，正气得充。临床上有很大一部分重症患者存在营养不良情况，呼吸系统疾病如AECOPD、慢性呼吸衰竭等病程长，易反复发作，久而久之导致患者营养不良。这使呼吸肌，尤其是膈肌的能量供应不足而发生萎缩，从而降低肺通气功能，导致呼吸功能衰竭，而且影响到机体的免疫防卫系统，使肺和呼吸道防御功能受损，引起肺部的反复感染，导致病情恶化，严重影响了患者的预后及生存质量，营养状态的低下使机体应对各种损伤时的免疫、防御等功能明显下降，而各种打击又使机体的营养状态进一步恶化，形成恶性循环，故改善机体的营养状态至关重要。刘伟胜教授历来重视脾胃功能，对AECOPD呼吸衰竭患者常以本虚为主，多存在营养不良，呼吸肌疲劳，根据中医学认为，土能生金，肺需脾胃之煦育方能发挥正常功能；脾胃不足，宗气虚弱，呼吸失利，气短不续，甚而上逆为喘，形成呼吸衰竭；脾主肌肉，脾胃虚则肌肉削。刘教授根据此类肺脾两虚证者，采用补益脾气、培土生金之法，临证中药常以参苓白术散加减；辨为肺肾气虚者，采用益肺补肾之法，常以《金匮要略》八味肾气丸加减。刘教授认为通过"补土生金"和"补益宗气"之法可加强肌肉营养，减少呼吸肌蛋白分解，延缓和控制呼吸肌疲劳的发生和发展，从而有助于改善呼吸功能，纠正呼衰，有助于实现顺利撤机。

COPD呼衰缓解期的治疗主要是预防急性发作，改善日常活动能力，防止病情持续恶化。此时运用培土生金法通过补益肺气、健益脾土使肌肉之主强盛，营养来源健壮，以达到延长稳定期、预防急性发作的目的，从而改善气流阻塞的情况，提高呼吸肌耐力，改善肺功能，提高患者的生存率和生活质量。

保胃气也是刘老在中医防治恶性肿瘤的一大特色。《景岳全书·杂证谟·积聚》指出："脾肾不足及虚弱失调之人，多有积聚之病。"肿瘤疾病的形成多数为正气虚衰，癌毒积聚的结果。临床上肿瘤患者因体内正邪相争，胃气损伤，多数有消瘦、食欲缺乏的表现。对于肿瘤患者，胃气的盛衰与其发展、预后密切相关，胃气不伤，食欲不损，病情虽重，也有转机；反之，胃气一伤，则容易病情加重。张介宾在《景岳全书·杂证谟·脾胃》指出："凡欲察病者，必须先察胃气,凡欲治病者,必须常顾胃气,胃气无损,诸可无虑。"刘伟胜教授根据其多年临床经验提出治疗肿瘤应辨证施治,尤其注重调养胃气。其临床用药平和,不取苦寒伤胃的抗癌药,常选用蒲公英、连翘、野菊花、白花蛇舌草、生薏苡仁、全瓜蒌、鱼腥草、仙鹤草、山慈菇等既抗癌又护胃的药物。肿瘤患者常因放化疗或手术而出现各种副作用,如食欲减退、恶心呕吐、呃逆、腹泻、乏力等,中医辨证考虑脾胃虚损,运化失职致胃气上逆,治疗以健脾和胃祛湿为法,健脾常用方为四君子汤、参苓白术散等,常用药物为人参、党参、茯苓、白术、山药、薏苡仁、黄芪等。

总之,调养胃气在临证治疗中具有重要意义,刘老更是提出调养胃气,一方面要补益中气,另一方面需注意理气畅中,避免补中而不疏导,呆补影响脾之健运,才能提高机体免疫力,提高患者生活质量,提高临床治愈率。

第三节　强调补益扶正

从邪正关系来说,疾病的过程是正邪斗争的过程,正邪斗争的消长盛衰决定着疾病的发生、发展变化及其转归。《黄帝内经》认为"正气存内,邪不可干","邪之所凑,其气必虚","盖无虚,故邪不能独伤人"。刘伟胜教授临床中非常重视"补益扶正",以扶助机体正气,增强体质,提高机体抗邪、抗病能力。重症患者的临证救治更是如此。

一、增强免疫功能

重症患者病情大多以危重、复杂、缠绵难愈为特点,同时这些患者因病而均有不同程度的免疫力降低,而免疫力的降低更是导致耐药菌感染的几率大大增加,治疗时应补益扶正,以提高机体免疫力。慢性呼吸系统疾病如呼吸衰竭、COPD等均为病程较长的患者,邪气内客,而正气已伤,虽有痰、热、瘀等病理因素的不同,但其均有肺、脾、肾等脏器虚损的表现,多属于本虚证或本虚标实证范畴。治疗上当以补益扶正为法进行治疗。"补益法"能增强机体的防御能力,根据现代药理研究表明,大多数补虚药均有增强免疫功能的作用,如人参、党参、黄芪、当归、白术、刺五加、地黄、鹿茸、灵芝、枸杞子、淫羊藿、冬虫夏草等,这些药物均能促进单核吞噬细胞淋系统的吞噬能力,促进T淋巴细胞活化,提高NK细胞活性以及特异性抗体生成。中药针剂如参附注射液、生脉注射液、黄芪注射液等有益气、温阳、养阴作用,并对抗内毒素,增强及调节机体免疫的作用,以达到扶正祛邪的功效,起到扶正祛邪或者正气存内、邪不可干的作用,这与免疫学理论是一致的。刘伟胜教授在治疗肿瘤患者化疗后免疫抑制后合并肺炎或其他部位感染时,常用鹿茸、红参、西洋参等药物炖服来大补元气,补益精血,而达到正气存内,祛邪外出之目的。

二、改善营养状态

危重症虽然涉及的脏器繁多,病机复杂,但构成人体重要组成的精微物质,包括正气的恢复,依赖于脾胃正常运化和肾精充足。脾胃象土,万物皆生化于土,"肾为先天之本,脾为后天之本",危重症患者多存在脾胃薄弱、肾精匮乏,吸收之水谷精微不能满足正常人体功能需要,则容易发为营养不良,由此可见,机体的营养状态与脾肾功能是密切相关的。按照

"虚则补其母"的原则,当以健脾、补肾治之,从而改善患者营养状态。对慢性阻塞性肺病稳定期患者的营养指标和生存质量等比较发现培土生金综合治疗慢性阻塞性肺病稳定期患者,可有效地改善患者的消化吸收功能,改善营养状态,提高患者的生存质量。

三、提高抢救疗效

感染性休克患者出现面色苍白、四肢湿冷、伴或不伴有喘促、大汗、尿少、脉细数或欲绝等证候,从中医的角度属于虚证或脱证范畴,因其具有发病急、病情重、存活率低等特点,归属于急性虚证。"急性虚证"与"久病多虚"之虚证不同,是各种原因导致的阴阳、气血、脏腑功能迅速虚衰的证候,表现为"邪实未去、正气已虚"。而治疗这类"急性虚证"常用四逆汤、参附汤、独参汤、生脉散、回阳救急汤等。应用扶正固脱、大补阴阳、益气生脉、回阳救逆等法尽早干预,有望达到早期固护正气,降低死亡风险,提高抢救治疗效果。

根据患者的病情和体质特点加用扶助正气,润肺滋阴,甚至益气助阳的中药,临床疗效才可进一步提高。除用中药汤剂口服外,对于不能进食者则用胃管鼻饲,同时尚可用高丽参注射液、参附芪注射液、参麦注射液等中药静脉点滴,均取得一定疗效。

第三章

······································· 临床经验荟萃

第一节　慢性阻塞性肺病并呼吸衰竭

一、分阶段辨证治疗

机械通气是慢性阻塞性肺疾病急性加重期（AECOPD）并呼吸衰竭患者的一线治疗方案，但机械通气也无可避免地带来了相应的并发症及新的治疗难题。AECOPD 呼吸衰竭患者的中医证候在围机械通气治疗期具有一定的演变规律，与疾病的自然进程不同。刘伟胜教授根据其多年临床经验开创性的提出围机械通气治疗期的分阶段中医辨治方案，有效的指导临床中医治疗。围机械通气治疗期的中医证候大概可以分为三个阶段进行辨证论治，包括机械通气早期、中期及后期。

机械通气早期的患者大部分以痰热壅肺为主要病机，可兼有瘀血阻络、痰蒙神窍、腑气不通、水湿内蕴等中医证候。此期现代医学的病机特点为严重的气道炎症。辨证多为痰热壅肺证。以发热口渴，咳嗽，气粗而喘，或有哮鸣，痰色黄黏，鼻煽息灼，胸闷，舌红，苔黄，脉滑数为主要临床特点。兼有瘀血者表现为面唇紫黯、舌黯；兼有痰蒙神窍者表现为神昏；兼有腑气不通者表现为大便秘结；兼有水湿内蕴者表现为肢体水肿。治疗以清热化痰、宣肺平喘为主，中药汤剂以千金苇茎汤和麻杏石甘汤加减，中成药可选用痰热清注射液、鲜竹沥口服液等。

机械通气中期患者以肺脾肾虚、痰浊阻肺证多见，可兼有瘀血阻络、腑气不通、水湿内盛等中医证候，考虑标实仍盛，其病机以痰浊阻肺为核心，治疗上仍以实则泻之为主。此期现代医学的病机特点为气道炎症迁延。证候要点多表现为神疲乏力，咳嗽气喘，动则喘盛，痰白质稀，纳差，舌黯，苔白滑腻，脉滑。兼有瘀血者表现为面唇紫黯、舌黯；兼有腑气不通者表现为大便秘结，兼有湿邪内盛者表现为腹泻、肢体水肿。治以行气健脾、化痰平喘，中药汤剂以二陈汤和三子养亲汤加减；中成药可选用黄芪注射液、祛痰止咳颗粒等。

机械通气后期患者仍以虚实夹杂证为主，但以肺脾肾虚、气阴两虚、阳气亏虚等虚证为主，兼有痰浊、瘀血等标实情况。此期现代医学的病机特点为气道炎症控制，临床停用机械通气前后多见。部分患者此期以呼吸肌疲劳为主要特点。肺脾肾虚证主症多见神疲乏力，咳痰无力，痰白稀，量少，气促，动则尤甚，汗出，纳呆，舌淡、苔薄白，脉虚无力。兼有瘀血阻络者表现为面唇晦暗、舌黯等；兼有腑气不通者表现为大便秘结；兼有湿邪内盛者表现为腹泻、肢体水肿。治法以补肾健脾益肺为主，兼以化痰祛瘀。中药汤剂以参苓白术散加减。中成药可辨证选用黄芪注射液、祛痰止咳颗粒等。气阴两虚证主症多见神疲乏力，咳痰无力，痰少质黏，汗出气短，纳呆，口干咽痛，尿少便结，舌淡黯、苔少，脉细无力。兼有瘀血阻络者表现为面唇晦暗、舌黯等；兼有腑气不通者表现为大便秘结。治法以益气养阴为主，兼以化痰祛瘀，中药汤剂以生脉散加减；中成药可辨证选用参麦注射液等。阳气虚衰证主症特点为神疲乏力，咳痰无力，痰白质稀，畏寒肢冷，汗出气短，纳呆便溏，舌淡黯、苔薄白或白滑，脉细弱无力。兼有瘀血阻络者表现为面唇晦暗、舌黯等；兼有湿邪内盛者表现为腹泻、肢体水肿。治法以益气温阳为主，兼以化痰祛瘀，中药汤剂可选用金匮肾气丸加减。中成药可辨证使用参附注射液、祛痰止咳颗粒。

二、撤机困难对策

机械通气已成为临床治疗 AECOPD 并呼吸衰竭的常用手段。国外学者采用需 3 次以上自主呼吸试验（SBT）或第一次 SBT 后超过 7 天以上才撤机者称为呼吸机依赖，此时撤机困难率很高，是呼吸监护室的临床难题之一。刘伟胜教授总结多年治疗呼吸系统疾病的经验，对于这种脱机困难的棘手患者的中医治疗有其独到的见解，且临证收效甚佳，兹予总结如下：

1. 早期通腑泄热　AECOPD 呼吸衰竭患者在进行机械通气治疗时容易致胃肠蠕动减弱，加上长期卧床、进食流质饮食缺少粗纤维，更有通气带来的副作用胃肠胀气，常伴有腹胀、纳呆、大便不通等严重肠道功能异常，甚至出现肠梗阻。《症因脉治·肿胀总论》中所云："肺气不清，下遗大肠，则腹乃胀。"肺气壅塞与腑气不通之间相互影响，形成恶性循环。本病在中医属"肺胀"范畴，急性加重期多有痰热蕴肺表现，此时腹胀、便秘已成当务之急，必须通过通下之法使邪有外泻之机，使热邪随之而下，肺气因之得以肃降，打破恶性循环。"肺与大肠相表里"，刘伟胜教授主张此期以"通腑泄热"为法治疗，经泻大肠以清肺热，理大肠以化痰浊。若取灌肠为径，则收效更佳，因药从肠道而入直达病所，且更能体现"肺病肠治"的理论。此期治疗尤应注意适可而止，一般 3 天左右，患者腑气通之后，中病即止，切勿攻下过度，否则伤及正气，则脱机更为困难。

2. 中期健脾化痰　本病病程较长，急性加重期虽邪气内客，而正气已伤，痰热之证稍退，中期患者多已正气早虚，故在驱邪治疗的同时，要重视扶正。此期患者特别是进行机械通气者基本都有纳呆、腹胀、消瘦等表现，舌淡黯、脉弱，中医辨证属脾气亏虚。脾为后天之本，气血生化之源。脾主肌肉，谷气来源于肾，脾土的功能虚弱，化生之源不足，必将导致肺的功能低下。肺主气司呼吸，肺除从大气吸入清气以外，对水谷化生之气注入百脉起着决定性作用，若肺病日久，子病及母，必致脾土虚弱，运化失健，气血生化乏源，则出现少气懒言，肌肉消瘦。脾失健运，水湿内聚生痰，上壅气道，则咳、痰、喘的症状进一步加重。此时即应顾护肺脾之气，健脾益气，燥湿化痰以强健后天之本，益其生化之源，使气血得充，以治肺气不足，患者消化功能改善，营养状况好转，呼吸动力提高，从而促进呼衰患者的撤机。正如陈士铎《石室秘录》所云："治肺之法，正治甚难，当转治以脾，脾气有养，则土自生金。"临床可用六君子汤、补中益气汤、参苓白术散加减。

3. 后期补肾益肺　肺主呼气，肾主纳气，肾与肺同司体之出纳，常有"肺为气之主，肾为气之根"之说，肺气久虚，久病及肾，或肾精不足，摄纳无权致气不归元，阴阳不相接续，均可致气逆于肺而出现动则气喘等症。后期邪气已去，正虚更甚，以肺脾肾亏虚为表现，尤以肾之阳气虚衰为突出。因此在拔出气管插管后患者肾虚突出时，应以温补肾阳为主。陈士铎《辨证奇闻·喘》云："久嗽未有不伤肾者，以金不能生水，肾气自伤也。"

　　肺虚日久,子盗母气,致脾失健运。肺为气之主,肾为气之根,金水相生,肺主呼气,肾主纳气,病势深入,久病肺虚及肾,致金不生水,由肺及肾,肾气必虚,故此期肺脾肾亏虚是最基本的病理改变,在补肾的同时,应兼顾脾肺,健脾助运,脾运健则湿不停,湿不停则痰可降。刘教授临床用药多以用附子、肉桂以温肾纳气,合四君子汤以补脾益肺,酌加化痰止咳平喘之品,亦可家用喘可治以温补肾阳增强疗效。李中梓《医宗必读·喘》所云:"治实喘者,攻之即效,无所难也;治虚喘者,补之未必即效,须悠久成功。"后期虚喘或因肺气久虚,清肃失职,或因下元不固,肾气失纳,一般病程较长,正气已虚,且多虚中挟实,病情复杂,故投以补益之剂未必能迅速见效,常须长期调补,缓缓图治,方可获效。

　　4. 全程勿忘活血化瘀　刘伟胜教授认为本病病理因素主要为痰浊与血瘀互为影响,这两个病理因素贯穿整个慢性呼吸衰竭病程的始终。在机械通气早期常以痰浊为主,但其后往往是痰瘀并重,正如王孟英所云"而痰饮者,本水谷之悍气,……初则气滞以停饮,继则饮蟠而气阻,气既阻痹,血亦怠其行度,积以为瘀"。血瘀之象始终贯穿在本病的发病过程中,因此治疗上在化痰的同时,应兼顾活血化瘀,使脉络疏通,血行畅达。临床治疗上常用中药有丹参、桃仁、红花、赤芍、地龙、泽兰、牡丹皮、当归、三七等,或静滴复方丹参注射液、川芎嗪注射液等,临证当随证加减。刘伟胜教授对于呼衰脱机困难患者的中医诊治经验,是对COPD机械通气治疗难题的一种补充与尝试,值得我们进一步深入探讨及研究。

三、撤机后康复治疗

　　呼吸衰竭患者脱机后以本虚为主,或以余邪未清呈现,此期扶正固本是主要治疗原则,兼清余邪则是防止或减轻再次急性发作的关键。特别是原来有慢性阻塞性肺病基础病的患者,结合中医药康复治疗非常重要,亦为中医药优势所在。

　　1. 健脾益肾,止咳化痰法　适用于COPD并呼吸衰竭缓解期,虽然脱离呼吸机治疗,但患者仍存在慢性咳嗽、咳痰,伴纳差、气短懒言,易感冒,易反复,舌淡,苔白,脉细滑。辨证为肺脾两虚者。采用健脾益肾,止咳化痰法对慢性阻塞性肺病缓解患者进行治疗,使其增加饮食,改善营养不良,提高其生存质量,减轻复发次数。采用六君子汤加减,药用党参、白术、茯苓、半夏、橘红、五味子、补骨脂、淫羊藿、甘草及玉屏风颗粒。

　　2. 益肺补肾纳气法　COPD呼吸衰竭缓解期,易于感冒,反复发作,平时稍有咳嗽,咳痰,伴动则气喘,舌淡脉细弱。中医辨证为肺肾气虚患者。肺为五脏之天,脾为肺之母,肾为性命之根,呼衰后期常见肺肾气虚证。此期本虚是最大特点,治疗宜益肺补肾佐以活血化瘀,目的在于提高机体免疫力,减少急性感染,阻止病情的进一步加剧复发。冬病夏治亦属此列。常用药物黄芪、蛤蚧、人参、山萸肉、淫羊藿、五味子、枸杞子、紫苏子等。

　　此外,结合重视食疗对COPD呼吸衰竭稳定期患者的疗效巩固也很重要,如何减少感染机会,改善营养,提高免疫能力才能避免急性加重发作,需要综合措施全方位防护。

第二节　脓　毒　症

　　脓毒症是临床常见急重症之一,是指由感染引起的全身炎症性反应综合征(systemic inflammatory response syndrome, SIRS),并产生危及生命的器官功能损害(SOFA≥2分)。虽然目前对于脓毒症采用了早期目标性液体复苏、小剂量糖皮质激素、活化蛋白C、强化胰岛素治疗等方案,并且加强脏器功能支持的水平,但是临床治愈率仍未有大的提高,死亡率始终徘徊在30%~50%左右。刘伟胜教授长期在重症医学科指导工作,对脓毒症的中医治疗具有丰厚的临床经验,用之临床取得较好疗效,现将其对于脓毒症的中医辨治经验总结如下。

一、脓毒症病因病机

现代医家多认为,脓毒症属于中医"温病"范畴,以感受温毒之邪或疫毒邪气,导致人体脏腑功能失调,气血运动失常,从而出现气血津液耗伤,邪毒羁留、血滞为瘀等诸多表现。刘伟胜教授认为,脓毒症的发生发展与内外邪毒交织有关。在人体感受毒邪后,正气耗损,外毒入里,脏腑功能失调,内毒渐起。热毒内盛,耗伤气阴;瘀毒阻滞经络,气血运行失常。正气愈虚,内毒愈重,邪毒顽恶难祛,病势不断深入,终致多脏器损伤衰竭。

二、内外之毒须清须通

在脓毒症病机演变过程中,外感毒邪性质峻猛,传变迅速,稍有犹豫,即由气分深入营血。肺为华表,身居高位,易受毒邪内侵,从而肺失于肃降宣发,使得毒邪聚于肺中,深入经络,进而周布全身,令病势急转而下;全身气机升降出入失序,清阳不升,浊阴难降,浊邪无法自肠道排出,聚于肠中,损伤肠道,进而加重内伤。刘伟胜教授认为,针对脓毒症传变特点,须采用清肺通肠之法,及时调整恢复肺脏宣肃、大肠传导,进而达到祛邪外出,截断毒邪内传恶变的通路。在临床实践中,刘教授喜用五味消毒饮为代表的清热解毒法,选用青天葵以清热解毒退热,苇茎清肺热;若毒邪入营入血,则加用羚羊角。刘教授根据中医学"肺与大肠相表里"理论,通里攻下使邪有外泄之机,自拟黄鱼承气汤,选用大黄荡涤实热、通腑泻下,芒硝与大黄相须为用,加强泄热通下之功,枳实、厚朴行气、降气、消滞,佐以清肺、化痰之黄芩、鱼腥草,共奏通腑泻下、清热化痰之功效,从而达到通腑气、毒热由谷道而出的作用。

三、正虚脏衰须扶宜养

中医病因病机理论非常重视人体正气在发病及转归过程中的作用,"正气存内,邪不可干"出自《黄帝内经》,明确指出正气不足是人体发病的前提和依据。对于脓毒血症而言,其发病或是正虚邪毒直中所致,或是正气耗损邪毒入里。所以邪毒一旦直中,即深入脏腑,客于经络,络脉阻滞,气血运行阻塞,多个脏器即依次出现功能障碍,导致MODS的发生。对于此种病情的处理,刘伟胜教授认为,需着眼正虚之本,当以大剂红参、西洋参扶正,鼓舞正气,使阳气畅达,恢复络脉气血运行,以达抗邪排毒之功,防止内生毒邪的进一步损害。若阳脱于外,出现四肢厥冷、脉微欲绝之危象时,刘教授更投以炮附子或四逆汤以回阳救逆,常能收到力挽狂澜之效,使患者转危为安。

四、邪毒伤阴,顾护阴液

从本质上讲,脓毒血症是毒邪致病,其证多属火属热。邪变为毒,多从火化,毒热之邪最易伤阴,邪盛则易亡阴。因此,王孟英说:"耗之未尽者,当有一线生机可望,若耗尽而阴竭,如禾苗之根已枯矣,沛然下雨亦曷济耶!"刘伟胜教授认为,在脓毒血症过程中,阴液的存亡对疾病的发展预后有着重大的影响,因此在临床实践中,刘教授非常重视顾护阴液,他常引用叶桂的名言"温热存阴,最为紧要",因而常采用太子参、麦冬、五味子、沙参、生地或直接选用生脉散等成方,达到补水以制火,养阴以助透邪,补阴以敛阳等诸多功效。

第三节　急性呼吸窘迫综合征

急性呼吸窘迫综合征(acute respiratory distress syndrome, ARDS)是以心源性以外的各种肺内外致病因素引起肺泡 – 毛细血管炎症损伤为主的急性呼吸衰竭。ARDS 相当于中医学的"喘证"或"暴喘"范畴。

一、辨证治疗

全身性感染、创伤、休克、烧伤、急性重症胰腺炎等均是导致 ARDS 的常见病因。积极控制原发病是遏制 ARDS 发展的必要措施。刘伟胜教授指出 ARDS 属于急危重症,不论病势轻重,均按急症进行处理。因病势险恶,应采用多种有效的监护和急救措施,详查病情变化。因此,临床当个体化辨证施治,合理运用中西医结合手段,以现代危重症医学的先进理念及治疗手段为基础,相辅相成。在辨证的同时结合辨病,求因治疗,当审外感、内伤,从各个疾病的特点,掌握不同的预后转归。ARDS 初期以痰、热、瘀、毒为主,针对 ARDS 的主要病机,早期应以攻邪为主,常以清热解毒、活血化瘀、宣肺化痰三法联用,配合以通里攻下法清泻肺经邪热,使其从腑下泄,通过泻下可达到宣上的目的。在临证中将 ARDS 分为以下证型辨治:

1. 邪毒壅盛、壅闭肺气型　临床症见呼吸急促,壮热燥动,或肌肤发斑,或呕血便血,或大便秘结,或腹胀,或神昏谵语,舌红或红绛或紫黯,苔厚而燥,脉沉实。治以急清其热毒为要,兼以宣肺化痰平喘,方选麻杏石甘汤加减。常用药:炙麻黄、杏仁、石膏、生大黄、全瓜蒌、鱼腥草、天花粉、浙贝母、甘草。

2. 痰热壅盛、肺失宣降型　临床症见呼吸粗大,喉中痰鸣,痰涎壅盛,胸胁胀满,舌红,苔黄腻,脉弦滑。治宜清热化痰、宣肺平喘为要,方选千金苇茎汤加减。常用药:苇茎、桃仁、薏苡仁、冬瓜仁、鱼腥草、黄芩、枇杷叶、全瓜蒌、葶苈子、桑白皮、甘草。

3. 气阴两伤、脾肾亏虚型　临床症见呼吸急促,汗出多,神疲倦怠,口干,腰膝酸软,舌质淡,无苔或少苔,脉象虚。治宜益气养阴、健脾益肾。方用生脉散加减。常用药:太子参、麦门冬、五味子、女贞子、桑椹子、山萸肉、云苓、淫羊藿、橘红、山药、甘草。

4. 正虚喘脱型　临床症见呼吸急促,神志淡漠,面色青灰,四肢微冷,声低息微,汗出不止,唇甲青紫,二便失禁,舌淡,苔白润,脉微弱欲绝。治宜益气固脱,回阳救逆。方用以四逆散加减。常用药:熟附子、干姜、肉桂、党参、云苓、白术、白芍、五味子、薤白、炙甘草。

对症用药:肺热盛者加用黄芩、青天葵;兼表证者加金银花、连翘;喘促明显者加厚朴、紫苏子;喘甚痰多者,加桑白皮、法夏;皮肤斑疹隐隐者,加水牛角、生地、赤芍、丹皮;若出现神志不清,烦躁、甚至昏迷,予醒脑静注射液或清开灵注射液稀释后静滴以涤痰、醒脑、开窍,每日 1 次。可配合人工牛黄粉口服。

ARDS 患者后期痰、热、毒之邪渐祛,气、阴均有不同程度的耗伤,正虚更甚,逐渐转为

"虚喘"之证。《景岳全书·杂证谟·喘促》有云："实喘者有邪,邪气实也;虚喘者无邪,元气虚也。"肺气虚,气的生成来源不足,宣降失司;肾的精气不足,摄纳无权,气浮于上,动则喘息更甚,气不得续。虚喘因正气不足,以扶正为要。故治予肺肾并补,兼顾气阴。使肺气得充,肾气回纳,喘息自解。气阴两虚者以参麦注射液或生脉注射液稀释后静脉滴注,每日 1 次。若出现阳虚之证,则予参附注射液稀释后静滴或静注以温补阳气,每日 1 次。

二、善用益气通腑泄热法

脓毒症所致 ARDS（急性呼吸窘迫综合征）的机制中,肠道与肺损伤有着密切的关系,肠源性内毒素血症是导致全身炎症反应和急性肺损伤发生的主要因素。根据脓毒症致 ARDS 热、毒、虚、瘀的病机特点,刘伟胜教授认为热毒侵犯肺、大肠为重要病机,喘、满、燥、结随之而来。肺与大肠相表里,肺失宣降致气不下行、津不下达,影响大肠传化功能,使秽浊填塞中焦等;腑气不通,浊气上逆乘肺,可致使肺气壅塞而现咳、痰、喘等症。肺气壅塞与腑气不通之间形成恶性循环。热毒内陷脏腑,损伤正气,气虚无以行血,致毒邪内生;脏腑功能失调,尤其是腑气不通,浊邪不得排泄,内生浊邪与外来热毒相搏结,进一步导致元气耗伤,致使脏腑虚衰。

治疗应从整体出发,采用通腑泻下、清热解毒、补益扶正、活血化瘀并用的法则,扶正祛邪,使机体阴阳恢复平衡。因此刘教授结合多年运用通下法治疗急性呼吸衰竭的临床经验,提出益气通腑泄热法治疗脓毒症致 ARDS,其代表方以小承气汤合五味消毒饮加减进行灌肠,组成如下:大黄15g^{后下},枳实 30g,厚朴 30g,金银花 20g,蒲公英 30g,紫花地丁 20g,鱼腥草 30g,黄芪 30g。此方以小承气汤为基本处方治痞、满、燥、实,以下热结;金银花、蒲公英、紫花地丁由外科排脓要方五味消毒饮加减,取其清热解毒以达消脓毒;鱼腥草清肺热毒;黄芪扶正固本,是治虚的补充;大黄活血祛瘀;厚朴、枳实燥湿行气,还可调理气机、兼顾瘀和水（湿）等病理产物。全方既清肺脏之热邪,又泻大肠之秽浊,补脏腑之虚,双拳齐出,诸药合用,共奏通腑泻下、清热解毒、益气扶正、凉血活血之功,不专清肺热而肺热自清,未予宣肺气而肺气自宣。总之,应用益气通腑泄热法干预脓毒症所致 ARDS 将可能有助于调节炎症、保护脏器功能,进而改善脓毒症患者的预后。

此外,患者本身有肺系基础疾病,出现 ARDS,乃咳喘反复发作,积渐加重,猝然突变,属于虚实夹杂并见证候,正气衰惫,一般治疗多以扶正固本为法,刘教授认为即使中医辨证有虚象,此时属本虚标实之证,腹胀、便秘已成当务之急,必须通过通下之法使邪有外泻之机,与其他治疗方法一起联合使用方可安全度过 ARDS 这一危候。正如张从正《儒门事亲》所言"先论攻其邪,邪去而元气自复也"。刘教授强调 ARDS 患者一旦出现腹胀或便秘即应该警惕病情加重的可能,为此通里攻下运用宜早不宜迟。因此,结合不同症状以区别处之。对于应下失下,正虚不运者,以新加黄龙汤主之;喘促不宁,痰涎壅滞,肺气不降者,以宣白承气汤主之;小便赤痛者,以导赤承气汤主之;邪陷心包,神昏不语者,以牛黄承气汤主之;若见舌红少苔或光红无苔,证属阴虚火旺、津枯便秘、无水舟停者,则以增液承气汤主之。

三、辨证使用活血化瘀

《血证论·喘息》:"若内有瘀血,气道阻塞,不得升降而喘"。从西医学观点来看,ARDS 的基本病理改变在于肺微循环障碍。微循环障碍与中医气滞血瘀证有类似的病理基础和临床表现。ARDS 无论何者为原始病因,邪实阻肺,气虚或津液亏耗皆可致瘀血的产生,气虚则血行无力,津亏脉涩血为之滞。瘀血一旦形成,往往是疾病由气及血、由浅入深、由实转虚的标志。据研究发现,活血化瘀药物,可改善肺微循环,提高组织耐缺氧能力,增加肺血流量及增强肺泡通气功能,抗自由基损伤,从而防止肺纤维化。因此,刘教授指出,在瘀血成为主要矛盾之时,把握好理气化瘀与补虚之间的分寸,缓解邪毒、水湿壅盛所致血行壅滞,有望阻止疾病的进展。辨证使用活血通络化瘀之法,如出现皮下出血或瘀斑等热入营血之证,往往喜在方中加入丹参、赤芍、生地、田七末之品以凉血止血、化瘀止血。

第四节　多重耐药菌感染

多重耐药菌(multi drug resistant bacteria, MDRB)是指对治疗该菌感染的有效药的不同类抗菌药 3 种以上(含 3 种)产生耐药的菌株。MDRB 感染由于对临床常用的多种不同种类抗生素呈广泛、高度耐药,一旦致病,几无抗生素可用,临床治疗十分困难,病死率高,尤其对婴幼儿、免疫缺陷者和老年人等人群的威胁大。针对 ICU 患者病情大多以危重、复杂、缠绵难愈为特点,同时这些患者基础病多,营养状况差,加上长期使用广谱抗生素,而免疫力的降低更是导致耐药菌感染的几率大大增加,刘伟胜教授对治疗 ICU 患者多重耐药菌感染有其独到的认识。

一、清热解毒

此法系针对以毒热为主的患者。根据现代药理研究成果,辨证与辨病结合治疗,选择使用具有抗感染的作用,并且具有毒性小、耐药性少等优点的中草药,常用药物如板蓝根、大青叶、蒲公英、鱼腥草、金银花、黄芩、黄连、黄柏、野菊花等,对病毒、细菌均有一定的抑菌作用。临床可因人而异选用不同的药物及剂量。对于不能进食的患者,除了用胃管鼻饲中药汤剂外,亦可用清热解毒的中药针剂静脉滴注,如鱼腥草注射液、双黄连粉针剂、清开灵注射液等,均有一定效果。

二、补益扶正

《黄帝内经》认为"正气存内,邪不可干","邪之所凑,其气必虚"。耐药菌感染后,常导致多个脏器的虚衰,加之久病、年高,病机多属本虚标实、虚实夹杂。故治疗上应当以扶正补虚为主来辨证治疗。对于耐药菌感染的危重患者,补益法有利于增强免疫功能及营养支持治疗效果。对于以急性虚证为主要临床表现的患者,应用扶正固脱、益气回阳救逆等补益法尽早干预,有望达到早期固护正气,降低死亡风险,提高危重症耐药菌感染抢救治疗效果。根据患者的病情和体质特点加用扶助正气,润肺滋阴,甚至益气助阳的中药,临床疗效才可进一步提高。除用中药汤剂口服外,对于不能进食者则用胃管鼻饲,同时尚可用人参注射液、参附芪注射液、参麦注射液等中药静脉点滴,均取得一定疗效。

三、重视祛痰

由于呼吸道长期病变,使呼吸系统正常的过滤净化作用发生障碍,在急性感染时,分泌物不能依靠纤毛上皮作用排出体外而变得黏稠、干燥、结痂而影响呼吸道通畅，易发生顽固低氧血症及高碳酸血症，进一步加重感染，故保持呼吸道通畅是治疗难治性感染的前提。在常规吸痰、必要时纤维支气管镜冲洗基础上，通过使用祛痰作用的中药内服及雾化吸入，可加快痰液排出而保持呼吸道通畅，从而改善患者症状。许多中药有良好的祛痰、化痰作用，因而用化痰的中药内服及雾化吸入，对于改善缺氧和治疗难治性感染，有很好的疗效。化痰、平喘有效的中草药很多，例如制南星、姜半夏、南沙参、瓜蒌皮、葶苈子、浙贝母、白芥子、紫菀、前胡、白前、竹沥、款冬花等，具有祛痰、平喘、镇咳的作用，对解除气道平滑肌痉挛，稀化痰浊以利于气通畅有良好的效果，临床可随证加减。

第五节 肺 栓 塞

肺栓塞（pulmonary embolism，PE）是以各种栓子阻塞肺动脉系统引起肺循环功能障碍的临床和病理生理综合征，包括肺血栓栓塞症、脂肪栓塞综合征、肿瘤栓塞、羊水栓塞和空气栓塞等。肺血栓栓塞症（pulmonary thromboembolism，PTE）为来自静脉系统或右心的血栓阻塞肺动脉或其分支所致的疾病，以肺循环和呼吸功能障碍为其主要临床表现和病理生理特征。PTE 为 PE 的最常见类型，占 PE 中的绝大多数，通常所称 PE 即指 PTE。急性肺栓塞（acute pulmonary embolism，APE）已成为我国常见的心血管系统急危重症，在美国等西方国家也是常见的三大致死性心血管疾病之一。刘伟胜教授长期在呼吸及危重症一线工作，对肺栓塞的治疗有丰富的临床经验，有自己独到的见解，强调病证结合、中西治疗互补的治疗原则。

辨证治疗

刘伟胜教授认为，肺栓塞归属于中医的"胸痹""血证－咳血""喘证"等范畴，其危重者可出现"厥证""脱证"等危候。患病者多因素体正气亏虚，脏腑气血功能失调，兼之金刀跌仆损伤、创伤、术后、久坐久卧等耗气伤血，正虚则血行不畅而成瘀，瘀血阻络；气血津液运行不畅，聚湿、留津而为痰，痰浊瘀血随经而行，闭阻心肺，血脉不通，肺治节失调，气血运行不畅而发为本病。正气亏虚是本病的内因，而瘀血痹阻肺脉是本病的根本，"气虚血瘀证"是肺栓塞的基本证型。

对于急性肺栓塞的治疗，刘伟胜教授强调病证结合、中西治疗互补的原则。急性肺栓塞西医学已经有了较为成熟的治疗方案，主要包括静脉溶栓及抗凝治疗。从中医角度而言，可归属为活血祛瘀的治疗范畴，切中该病的病机，故可取得良好的治疗效果。但临床上亦有几类急性肺栓塞患者应用单纯的西医学治疗效果不理想，此时应重点发挥中医药治疗优势，提高临床疗效。

1. 存在溶栓禁忌证的患者 中高危急性肺栓塞患者病情危重，需要考虑溶栓，但部分患者因存在肿瘤、严重肝肾功能不全、凝血功能障碍、既往脑出血等禁忌证，如采用溶栓治疗，恐出现致命性出血的并发症，往往退而求其次采用抗凝治疗。这种情况从中医角度而言，往往是患者久病或年老体虚，气虚无力摄血、统血，而不得擅用破血的药物，以免动血而溢。此时中医治疗可立足于气虚血瘀这一病机，予益气活血治疗，常用的中药汤剂为补阳还五汤等。补阳还五汤是益气活血的代表方,刘教授在应用时除了强调黄芪用量宜大外,认为心肺病位在上焦,可加桑枝、桂枝以引药上行。此外,这类患者往往存在脱证或脱证先兆,临床表现为呼吸窘迫、动则尤甚、汗出、脉细数等,此时可合用四逆汤等以回阳救逆,同时选用参附注射液、参麦注射液等以益气扶正固脱。对于同时有胸闷、咳嗽、咯痰等表现者,合用瓜蒌薤白半夏汤。

2. 溶栓或抗凝治疗后效果不理想的患者　部分急性肺栓塞患者应用溶栓、抗凝治疗后效果不理想,当属顽血阻络,此时应使用中医活血,甚则破血治法。中药汤剂常使用血府逐瘀汤、桃红四物汤等加减,配伍使用水蛭、僵蚕等虫类药以破血,促进血栓消融,同时予以血塞通注射液等具有活血祛瘀功效的中成药。顽血阻络,多因寒凝,因此刘教授主张配伍使用温通药物,常常合用生化汤,重症阳脱倾向者合用四逆汤。总之,应重点辨识血瘀的病因,而不能单纯堆砌活血祛瘀药。

3. 溶栓或抗凝治疗后出现出血并发症者　若溶栓或抗凝治疗中出现消化道出血等出血并发症,将导致抗凝治疗受到限制,部分出血严重的患者不得不停用抗凝治疗,此时可采用纯中医治疗。对于肺栓塞缓解仍不理想者,治疗上立足于气虚无力统血、血溢脉外这一病机,强调益气活血、祛瘀止血,使用补阳还五汤,配合使用田七等具有祛瘀活血、止血功效的药物。而对于肺栓塞基本缓解,而以出血为突出矛盾者,则应用归脾汤、十灰散等方剂。

第六节　肺　　癌

肺癌为常见的恶性肿瘤,发病率和死亡率也逐年上升,因其早期症状不明显,患者就诊时多为中后期,此时治疗多采用综合疗法,包括放、化疗及支持治疗、中医药治疗等。刘伟胜教授提出"扶正抑瘤"的学术思想,并自创消积饮等验方,对于肺癌治疗有其独特的经验,运用于临床行之有效,减轻患者痛苦,提高生存质量,带病延年,现将其治疗肺癌经验总结介绍如下:

刘伟胜教授认为,应当从整体上研究肺癌发病的病因病机,总体而言,肺癌的发生与正气虚衰及邪毒侵袭有关,多种外因(六淫)、内因(情志所伤、饮食劳倦等)致正气虚损,脏腑功能失调,邪毒侵肺,以致津液输布、气血运行失常,致生痰饮、瘀血结于肺脏,日久形成肺积,肺癌是一个全身属虚,局部属实的疾病。

对于肺癌的治疗,应坚持益肺健脾补肾,不忘散结消肿,主张辨病与辨证证相结合 + 对症处理的基本原则,运用辨病思维来确诊疾病,对肺癌的病因、病变规律和转归预后有一个总体的认识:再运用辨证思维,根据该病当时的临床表现和检查结果来辨析该病目前处于病变的哪一阶段或是哪一类型,从而确立当时的"证候"来确定治则治法和处方遣药。临床上,刘教授多以生脉散、太子参等品补益肺之气阴,合以淫羊藿、川断、补骨脂等品温补肾阳,以女贞子、桑椹等滋补肾阴,以北芪、谷芽等健脾和中。现代研究表明,这些补益类中药可提高机体免疫力、调节机体内分泌状态,对于癌症患者的延年、康复有重要意义。同时刘伟胜教授自拟经验方消积饮联合中药辨证治疗。消积饮主要组成有黄芪、云芝、半枝莲、全蝎、蜈蚣、鱼腥草、薏苡仁、白花蛇舌草等,功能清热解毒、祛痰散结、活血化瘀。方剂组成,既顾及中医辨证,又选择了经现代药理研究有抗癌作用的中药,如黄芪、云芝、薏苡仁、鱼腥草、白花蛇舌草、补骨脂、莪术、生大黄等,均有抗癌作用。

肺癌患者的疾病过程中可伴随出现感染、咳喘、疼痛、出血等的一些急迫的暂时症状,当中一些甚至会威胁患者性命,需要及时对症处理。如痰热壅盛时可合用苇茎汤、鱼腥草、黄芩等清热除痰,咳喘难止可合用炙麻黄、北杏仁等降气平喘,疼痛明显可合用玄胡等活血止痛,咳咯出血可合用紫珠草等凉血止血。

肺癌恶性度高,病情发展快,经常需配合运用放化疗药物,而放化疗常会出现较多并发症,临证需对症治疗。针对化疗副作用如胃肠道反应之恶心、呕吐、口腔溃疡、腹痛、腹泻等,采用健脾和胃、降逆止呕法,方用六君子汤加减;针对骨髓抑制患者,以健脾补肾、填精生髓为法,常用党参、北芪、鸡血藤、黄精、熟地、当归、川芎、女贞子、茯苓、菟丝子、肉桂等加减,另炖生血方(红参 5g、鹿茸 3g、西洋参 5g)。肺癌患者放疗后常出现口渴咽干,干咳或痰带血丝,呃逆呕吐等热毒伤阴之象,因此,刘教授主张在放疗前应用自拟放疗方(绿豆、臭草、粳米、鲜鱼腥草各 50g,同煎,放疗前开始服用,放疗过程中每天 1 剂,分 2 次服用)以清热解毒、养胃生津、消肿散结,预防放疗副作用的产生。

刘教授指出,肺癌患者就诊时多为中晚期,本虚标实已比较突出,扶正与祛邪都很重要,要处理好攻与补之间的关系,然而患者病情变化多端,不同阶段本虚与标实的程度各异,临证时需灵活,可根据病情或先攻后补,或先补后攻,或攻补兼施,做到《景岳全书·杂证谟·积聚》中所说的:"治积之要,在知攻补之宜,而攻补之宜,当于孰缓孰急中辨之。"

刘伟胜教授强调应规范用药:①严格把握用药剂量,重视配伍变化。中医临床用药多为复方形式,药物配伍恰当与否,直接影响治疗效果,应重视把握配伍变化,如桂枝具有解表散寒、调和营卫、温经止痛、温经活血、助阳化气等作用,和麻黄相配,长于发汗解表;和细辛相配,长于温经止痛;调和营卫方面,需与芍药相配;温经活血功用,常与丹皮、芍药配伍。柴胡有解表退热、疏肝解郁、升举阳气的作用,但和解少阳须配黄芩,疏肝多配伍芍药,升阳则配伍升麻。另外通过随证配伍,也不断能扩大方剂的使用范围,如四君子汤具有益气健脾的功用,主治脾胃气虚证,若脾虚湿滞,气机不畅,出现胸闷脘痞不舒,可配伍陈皮,即异功散,功能益气健脾,行气化滞。药物功用各有所长,也各有所短,临证需把握配伍变化,符合辨证论治要求,提高临床疗效。另外,临床疗效和药物剂量密切相关,刘伟胜教授指出如何在安全范围内,准确地选择治疗剂量,取得最好的疗效也是至关重要的。应从小剂量开始用药,采用逐步加量的方法进行治疗,通过临床验证来调整剂量,如运用通下法治疗肠道腑实患者,用大黄取其荡涤胃肠,攻下泄火,清热解毒,推陈致新,安和五脏之功效,小剂量(5~10g)作用缓和,起缓泻之功;若见腹痛拒按、高热气促、神昏谵语,甚则惊厥发狂之阳明实热证者,则需加大剂量,可辨证用至 15g 左右,达峻下之效。另外强调应准确掌握有毒的药物剂量,以防止中毒。药物的用量也与年龄的大小、体重的轻重、病邪的性质、身体强弱、天气变化等,都有着密切的关系,均须临证注意。②规范用药,强调药物安全。药物能用以治病,但也会在治病中出现一些诸如过敏、毒性反应等副作用,个别病案还会造成一些脏器损害,甚至危及生命,或发展为药物性疾病,不可不予以重视。疾病往往是会随着时间而变化的,应注意根据其动态变化,及时调整用药。刘伟胜教授临床中认为肺癌多以痰瘀毒邪为主,总体而言以祛邪攻毒为主,多选用蜈蚣、全蝎等有毒之品。因癌毒的性质不同,又有偏热、偏瘀、夹痰、水湿之分,临证当辨证用药,如热毒为主者用鱼腥草、猫爪草、半枝莲、白花蛇舌草等;痰毒为主者用法半夏、橘红、贝母、瓜蒌等;瘀毒为主者用莪术、延胡索、桃仁、红花等;水湿为患用葶苈子、干姜、苦参等，甚至可用大戟、甘遂、芫花等逐饮之品。对于明确列出了关于有毒性的中药，如砒石、砒霜、水银、马钱子、生草乌、生附子等，刘伟胜教授指出临床用药应做到合理利用药物的偏性，并全面了解中药知识，把握使用剂量，掌握中药中毒表现及救治方法，这样才能尽可能减少其毒副作用，减少医疗事故的发生。附子，又称乌头，有回阳救逆，温补脾肾，散寒止痛之效，是中医临床的一味要药、峻药和猛药，现代药理学研究证明附子具有强心、改善循环、抗休克、抗炎等作用，在临床中应用范围较广泛，但历代医家及本草著作皆言附子"有毒""有大毒"，用之不当，易出现严重的毒副作用，临床需要根据自己的详细情况用药，防止出现中毒情况。临床使用附子生品应外用，内服一般为炮附子，宜先煎，孕妇及阴虚者忌用，且反半夏、瓜蒌、贝母、白蔹、白及。若内服过量，或炮制、煎煮方法不当，可引起中毒，《本草纲目》中总结其"生用则发散，熟用则峻补"，并从病证、药物的炮制、用法、剂量等方面详细说明了其具体应用方法。

刘老反复告诫学生，临床实践中一定要掌握药物使用方法，坚决不用不熟悉的药物，务必经正规药典查实、查清后使用，不贸然道听途说，不偏信某专家的经验，作为一名医务人员，不要随意扩大用量和适应范围，做到规范、安全用药，防止医疗事故发生。

危重症医学是一门新兴的跨学科、跨专业的临床学科,近些年来发展十分迅速,其发病急,病情危重,变化多端,很多患者预后差,病死率高。尽管当今对于危重症的治疗,西医具有明显的优势,中医药的地位未能得到明显改善,尽管西医救治危重症在很多方面都可以见到立竿见影的效果,但并非完美无缺,甚至因为现代医学设备的介入治疗,从而衍生出新问题。

运用中西医结合诊治危重症患者,在诊断方面,应善于把握整体观念,遵循中医辨证施治的理论,找准切入点与环节点,务求解决部分问题或减轻部分临床特征,而不是取代西医。通过中医辨证及西医辨病相结合;中医证型诊断是根据患者不同的体质、病理生理状态提出的,是横向的;西医诊断是在解剖学、生理学、病理学等基础上提出的,是纵向的;两者都是对具有同一本质特征的疾病从不同的方面阐明,其结果必然有归一性并且可相互补充。在治疗方面,我们努力做到中西医融合,产生新的合力,提高危重症患者的救治成功率。如何寻找中西医各自的优势,并将此有机结合,取长补短,共同发挥最佳疗效,提高救治率、降低病死率是共同的目标,如何寻找突破口、结合点是我们持之以恒需要不断努力的方向。

通过多年的临床案例,我们通过继承发扬名医经验,在临床实践中取得了良好的效果,现分享如下,愿与同道们共勉。

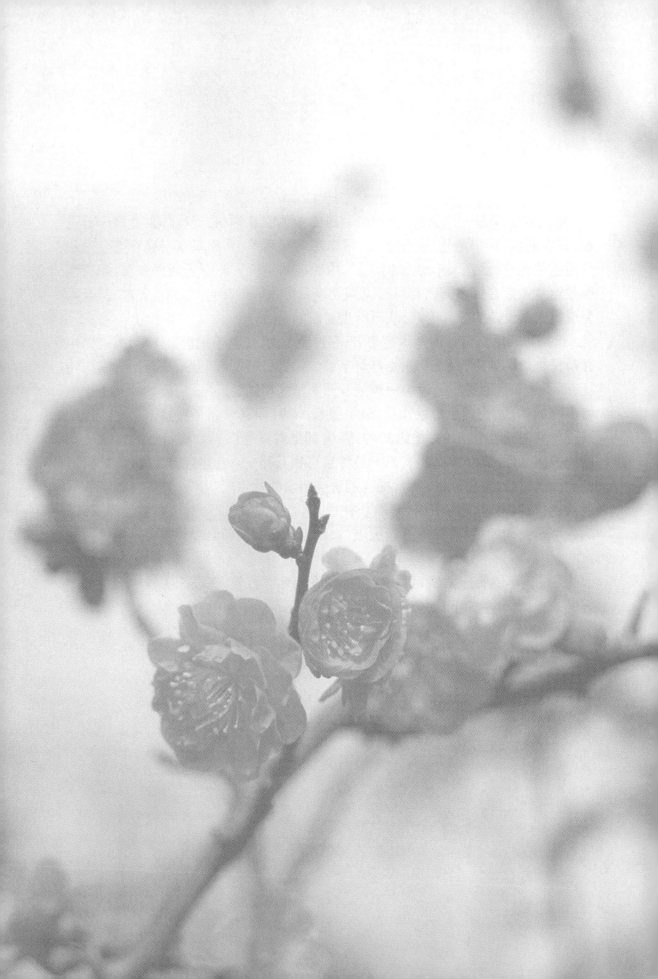

第四部分

重症肺病临床诊治实践录

第一章

重 症 肺 炎

一、疾病概要

【现代医学】

肺炎是指包括终末气道、肺泡和肺间质等在内的肺实质炎症,可由多种病原体(包括细菌、真菌、病毒、寄生虫等)、理化损伤、药物及免疫损伤等多种因素引起。目前肺炎的诊断标准主要为:

1. 新近出现咳嗽、咳痰或原有呼吸道疾病症状加重,伴或不伴脓痰 / 胸痛 / 呼吸困难 / 咯血。

2. 发热。

3. 肺实变体征和(或)闻及湿性啰音。

4. WBC>10×10⁹/L 或 <4×10⁹/L,伴或不伴细胞核左移。

5. 胸部 X 线检查显示新出现的斑片状浸润影、叶 / 段实变影、磨玻璃影或间质性改变,伴或不伴胸腔积液。

1~4 项任何 1 项加第 5 项,并除外肺结核、肺部肿瘤、非感染性肺间质性疾病、肺水肿、肺不张、肺栓塞、肺嗜酸性粒细胞浸润症及肺血管炎等后,可建立临床诊断。根据中华医学会呼吸病学分会 2016 年拟定的《中国成人社区获得性肺炎诊断和治疗指南》,重症肺炎诊断标准则是在上述肺炎诊断标准的基础上,符合下列 1 项主要标准或 ≥3 项次要标准:

1. 主要标准

(1)需要气管插管行机械通气治疗。

(2)脓毒症休克经积极液体复苏后仍需要血管活性药物治疗。

2. 次要标准

(1)呼吸频率≥30 次 / 分。

(2)PO_2/FiO_2 ≤250mmHg。

(3)多肺叶浸润。

(4)意识模糊和(或)定向力障碍。

(5)血尿素氮≥7.14mmol/L。

(6)收缩压 <90mmHg 需要积极的液体复苏。

【中医认识】

肺炎在古籍中没有确切对应的病名,目前多认为肺炎属中医的"风温""肺热病""咳嗽""肺炎喘嗽"等范畴,而重症肺炎当属上述疾病范畴里的重症案例。

中医学认为本病病因多因外邪(风寒、风热、热毒、燥邪、痰浊等)侵袭,同时人体卫外下降,正虚感邪而致病,寒热不调、劳欲过度、饮食不当等可为重要诱因。而重症肺炎起病急骤、变化迅疾,其或因疫病毒邪毒性剧烈,或因人体虚损严重,而致毒邪迅速入里。本病病位主要在肺,与肠、心、肝、心包、脑等相关;卫气营血及三焦脏腑辨证是目前临床上最主要的辨证方法,但重症患者复杂多变,常可见多个证候兼夹为病。

如按照卫气营血来辨证,卫分证属于疾病初期,属轻症。重症肺炎多表现为气、营、血分证。表现为邪热直中于肺,风寒、风热、毒邪等郁久化热,痰热搏结,内壅于肺,闭郁肺气,呈邪热壅肺之证;或肺与大肠相表里,肺气失宣影响肠道正常运化,邪热易内传于阳明,痰热壅盛灼耗肠道津液致大便秘结不行,表现为肺热腑实之肺肠并病证;邪气过盛,正不胜邪,或失治误治,邪毒入里内达营血可见口唇紫黯或发斑衄血,劫灼营阴、扰乱心神;邪毒内陷、逆传心包可致心窍蒙闭、昏不识人;血热燔灼肝经,热盛伤阴而出现昏迷、出血、抽搐等变证;邪热闭郁不宣,热深厥深,可致四肢厥冷;邪热过盛、正气虚衰,或阴液耗竭太过,可出现阴竭阳脱之危象。

由于重症肺炎病情危重,治疗上应中西医结合。西医学治疗主要抗感染治疗、机械通气为主的呼吸支持,以及其他支持治疗。抗感染治疗方面早期多为经验性治疗,目前认为起始充分治疗能够改善患者预后,但在临床实践操作中存在不少问题,充分治疗与非充分治疗之间,以及起始充分治疗与过度治疗之间存在界定模糊的问题。临床上应及早进行病原学证据采集,其后立即开始经验性抗感染治疗,并动态观察治疗反应及追踪病原学检查结果,及时针对性抗感染治疗或经验性调整。并根据病情需要配合纤维支气管镜、建立人工气道等方法加强痰液引流进行原发病的控制,同时根据脏器功能情况及时给予呼吸机辅助通气、循环支持、营养支持、免疫支持等脏器功能维护的对症治疗。

二、临床学步

病例 1　重症细菌性肺炎

【典型病例】

黄某,男,101 岁,2015 年 11 月 28 日入院。

主诉:被发现意识不清、气促 8 小时。

现病史(家属代诉):患者于昨日感寒,今晨 6:50 左右在老人院被发现意识不清,气促明显,遂急呼 120 接回我院急诊。急诊见患者神志昏迷,气促,喉中痰鸣,偶见上肢活动,无肢体抽搐。查体:T:37.3 ℃,HR:103 次/分,BP:162/92mmHg,R:21 次/分。查血常规:WBC 15.60×10^9/L,NEUT% 84.6%,HGB 92g/L,PLT 182×10^9/L;血气分析:pH:7.293,PO_2:95.3mmHg,PCO_2:55mmHg;肾功:Urea:10.36mmol/L,Cr:149μmol/L;LAC:2.48mmol/L;肌钙蛋白:0.144μg/L;BNP:459.4pg/ml;D-二聚体:4.11mg/L;凝血功能、心酶谱结果正常。胸部 X 线片(图 4-1-1)示:①右中肺野阴影,拟右肺炎症;②左肺上叶舌段少许慢性炎症;③主动脉硬化。头颅 CT:①双侧基底节区、双侧放射冠,半卵圆中心及双侧额叶皮质下多发腔隙样脑梗死;②侧脑室旁脑白质变性,脑萎缩。急诊考虑"重症肺炎、Ⅱ型呼吸衰竭、严重脓毒症",予抗感染、无创呼吸机辅助通气等治疗后收入我科。

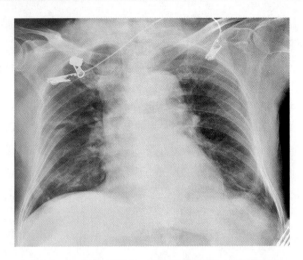

图 4-1-1　胸部 X 线片：右中肺野阴影，拟右肺炎症

入院症见：患者嗜睡，可执行部分指令动作，气促，喉间痰鸣，经气道可吸出大量黄色黏痰，双上肢微震颤，四末不温，平素纳可，眠差，停留胃管、尿管，尿量偏少，入急诊至今 8 小时尿量 150ml，大便 3 日未解。

既往史：高血压病史 10 余年，收缩压最高达 162mmHg，一直服用复方罗布麻片 1 粒每日 2 次，血压平素控制良好；否认冠心病、糖尿病等其他慢性病史。2007 年行白内障手术，遗留右眼失明，左眼视物模糊；余无特殊。

入院查体：T：37℃，P：108 次 / 分，BP：166/70mmHg，R：28 次 / 分；听诊双肺呼吸音粗，双肺可闻及湿啰音与干啰音，以右肺为明显。心脏、腹部、神经系统查体未见明显异常。双足第二趾可见直径 1cm 左右皮肤破溃、部分结痂。舌黯，苔黄腻，脉滑数。

入院诊断：

中医：①暴喘（痰热壅肺）；②肺热病（痰热壅肺）

西医：①重症肺炎；②急性呼吸窘迫综合征；③脓毒症；④急性肾损伤？⑤高血压病（2 级，很高危组）

辅助检查：入院后复查血常规：WBC 18.6×10^9/L，NEUT% 92%，HGB 90g/L，PLT 140×10^9/L；血气分析（FiO_2 60%）：pH 7.482，PCO_2 48.1mmHg，PO_2 88.6mmHg，SaO_2 97%；LAC 2.07mmol/L；肝功能：ALT 85U/L，AST 83U/L，ALB 28.4g/L，余正常；肾功能：Urea 11.78mmol/L，Cr 185.6μmol/L；痰细菌培养：未检出致病菌。心脏彩超：左室壁、室间隔增厚，考虑高血压性心脏病改变；符合老年性退行性心瓣膜病，主动脉瓣轻度关闭不全，二尖瓣轻度关闭不全。胸部 CT（图 4-1-2、图 4-1-3）：①右肺上叶后段、右肺中叶外侧段、左肺上叶下舌段及双肺下叶基底段多发斑片状、结节状高密度影，考虑炎症；②双侧少量胸腔积液，双肺下叶后基底段膨胀不全；③主动脉硬化。

诊治过程：入院后立即予无创呼吸机辅助通气，模式为 S/T，IPAP：$12cmH_2O$，EPAP：$4cmH_2O$，FiO_2：60%；但患者高龄、烦躁，人机配合欠佳，经加强护理干预后效果不理想，予右美托咪定泵入镇静，其后患者人机配合有所改善。药物方面，针对严重脓毒症，予白蛋白、生理盐水适当进行液体复苏，首日 24 小时入量为 2856ml；针对重症肺炎，予头孢哌酮 / 舒巴坦 3g 每 12 小时静脉滴注抗感染，配合予盐酸氨溴索静脉推注化痰；此外，予维持电解质等对症治疗。

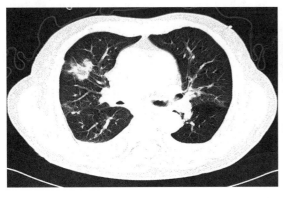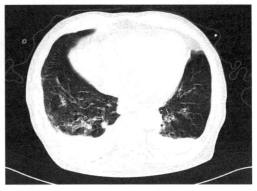

图 4-1-2、图 4-1-3 胸部 CT：双肺多叶、多段炎症

中医方面，一诊：入院时患者气喘，喉中痰鸣，痰黄黏，便秘，舌黯，苔黄腻，脉滑数；辨证为痰热壅肺，兼有腑气不通。患者高龄、纳差，存在本虚基础，但目前仍未有脱证表现，故以标急为主，急则治标，以期尽快截断病势，治疗以清热化痰、通腑宣肺为法，予痰热清注射液静脉滴注清热化痰，大黄胶囊口服、大黄粉酒精调敷神阙穴以通腑泄热，中药汤剂予宣肺调肠方加减，配合宣白承气汤灌肠以通腑泻肺（生石膏 30g ^{先煎}，大黄 10g ^{后下}，苦杏仁 10g，瓜蒌皮 15g，枳实 30g，厚朴 30g）。

二诊：入院第二天，患者仍神志嗜睡，低热，咳嗽咳痰，痰黄质黏，维持无创呼吸机辅助通气，气促，尿量较前有所增加，可达 40ml/h。复查肌酐 214μmol/L，较前增高，继续予液体复苏，动态复查，其后于第 3 天复查血肌酐较前回落，降至 141μmol/L。中医方面，患者服药及灌肠后解黄褐色臭秽大便 2 次，量共约 700ml，中医辨证同前，中药汤剂同前，考虑腑气已通，停用中药灌肠治疗。

三诊：至入院第 4 天，患者神志清，精神疲倦，无发热，时有咳嗽，痰黄白质黏，气促较前减轻，纳差，舌淡黯，苔薄黄，脉沉弱。西医方面，予停用无创呼吸机，改予经鼻中流量给氧，抗感染治疗方案同前。中医方面，结合舌脉象，发热渐退，痰热之邪减轻，脾虚之象渐显，治以益气健脾，清热化痰为法，继续使用痰热清注射液，汤剂拟二陈汤合四君子汤加减（人参 15g ^{另炖}，白术 15g，茯苓 15g，陈皮 10g，法半夏 10g，竹茹 10g，莱菔子 15g，瓜蒌皮 10g，金荞麦 15g，鱼腥草 15g，苦杏仁 10g，炙甘草 10g）。

经积极治疗，至第 5 天患者病情基本稳定，无发热，仍有咳嗽，气促较前明显减轻，转普通病房继续治疗。治疗至 12 月 8 日出院。

出院西医诊断：①重症肺炎（细菌性）；②感染多器官功能障碍综合征（呼吸、肾）；③脓毒症；④高血压性心脏病；⑤高血压病 2 级（很高危组）。

【案例评析】
案例患者为百岁老人，虽久患高血压，但幸平素体格尚健，脾胃仍旺。此次骤感寒邪，迅速入里，而致痰蒙神昏、喘促重症。纵观其过程，考虑寒邪入里，直入阳明，与阳明腑中有形之积相搏结，形成阳明经、腑同病的格局。阳明经、腑同病，则熏蒸阳明之水谷而成痰热，藉火热之势而熏蒸于上，上犯于肺而见咳嗽、黄痰、气促，上犯于清明之窍则见神昏。故治疗上仍应果断出击，急则治标，以期挽正气于未败，故治疗上中医以清热化痰、通腑宣肺为法，首诊中药内服与灌肠相结合，务求腑气得通。腑气一通，则病势有了转机。由于患者高龄，攻下之方不可久用,待病势一缓,脾虚之象则显,此时兼以健运中土,避免过下而伤正,致生变证。但亦不可一味健脾,需顾及炉中之火未熄,继予清热化痰。

无创通气是西医学治疗呼吸衰竭的重要手段,是治疗慢性阻塞性肺病急性加重期、急性心力衰竭的一线措施,但对于急性呼吸窘迫综合征,无创通气的应用仍存在一定的争议。应用无创通气时,人机配合是治疗能否成功的关键。如人机不配合,往往导致或加重腹胀,有加重腑气不通之顾虑。故在实施无创通气时,临床上可考虑配合中医通腑治疗,轻症患者可采用针刺足三里、吴茱萸热敷腹部、腹部按摩等方法,重症患者可考虑中药灌肠、服用承气类中药等方法,以期缓解腹胀,进而改善膈肌动度。该百岁老人之重症肺炎,亦通过无创通气成功救治,避免了气管插管,可见无创通气在轻、中度类型的 ARDS 中仍具有应用价值。

病例 2　重症病毒性肺炎（传染性非典型肺炎病毒）

【典型病例】

黄某,男,33 岁,入院日期:2003 年 3 月 12 日。

主诉:发热、咳嗽 3 天,加重伴气促 1 天。

现病史:患者为医务工作者,自 3 月起密切接触多名原因不明肺炎患者（后确诊为传染性非典型肺炎）,于 3 月 9 日出现发热,当时测体温 38.1℃,伴乏力、少许咳嗽,干咳无痰,无咯血,无鼻塞流涕,无咽痛。患者自服抗生素及解热镇痛药治疗,症状未能缓解,仍持续发热（38.2~39.4℃）,于 3 月 11 日开始出现活动后气促,遂至急诊就诊,查血常规提示:WBC:7.4×10^9/L,HGB:118g/L;胸片提示右肺中、下肺散在斑片渗出灶,考虑右肺肺炎。急诊予哌拉西林静滴等处理,考虑病情重收入我科。

入科时症见:神清,疲倦乏力,高热,无寒战,干咳无痰,活动后气促,无咯血,无心慌,口干,纳欠佳,眠一般,大便干结,小便调。

既往情况:平素身体健康,否认药物、食物及其他过敏。否认烟酒史。

体格检查:T:39.2℃,P:94 次 / 分,RR:22 次 / 分,BP:122/68mmHg。神清,精神疲倦,口唇轻度发绀,咽无充血,双扁桃体不大。胸廓对称无畸形,双肺呼吸音清,右下肺闻及干、湿啰音。心界叩诊不大,心率 94 次 / 分,律齐,各瓣膜听诊区未闻及病理性杂音。腹软,无压痛反跳痛,肝脾肋下未及,肠鸣音正常。舌淡红,苔黄微腻,脉滑数。

入院诊断:

中医诊断:春温（湿热蕴毒、阻遏气机）

西医诊断:肺部感染（传染性非典型肺炎?）

治疗经过:入院后予隔离、吸氧,西医予补液支持治疗,考虑患者起病已近 1 周,不除外合并细菌感染,故继续予哌拉西林抗感染治疗。经治疗后效果不理想,患者发热持续,气促加重,复查胸片提示肺部渗出加重,双肺均可见斑片样渗出病灶。在入院后第 5 天给予 BiPAP 呼吸机辅助通气治疗,并调整抗感染方案,予亚胺培南联合万古霉素抗感染治疗,并加用糖皮质激素治疗,予甲泼尼龙 40mg 每日 2 次静脉滴注抗炎。

中医方面,一诊:入院当天,治疗上以宣化湿热,透邪外达为法,静脉滴注鱼腥草注射液以清热化痰,口服蛇胆川贝液以清热化痰止咳。中药选三仁汤加减,具体方药如下:杏仁 9g,滑石 12g,通草 12g,白蔻仁 12g,薏苡仁 18g,法半夏 12g,厚朴 9g,淡竹叶 12g,白僵蚕 9g,蝉蜕 9g,青蒿 15g^{后下},黄芩 12g。日一剂,水煎服,共 2 剂。

二诊：入院第 3 天，患者热势仍盛，干咳无痰，活动后气促，乏力，口干，大便黏腻不爽，小便正常。舌红苔黄腻，脉滑数。辨证考虑湿热蕴结、邪阻少阳，方选蒿芩清胆汤加减。方药如下：青蒿 15g[后下]、竹茹 12g、法半夏 12g、茯苓 15g、黄芩 15g、杏仁 9g、陈皮 9g、薏苡仁 18g、滑石 12g、苍术 9g、郁金 9g、青黛粉 9g[冲服]，甘草 6g。日一剂，水煎服，共 2 剂。

三诊：入院第 5 天，患者喘憋，呼吸困难，动则尤甚，仍有干咳，痰少，口干，纳眠差，大便稀，小便正常。舌红苔黄，脉细、滑数。辨证考虑气营两燔，气阴耗损。方选清营汤合生脉散加减，方药如下：水牛角 30g[为末先煎]、生地黄 15g、元参 12g、淡竹叶 12g、生石膏 45g[先煎]、麦冬 12g、丹参 12g、黄连 6g、金银花 15g、连翘 12g、西洋参 15g[另炖]、青蒿 15g[后下]、甘草 6g。日一剂，水煎服，共 2 剂。

入院第 7 天四诊，患者发热较前有所减退，以上方为基础加减治疗，继服 3 剂。其后体温逐渐恢复正常，气促症状逐渐减轻，在入院第 9 天停用无创呼吸机，改鼻导管吸氧。

入院第 10 天五诊，患者神清，倦怠乏力，气短纳差，舌暗淡，苔薄黄腻，脉细。汤药以参苓白术散加减化裁，方药如下：太子参 30g、白术 15g、茯苓 15g、白扁豆 18g、薏苡仁 18g、佩兰 12g、陈皮 9g、法半夏 12g、丹参 15g、当归 9g、赤芍 12g、泽泻 9g、砂仁 9g[后下]，甘草 6g。日一剂，水煎服，3 剂。

经治疗后至入院第 11 天复查胸片提示肺炎较前吸收。上方继续加减治疗 3 天，复查胸片提示双肺未见异常，患者康复出院。

出院诊断：①传染性非典型肺炎；②急性呼吸窘迫综合征。

【案例评析】

2002 年 11 月广东出现不明原因肺炎，随后在国内以及国外多个国家、地区相继出现该种病例。2003 年 3 月 15 日 WHO 将之命名为严重急性呼吸道综合征（SARS），国内则暂定名为传染性非典型肺炎。主要传播途径为近距离飞沫传染和间接接触患者的口鼻分泌物，潜伏期 1~14 天，平均 4~5 天。由于其较强的传染性，感染患者临床症状较重，病死率高，引起了全球关注。

对于 SARS 的治疗，广东省中医院积累丰富的经验，将该病分为早期、中期、极期（高峰期）、恢复期四期，采用温病的卫、气、营、血及三焦辨证施治，取得了良好的疗效。

（1）早期（卫气同病）：本期多在发病后 1~5 天左右；病机以湿热遏阻，卫气同病为特点。常见证候有湿热阻遏肺卫，表寒里热夹湿两型，治疗上强调宣透清化。①湿热阻遏肺卫证：选三仁汤合升降散加减；②表寒里热夹湿证：选麻杏甘石汤合升降散加减。

（2）中期（气分肺热壅盛）：本期多在发病后 3~10 天左右；病机以气分肺热壅盛兼有湿热壅盛、邪伏膜原、邪阻少阳为特点。治疗上强调清化湿热，宣畅气机。①湿热蕴毒证：选甘露消毒丹加减；②邪伏膜原：选达原饮加减；③邪阻少阳：选蒿芩清胆汤加减。

（3）极期（邪毒壅闭，热入营血）：本期多在发病后 7~14 天左右，临床突出表现为气促喘憋明显，或伴有发绀，病机以湿热毒盛、耗气伤阴瘀血内阻为主要特点，重者可出现邪入营血，气竭喘脱；治疗上在祛邪的同时必须重视扶正，可选用白虎加人参汤、清营汤、犀角地黄汤等加用活血化瘀之品。①热入营血，耗气伤阴：选清营汤合生脉散加减；②邪盛正虚，内闭外脱：选用大剂量参麦注射液（100ml/d 以上），并送服安宫牛黄丸或紫雪丹，寒厥者用大剂量参附注射液静脉滴注，并用参附汤送服苏合香丸。

（4）恢复期（正虚邪恋）：本期多在发病后 10~14 天后出现，病机以正虚邪恋，易夹湿夹瘀为主要特点。临床以气阴两伤、气虚夹湿夹瘀多见，治疗强调扶正透邪，并重视化湿、活血。

①气阴两伤证:选参麦散或沙参麦冬汤;②气虚夹湿夹瘀证:可分别选用李氏清暑益气汤、参苓白术散或血府逐瘀汤等加减化裁,并配合静脉滴注丹参注射液等活血通脉,促进病灶吸收。

案例患者即按照上述思路实施治疗,最终痊愈出院。这种思路对于其他传染性病毒性肺炎的治疗具有重要的参考价值。

病例 3　重症病毒性肺炎(甲型流感病毒)

【典型病例】

莫某,男,78 岁,入院日期:2014 年 1 月 15 日。

主诉:咳嗽 5 天,加重伴气促 2 天。

现病史:患者 5 天前开始出现咳嗽、咯痰,痰黄质黏量少,伴有鼻塞流涕、咽痛,周身肌肉酸痛不适,无发热恶寒,无腹痛腹泻,无尿频尿急,到当地医院就诊,予抗炎等治疗(具体不详),但症状未见缓解。2 天前患者出现症状加重,伴气促,活动后明显,遂至我院急诊就诊,查血常规:WBC:7.68×10^9/L,NEUT%:65.6%,LYM:1.91×10^9/L,余正常;血气分析:pH:7.572,PCO_2:18.2mmHg,PO_2:107mmHg。胸片(图 4-1-4)提示:①右下肺野阴影,考虑右下肺肺炎;②肺气肿,双上肺陈旧性肺结核;③主动脉硬化,心影增大;④双侧少量胸腔积液。诊断为"肺部感染",由急诊收入我院呼吸科治疗。收入呼吸科后予左氧氟沙星静滴抗感染,并予解痉平喘等治疗。经治疗后效果仍不理想,患者气促渐进性加重,查 PCT 0.06ng/ml;复查血常规提示 WBC、NEUT 计数均正常;痰培养:未发现致病菌。入院第 3 天患者出现发热,查甲型流感病毒抗原阳性,予以复查后仍为阳性,遂组织专家小组成员讨论,治疗上加用奥司他韦抗病毒治疗,并与广州市 CDC 联系,送咽拭子、痰标本进一步筛查流感亚型。其后完善胸部 CT(图 4-1-5、图 4-1-6),结果提示:①双肺多发炎症;②慢支、肺气肿,双上肺陈旧性肺结核;③双侧胸腔少至中量积液;④右心房、左心房增大。经治疗后患者病情仍继续恶化,反复发热,至入院第 7 天患者气促明显,血气分析:pH:7.557,PCO_2:20.9mmHg,PO_2:45.4mmHg;CDC 回复结果为 H7N1 流感病毒抗原抗性,考虑重症甲流,转 ICU 监护治疗。

转入 ICU 时症状:患者神清,倦怠乏力,暂无发热恶寒,咳嗽,痰黄白质黏量少,气促明显,无腹胀腹痛,无胸闷胸痛,发热时伴有汗出,纳眠差,小便正常,大便溏稀。

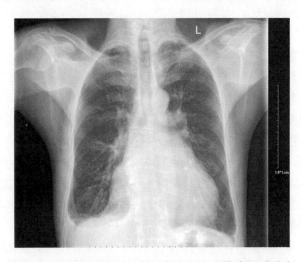

图 4-1-4　胸部 X 线片:右下肺野阴影,考虑右下肺肺炎

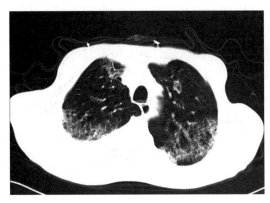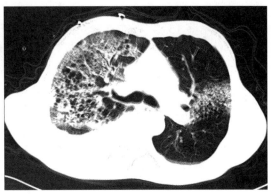

图 4-1-5、图 4-1-6 胸部 CT:双肺多发炎症

既往史:既往年轻时曾患肺结核,经治疗已愈;否认高血压病、糖尿病、冠心病等重大内科疾病病史;否认传染病、手术史。否认药物过敏史。否认近期发热患者接触史,禽类接触史不详。

转入 ICU 时查体:T: 36.5℃, BP: 147/85mmHg, HR: 124 次 / 分, R: 24 次 / 分。双肺呼吸音粗,双肺可闻及散在湿啰音,未闻及干啰音。心率 124 次 / 分,房颤律,二、三尖瓣听诊区可闻及 SM3/6 级吹风样杂音。舌淡黯,苔薄腻微黄,脉滑、促。

转入后急查相关辅助检查结果:血常规:WBC: 11.63 × 10⁹/L, NEUT%: 87.8%, RBC: 3.35 × 10¹²/L, HGB: 113g/L, PLT: 248 × 10⁹/L;血气分析(FiO₂: 60%): pH: 7.524, PCO₂: 26.1mmHg, PO₂: 112mmHg。

转入诊断:

中医:①喘证(肺脾两虚,痰热壅肺)

西医:①重症肺炎(病毒性、H7N1);②急性呼吸窘迫综合征;③脓毒症;④心律失常(心房颤动);⑤心脏瓣膜病(二尖瓣中度反流、三尖瓣重度反流)等。

诊治过程:转入后予重症加强护理,严格按照烈性呼吸道传染性疾病予以隔离。针对ARDS,予无创呼吸机辅助通气;同时继续复查痰培养等相关检查。药物方面继续予奥司他韦抗病毒;患者存在脓性痰,结合转入后血常规提示白细胞、中性粒细胞比值均较前升高,考虑患者继发细菌性感染可能,予亚胺培南静滴抗细菌治疗。此外,予甲泼尼龙 40mg 每日 1 次静脉滴注抗炎,并予乌司他丁减轻炎症反应,实施限制性液体策略、抗心律失常等治疗。

经治疗后患者气促较前有缓解,但仍有发热,转入后第 3 天查痰培养检出多重耐药的溶血葡萄球菌,根据药敏结果加用万古霉素抗球菌治疗。其后患者病情逐渐好转。

中医方面,一诊:转入后第 2 天。患者神疲乏力,面色晦暗,低热,无畏寒,咳嗽,痰黄白质黏量少,气促,少许汗出,腹胀,无腹痛,纳眠差,口干不欲饮,小便正常,大便溏稀。舌淡黯,苔浊腻微黄,脉滑、促。辨证为肺脾两虚、湿热内蕴,治疗上以益气健脾、清热化痰平喘为法,中药汤剂以温胆汤合三子养亲汤加减:法半夏 15g,陈皮 10g,竹茹 10g,茯苓 15g,甘草 6g,莱菔子 10g,紫苏子 15g,芥子 10g,白术 15g,党参 20g,鱼腥草 15g,石菖蒲 15g。日一剂,水煎服,2 剂。

二诊:转入后第 4 天。患者仍神疲倦怠,持续无创呼吸机辅助通气,气促改善,痰白质黏量少,发热,最高体温 38.4℃,腹胀缓解,纳眠差,口干,小便正常,大便 2 日未解。舌淡黯,苔微黄,脉细、促。患者痰浊内蕴征象有所缓解,但仍发热、大便不通,考虑热邪内盛,耗伤气阴。辨证为气阴两伤,痰热壅肺,治疗上以益气养阴、清热化痰为法,拟方如下:西洋参15g,麦冬10g,苇茎15g,冬瓜仁15g,瓜蒌皮10g,苦杏仁10g,薏苡仁15g,石膏30g^{先煎},知母10g,鱼腥草15g,山萸肉15g,炙甘草10g。日一剂,水煎服,2剂。

三诊:转入后第6天。经治疗后患者发热渐退,气促逐渐好转,可间断脱离无创呼吸机,纳仍差,口干,小便正常,大便已解。舌淡黯,苔微黄腻,脉细、结。考虑热邪渐去,中药汤剂在上方基础上去石膏、知母,改用白术15g、茯苓15g健运中焦。

经中西医治疗,至转入ICU后第7天患者停用无创呼吸机,至第8天转回呼吸内科继续治疗。转出时患者精神稍倦,舌淡黯,苔薄腻,脉滑,沉取无力。转出时主要西医诊断如下:①重症肺炎(混合性、H7N1);②急性呼吸窘迫综合征;③脓毒症;④心律失常(心房颤动);⑤心脏瓣膜病(二尖瓣中度反流、三尖瓣重度反流)等。

【案例评析】

案例患者为甲型流感病毒所致的病毒性重症肺炎,经CDC进行病毒定型,确诊为H7N1病毒。流感病毒颗粒外膜由两型表面糖蛋白覆盖,一型为血细胞凝集素(即H),一型为神经氨酸酶(即N),H分15个亚型,N分9个亚型。其中最为人们所熟知的是H7N9禽流感病毒,而案例患者的H7N1则较为少见。该患者的禽类接触史不确定,没有群集性起病,故是否具有传染性不明确,但需严格实施呼吸道隔离。在治疗方面,针对甲型流感病毒,奥司他韦具有较好的疗效,应早期、足量、足疗程使用。此外,针对ARDS,实施积极的呼吸支持治疗。该患者为中度ARDS,但同样顺利实施无创通气治疗,提示无创通气在ARDS轻、中度患者中有应用价值。

中医方面,该患者初诊辨证为肺脾两虚、湿热内蕴。南方多湿,故湿热为患是外感疾病中常见的证型。湿热为患,最常见的表现包括午后发热明显,身热不扬,头重如裹,胸痞或脘腹胀痛,口淡或口干不多饮,大便溏,苔腻,脉濡等症。在辨识方面,还需进一步判断湿重于热,还是热重于湿,或湿热并重,进而应用相应的方剂进行治疗。在治疗上注意避免过用寒冷,以致湿邪缠绵不化。案例患者首诊用药后湿邪有所减轻,但热邪仍盛,故改以清热化痰为主进行治疗。一般而言,病毒性肺炎患者较少脓性分泌物,而以高热、气促为常见表现,属毒热炽盛证,以清热解毒治疗为主。但在后期可继发细菌感染,此时分泌物可增加,当以清热化痰治疗为主,案例患者即为典型。

病例4　重症病毒性肺炎(巨细胞病毒)

【典型病例】

何某,男,34岁,入院日期:2013年7月29日。

主诉:双下肢水肿1年余,发热、咳嗽、气促1周。

现病史:患者于2012年开始出现双下肢水肿,伴泡沫尿,至当地医院就诊,查尿常规提示尿蛋白阳性,间断口服药物治疗(具体不详),但下肢水肿时有反复。2013年5月因肢体水肿入当地医院诊治,查尿蛋白4+;肝功:总蛋白47.7g/L,白蛋白:24.1g/L;肾脏穿刺活检:符合膜性肾病Ⅰ期;诊断为"肾病综合征(膜性肾病Ⅰ期)",予甲泼尼龙60mg每日1次,环孢素75mg每日2次,呋塞米片20mg每日1次等药物治疗,双下肢水肿、蛋白尿好转出院。出院后长期口服甲泼尼龙(48mg每日1次)、环孢素(75mg每日2次)及利尿剂等药物,但下肢水肿症状仍有反复。此次患者1周前不慎受凉后开始出现气促,活动后明显,伴咳嗽,痰少,间中发热,体温最高 38.8℃,伴少许畏寒,无夜间阵发性呼吸困难,无胸痛心悸。自服药物后症状未见缓解,遂于 4 天前至当地医院就诊。当时查血气分析:pH:7.426,PCO$_2$:26.9mmHg,PO$_2$:50mmHg;血常规:WBC:12.6×10^9/L;降钙素原 1.42ng/ml;CRP:229.04mg/L;ALB:23.7g/L;肾功、尿酸、凝血、D- 二聚体未见异常;胸部 CT:①两肺感染;②左心室增大,两侧胸腔可见少许积液,未排除合并心衰;③纵隔淋巴结肿大。当地医院诊断为"Ⅰ型呼吸衰竭、重症肺炎",治疗上予无创呼吸机辅助通气,先后给予美洛西林、阿奇霉素、哌拉西林 –他唑巴坦抗感染,以及利尿、化痰等治疗,但病情未见好转,体温反复升高,最高达 39.2℃,气促渐进性加重。患者病情危重,家属要求转上级医院进一步治疗,遂于今日由当地医院转入我科监护治疗。

入院症见:患者神清,精神疲倦,全身乏力,发热,无恶寒,气促,活动后明显,咳嗽,痰量少,无胸闷胸痛,无恶心呕吐,颜面及双下肢水肿,纳眠差,尿量正常,大便溏。

既往史:否认高血压、冠心病、糖尿病等其他内科病史;否认肝炎、结核等传染病史;否认输血及手术史。

入院查体:T:38.8℃,BP:100/58mmHg,HR:101 次 / 分,R:35 次 / 分。双肺呼吸音粗,但右肺呼吸音较左肺偏弱,双下肺可闻及少许湿啰音,未闻及干啰音。心界向左下扩大,心率101 次 / 分,律齐,各瓣膜听诊区未闻及病理性杂音。舌暗淡,苔薄白腻,脉细滑数,沉取无力。

入院诊断:

中医:①喘证(肺脾肾虚,痰热壅肺);②水肿(肺肾气虚,湿热瘀阻)

西医:①重症肺炎;②急性呼吸窘迫综合征;③脓毒症;④肾病综合症(膜性肾病Ⅰ期)

诊治过程:入院后完善胸片(图 4-1-7)提示双肺大面积渗出。治疗上立即予无创呼吸机辅助通气,IPAP 10cmH$_2$O,EPAP 4cmH$_2$O,FiO$_2$:60%,查血气分析提示氧合指数150mmHg。用药方面,当地医院抗感染治疗无效,抗感染方案予升阶梯,给予亚胺培南 – 西司他丁钠 1g 每 8 小时 1 次静脉滴注;考虑患者炎症反应剧烈,予以甲强龙 40mg 每 12 小时1 次静脉滴注抗炎;考虑患者免疫抑制基础,予胸腺肽肌注、乌司他丁静脉滴注实施免疫调理治疗;此外,配合予以氨溴索化痰,氨茶碱泵入解痉平喘等处理。

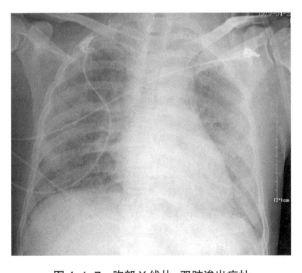

图 4-1-7　胸部 X 线片:双肺渗出病灶

　　入院第 2 天（7 月 30 日），患者氧合指数稍有改善（160mmHg），考虑患者病原菌不明，向患者及家属交代病情后行纤维支气管镜检查，发现气道黏膜充血、水肿，无糜烂，气道内有少量白黏痰，留取深部痰送检病原学。当日痰涂片结果回复提示发现真菌菌丝及孢子，考虑患者长期使用激素，继发真菌感染可能性大，予加用氟康唑氯化钠注射液 0.2g 每日 1 次抗真菌治疗。

　　维持广谱抗细菌、抗真菌治疗后患者病情改善不理想，仍持续发热，体温波动在 38~39.2℃。至入院第 4 天（8 月 1 日）复查胸片（图 4-1-8）提示：两肺感染，对比 2013 年 7 月 29 日胸片，病灶有所增多。深部痰细菌培养结果阴性。考虑患者肾病综合征，长期激素治疗背景，不除外病毒性肺炎可能，留取血液标本送外院完善巨细胞病毒抗原全套等相关检查，同时复查痰培养、痰涂片等相关检查。治疗方面，甲强龙予减量至 40mg 每日 1 次。

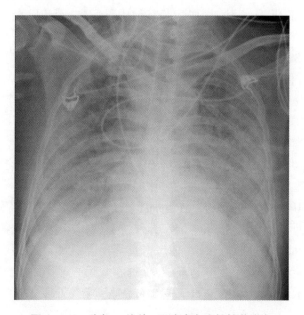

图 4-1-8　胸部 X 线片：双肺渗出病灶较前增多

　　至入院第 6 天（8 月 3 日）患者仍高热，体温较前无明显下降趋势，气促，动则喘甚。痰涂片：G⁺：G⁻：真菌 =2：7：1；痰细菌培养 + 药敏定量：铜绿假单胞菌；血培养、厌氧菌培养未见异常。外院巨细胞病毒抗原：巨细胞病毒抗体 IgM：阴性，巨细胞病毒抗体 IgG：阳性 3.5，巨细胞病毒 PP65 抗原（粒系）：阳性，巨细胞病毒 pp65 抗原（淋系）：阳性，巨细胞病毒 pp65 抗原（单核系）：阳性。根据痰培养药敏结果，停用亚胺培南 - 西司他丁，改为头孢哌酮 - 舒巴坦钠 3g 每 12 小时 1 次静脉滴注抗感染，并加用更昔洛韦 0.5g 每 12 小时 1 次静脉滴注抗病毒治疗。

　　调整用药后至 8 月 5 日患者体温较前明显下降，复查胸片：双肺感染，双侧胸腔积液与前片大致相似，予停氟康唑氯化钠注射液。

　　中医方面，一诊：患者入院第二天，患者神疲乏力，高热，无恶寒，汗出不甚，气促，咳嗽，痰黄质黏量少，颜面晦暗、水肿，肌肤甲错，双下肢水肿，口干不欲饮，纳差，小便淡黄，大便未解。舌黯红，苔黄腻，脉滑数，沉取无力。根据卫气营血理论辨证，考虑为气营两燔，治疗上急则治其标，同时考虑截断疗法，治以清气凉营，以清营汤加减，拟方如下：水牛角 30g^{先煎}，生地黄 15g,金银花 20g,连翘 15g,玄参 15g,淡竹叶 15g,牡丹皮 10g,麦冬 15g,野菊花 10g,青天葵 15g,西洋参 20g,甘草 10g。每日一剂,水煎服,2 剂。

二诊:8 月 1 日,服上方后患者热势稍退,但仍神疲倦怠,气促明显,咳嗽,痰少,口干较前明显,颜面及肢体水肿减轻,纳差,大便已解,褐色稀烂便。舌黯淡,苔黄腻少津,脉滑数,沉取无力。考虑患者热病伤津,证属气阴两虚、痰热壅肺,以益气养阴、清热化痰平喘为法。中药汤剂给予生脉散合五味消毒饮加减,拟方如下:太子参 15g,五味子 10g,麦冬 15g,金银花 15g,野菊花 15g,青天葵 10g,紫花地丁 10g,蒲公英 15g,甘草 6g,款冬花 15g,金荞麦 15g。每日一剂,水煎服,2 剂。

三诊:8 月 3 日,服上方后患者仍有发热,气促,痰黄少难咳,口干有所改善,仍纳差,大便溏。舌黯淡,苔黄腻,脉滑数,沉取无力。考虑患者反复高热,正邪交争剧烈,正气耗伤,在原方基础上加黄芪 20g 益气扶正,助邪外出,加鱼腥草 30g 以清解肺热之邪,两剂。

四诊:8 月 5 日,患者体温较前下降,气促较前缓解,患者躯干出现皮疹,咳嗽,痰少,无明显口干,纳差,大便溏。舌暗淡,苔白腻,脉滑数,沉取无力。中医辨证考虑脾虚湿困,治以健脾渗湿为法,以三仁汤加减治疗,拟方如下:白蔻仁 15g,杏仁 10g,薏苡仁 20g,厚朴 15g,法半夏 15g,通草 10g,滑石 10g^{包煎},淡竹叶 10g,甘草 6g,鱼腥草 15g,黄芪 15g,茯苓 15g。水煎服,日一剂。配合给予复方炉甘石外洗剂外洗局部。

经上方加减治疗 3 天后患者病情进一步好转,无发热,气促减轻,双下肢无水肿,舌淡黯,苔薄腻,脉滑,沉取无力。患者于 8 月 9 日转肾内科继续治疗。转出前复查胸片(图 4-1-9)提示双肺渗出较前吸收好转。

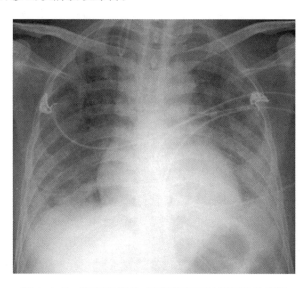

图 4-1-9 胸部 X 线片:双肺渗出病灶较前吸收好转

转出时主要西医诊断如下:①重症肺炎(巨细胞病毒感染可能性大);②急性呼吸窘迫综合征;③脓毒症;④肾病综合症(膜性肾病Ⅰ期)。

患者在肾内科继续治疗 10 天后病情好转出院。

【案例评析】

案例患者为中年男性,肾病综合征基础,有长期使用激素的背景。此次因肺部感染、

ARDS 入住 ICU，予抗细菌、抗真菌治疗后改善不理想。后完善巨细胞病毒检查结果阳性，给予抗巨细胞病毒治疗后病情迅速好转，支持该例患者为巨细胞病毒所致的病毒性肺炎。巨细胞病毒是免疫缺陷人群并发肺部感染时的常见病原体，尤其当这类患者无明显呼吸道分泌物时，需要引起高度警惕。除了巨细胞病毒外，有研究提示疱疹病毒等其他病毒亦是常见病原体。因此对于有免疫缺损背景的患者，在考虑其肺部感染的病原体时思路应更为开拓，以免遗漏。

中医方面，该例患者早期从卫气营血理论进行辨证施治，后改用刘伟胜教授清热解毒的治疗思路。对于肺部感染的患者，若见患者咳嗽、咯痰不明显，而以气促、高热为突出表现时，刘伟胜教授认为此为热毒闭肺，此时治疗宜清热解毒，善用五味消毒饮治疗此类疾病。在治疗过程中同时强调对阴液的维护，常使用生脉散以益气养阴。该患者以此思路为主实施中医治疗，最终获得疗效。

病例 5　侵袭性真菌性肺炎

【典型病例】

陈某，男，76 岁，入院日期：2015 年 1 月 14 日。

主诉：咳嗽、气促 2 个月余，加重伴意识障碍 6 天。

现病史：患者于 2 个月前开始出现咳嗽，咳痰，痰黄白质黏量少，气促，活动后明显，无发热恶寒，无胸闷胸痛，无流感样症状。在当地医院门诊就诊，查胸片提示慢性支气管炎、肺气肿并左下肺感染，间断在门诊治疗 1 个月余，但症状改善不理想，后于 2 周前收入当地医院住院治疗。入院后完善胸部 CT 检查，提示慢性肺气肿征象，左下肺感染，左下胸膜局部增厚。诊断为"慢性阻塞性肺病急性加重期、肺部感染"，先后予左氧氟沙星、头孢他啶抗感染治疗，但咳嗽、气促改善仍不明显。患者于 6 天前在住院期间突发神志不清，呼吸减弱，后迅速出现心脏骤停，经气管插管、心肺复苏抢救后恢复自主心律，神志逐渐转清，但气促、发热，维持呼吸机辅助通气，期间痰培养提示铜绿假单胞菌，复查胸片提示双肺感染，感染病灶较前进展，查血肌酐较前升高（368μmol/L）。治疗上给予亚胺培南抗感染及其他处理，但发热、气促改善不理想，同时尿量减少，现为求进一步诊治由当地医院 ICU 转入我科。

入院症见：患者神清，精神疲倦，面色不华，可遵嘱简单示意，发热，无恶寒，气促，不能平卧，维持经口气管插管接呼吸机辅助通气，经气道可吸出中量黄白黏痰，汗出较多，四肢不温，颜面及四肢水肿，眠差，停留胃管、尿管固定在位，无腹胀，无胸闷胸痛，尿量偏少，昨日尿量约 600ml，大便稀烂。

既往史：高血压病、2 型糖尿病病史 10 余年，血压最高达 180mmHg，平素规律服药，但近期血压、血糖控制情况不详。有冠心病病史 3 年，此次于外院住院期间查心电图提示心房颤动、左心室肥厚伴缺血改变；查心脏彩超提示左室节段性室壁运动异常，左室收缩、舒张功能减退，EF 值 46%，二尖瓣、三尖瓣、主动脉瓣轻度关闭不全，中度肺动脉高压。否认慢性肾病等其他内科疾病病史；否认肝炎、结核等传染病史；否认手术史，此次于外院住院期间有输血史。既往有长期吸烟史，已戒烟 3 年。

入院查体：T：37.5℃，BP：150/56mmHg，HR：69 次 / 分，R：33 次 / 分。骶尾部可见一 8cm×9cm 压疮，无渗液。贫血貌。胸廓呈桶状胸，双肺呼吸音粗，可闻及散在干啰音，双下肺可闻及湿啰音。心界稍向左下扩大,心率 69 次 / 分,房颤律,各瓣膜听诊区未闻及病理性杂音。腰骶部、双下肢凹陷性水肿。舌淡黯,苔白腻,脉结、沉取无力。

入院后辅助检查:血常规:WBC:3.98×10^9/L,NEUT%:93.1%,LYM:0.09×10^9/L,RBC:2.86×10^{12}/L,HGB:84g/L,HCT:27.1%,PLT:37×10^9/L。血气分析:pH:7.294,PCO_2:36.9mmHg,PO_2:102mmHg(FiO_2:50%),Be-b:-8mmol/L,SB:18mmol/L。肾功能:Urea:27.37mmol/L,Cr:338μmol/L。Lac:0.8mmol/L。凝血三项:PT:15.8s,INR:1.36,FIB:2.94g/L,APTT:21s。D-二聚体:4560μg/L。BNP:3329.9pg/ml。降钙素原:2.02ng/ml。CRP:192.05mg/L。肝功能:ALB:31.9g/L,余基本正常。

入院诊断:

中医:①脏衰(肺脾肾虚,痰浊阻肺)

西医:①重症肺炎;②感染性多器官功能障碍综合征(呼吸、肾脏、凝血);③脓毒症;④冠状动脉粥样硬化性心脏病(心律失常、心房颤动;心功能不全);⑤慢性阻塞性肺病(急性加重期);⑥2 型糖尿病;⑦高血压病 3 级(很高危组);⑧贫血(中度)等。

诊治过程:入院后立即予呼吸机辅助通气,根据小潮气量等肺保护性通气策略,模式 AC,参数如下:VT 420ml(理想体重约 70kg),f 20 次 / 分,PEEP 10cmH₂O,FiO₂ 50%,Tins:0.9s。药物治疗方面,根据当地医院痰培养检查结果,维持给予亚胺培南抗感染,同时予氨溴索静脉滴注化痰,异丙托溴铵雾化及氨茶碱泵入解痉平喘等治疗。针对心功能不全,予利尿、调控血压等处理。入院当天即行纤维支气管镜检查评估气道情况,镜下见气道黏膜充血、水肿,气道内可见黄白色黏稠痰液,气道反应性高,右肺上叶支气管开口处糜烂,有少许渗血,予留取深部痰送检。

入院第 2 天予安排行胸部 CT 平扫检查(图 4-1-10、图 4-1-11),结果如下:①双肺多发病灶,并多发空洞形成,考虑感染性病变,合并真菌感染可能性大;②双侧胸腔少量积液,临近肺组织轻度受压不张,左侧为著;③纵隔多发淋巴结影,主动脉粥样硬化;④胸腰椎退行性变,右侧第 3~6 肋骨骨折。根据胸部 CT 检查结果,高度怀疑合并真菌感染,予加用卡泊芬净抗真菌治疗,同时加用胸腺素、乌司他丁实施免疫调理治疗。至入院第 3 天,深部痰培养发现曲霉菌、铜绿假单胞菌。根据药敏结果,停用亚胺培南,改用哌拉西林 - 他唑巴坦静滴抗感染治疗。针对凝血功能障碍,间断输注血浆改善凝血功能。

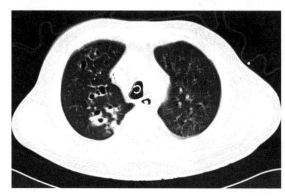
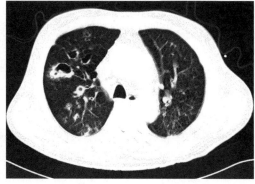

图 4-1-10、图 4-1-11　胸部 CT:双肺多发病灶,并多发空洞形成

其后维持上述抗感染治疗方案,同时调控血压、血糖,处理心功能不全,实施肠内营养支持等治疗。经治疗后患者发热时有反复,但气促情况逐渐有所缓解,予尝试下调呼吸机支持力度。入院后动态留取气道分泌物进行细菌学监测,至入院第7天痰培养提示泛耐药鲍曼不动杆菌感染,根据药敏调整抗感染方案,停用哌拉西林－他唑巴坦,改用头孢哌酮－舒巴坦静滴,并予米诺环素鼻饲联合治疗泛耐药鲍曼不动杆菌。

中医方面,一诊:入院第2天,当时患者神疲乏力,面色不华,发热不甚,少许畏寒,气促,动则不能平卧,维持经口气管插管接呼吸机辅助通气,经气道可吸出中量黄白黏痰,汗出较多,四肢不温,颜面及四肢水肿,眠差,尿量偏少,大便稀烂。舌淡黯,苔白腻,脉结、沉取无力。四诊合参,当属热病后气阳虚衰,而水湿痰浊内蕴之象。辨证考虑为阳气虚衰、水湿瘀阻,治以益气温阳健脾,行气化痰利湿,以真武汤合参附汤等加减,拟方如下:熟附子15g^{先煎},干姜15g,白芍20g,茯苓20g,白术30g,红参15g^{另炖},泽泻15g,桂枝10g,炙甘草15g,厚朴10g,陈皮10g,葶苈子10g。每日一剂,水煎服,2剂。

二诊:1月17日,服药后患者尿量较前增加,颜面及肢体水肿较前改善,但仍发热,体温最高38.6℃,气促,经气道可吸出中至大量的黄白黏痰,纳眠差,大便溏。舌淡黯,苔腻微黄,脉结、沉取无力。中医辨证考虑水湿阴邪有所减轻,但肺部痰热征象较前有所加重,考虑气阳虚衰和痰热壅肺同时并存,治疗上以益气健脾、清热化痰为法,以砂半理中汤加减,拟方如下:红参15g^{另炖},干姜10g,白术30g,法半夏15g,砂仁10g^{后下},茯苓20g,陈皮10g,鱼腥草30g,黄芩10g,浙贝10g,竹茹15g,葶苈子10g,皂角刺10g,炙甘草10g,五指毛桃15g。日一剂,水煎服,2剂。经治疗后患者发热、气道内痰液量较前逐渐有所减少,其后在上方基础上加减,继服3剂。

三诊:至1月22日,患者发热较前减退,但仍气促,动则尤甚,经气道可吸出少量白黏痰,汗出仍明显,畏寒,尿量正常,大便好转。舌淡黯,苔薄腻,脉结、沉取无力,尺脉尤甚。此时患者面临脱机考验,中医辨证考虑仍为气阳虚衰,兼有痰浊,其中先天之本肾脏虚衰的本底凸显,表现为动则气促、畏寒等,而脾虚之象有所巩固,故治疗以健脾补肾、化痰平喘为法,拟方如下:红参15g^{另炖},干姜10g,白术30g,法半夏15g,砂仁10g^{后下},茯苓20g,陈皮10g,鱼腥草15g,仙灵脾15g,杜仲15g,北芪30g,炙甘草10g。日一剂,水煎服,2剂。

经中西医结合治疗,患者于1月26日拔除气管插管,改用无创呼吸机序贯治疗,至28日可间断停用无创呼吸机,至30日转呼吸科病房继续治疗。

转出时西医诊断:①重症肺炎(细菌、曲霉菌混合感染);②感染性多器官功能障碍综合征(呼吸、肾脏、凝血);③脓毒症;④冠状动脉粥样硬化性心脏病(心律失常、心房颤动;心功能不全);⑤慢性阻塞性肺病(急性加重期);⑥2型糖尿病;⑦高血压病3级(很高危组);⑧贫血(中度)等。

患者在普通病房继续使用卡泊芬净抗感染治疗至入院后21天,然后改用伏立康唑口服序贯治疗,后病情稳定、好转,于2月18日出院。

【案例评析】

案例患者高龄,基础病多,此次肺部感染的病原菌考虑为混合菌的可能性大。患者深部痰培养发现曲霉菌,结合胸部CT具有真菌相关的空洞表现,曲霉菌感染的临床诊断明确。由于缺乏特异性的实验室及影像学检查指标,在临床上明确肺部真菌感染具有很大的挑战性。气道分泌物真菌培养的结果难以区分感染或定植,尤其是念珠菌类。存在典型的空洞、真菌球等影像学特征的患者亦并不常见。侵袭性肺部真菌感染的诊断依然有很大的提升空间。曲霉菌感染可考虑使用伏立康唑、两性霉素 B、卡泊芬净治疗,但该患者入院时存在急性肾损伤,伏立康唑及两性霉素 B 的使用受到限制,故应用卡泊芬净进行治疗。

中医方面,真菌感染往往见于免疫低下、长期使用抗生素治疗的患者,符合中医学中本气大虚的认识,因此扶正固本是治疗的一个重要方面。但此类患者在临床上除了有本虚表现外,往往同时合并有发热、痰多等标实表现,需要辨识标实的轻重缓急。如案例患者在二诊中气阳虚衰和痰热壅肺同时并存,寒热并存,故治疗上寒温并用,以益气健脾、清热化痰为法治疗。这种寒热并存、虚实兼夹的病机状态在重症患者中较为常见,需总结经验,做到温而不助火,寒而不伤正。而在炎症状态相对缓和后,扶正法可以重点从先天、后天之本着手,以健运后天脾土为主,佐以补肾纳气治疗。

【经验与体会】

1. 不同病原学与中医证候的相关性　根据病原学的不同,肺炎可分为细菌性肺炎、病毒性肺炎、真菌性肺炎、非典型病原体肺炎等类型。不同病原菌导致的肺炎均可出现发热、咳嗽、气促等症状,发展到重症阶段时均可出现呼吸衰竭,表现为口唇发绀、张口抬肩、神识昏蒙等危候。但其中细菌性肺炎气道分泌物多,多呈化脓性改变,而病毒性肺炎、非典型病原体肺炎则往往气道分泌物不多,两者具有差别。因此,细菌性肺炎更多表现为咳吐脓痰、喉间痰鸣等一派痰热壅肺之征象,而病毒性肺炎、非典型病原体肺炎则仅见毒热炽盛,而痰浊征象不明显。因此,在中医辨治方面同样存在差别,细菌性肺炎可能更多的使用清热化痰治法,常用千金苇茎汤、清金化痰汤等,而病毒性、非典型病原体肺炎则更倾向于使用清热解毒治法,常用五味消毒饮等方药。

2. 通腑调肺法在重症肺炎中的应用　不少名医均认可和强调气分证是重症肺炎治疗的关键环节,需要重点把握好气分证这一关。肺与大肠相表里,温热毒邪犯肺,热毒必将循经下移大肠,若此时肠中有积滞,毒热必将与肠中积滞相结,形成肺失宣降,腑气不通,喘、满、燥、结悉具之证。肺气壅塞与腑气不通之间形成恶性循环,热毒内陷脏腑,损伤正气,导致元气耗伤,致使脏腑虚衰;而气虚无以行血,则致瘀血内生。因此,肺热腑实证是重症肺炎临床常见的证候,此时采用通腑调肺法,同时考虑到合并存在正气虚损、瘀血内阻,治疗上采用通腑泻下、清热解毒、补益扶正、活血化瘀并用的法则,使机体阴阳恢复平衡。临床使用以小承气汤合五味消毒饮加减进行治疗,组成如下:大黄 15 克[后下],枳实 30 克,厚朴 30克,金银花 20 克,蒲公英 30 克,紫花地丁 20 克,鱼腥草 30 克,黄芪 30 克。此方以小承气汤为基本处方治痞、满、燥、实,以下热结;金银花、蒲公英、紫花地丁由外科排脓毒要方五味消毒饮加减,取其清热解毒以达消脓毒;鱼腥草清肺热毒;黄芪扶正固本,是治虚的补充;大黄活血祛瘀;厚朴、枳实燥湿行气,还可调理气机、兼顾瘀和水(湿)等病理产物。全方既清肺脏之热邪,又泻大肠之秽浊,补脏腑之虚,共奏通腑泻下、清热解毒、益气扶正、凉血活血之功。

3. 耐药菌感染的中医切入点　耐药菌的感染已经成为导致患者重症肺炎死亡的重要原因之一。抗生素使感染性疾病的病死率大幅下降,但随着抗生素品种的增加、抗菌谱的扩大,细菌的耐药菌株、耐药速度和耐药谱也随之增加、增快和扩大。抗生素无法控制耐药菌引起的感染,免疫力的降低更是导致耐药菌感染的几率大大增加。目前针对耐药菌感染的治疗,除采取积极的防控措施,西医采取抗生素联合用药、加大剂量、延长滴注时间、使用新的抗生素等措施。尤其在泛耐药鲍曼不动杆菌感染的治疗。在2012年《中国鲍曼不动杆菌感染诊治与防控专家共识》(简称《共识》)中,对于多重耐药鲍曼不动杆菌应根据药敏选用头孢哌酮 – 舒巴坦、氨苄西林 – 舒巴坦或碳青霉烯类抗生素,可联合应用氨基糖苷类抗生素或氟喹诺酮类抗菌药物等;广泛耐药菌常采用两药联合方案,甚至三药联合方案。其实鲍曼不动杆菌的毒力并不强,大多数患者是全身状态差,在医院内反复、大量使用各种抗生素后才诱导出现多耐甚至全耐的鲍曼不动杆菌。因此,全身状态的改善是重要的方面,尤其是免疫功能及营养状态的改善显得更为重要。

在中医方面,通过结合"正气存内,邪不可干""邪之所凑,其气必虚"的治疗理念,提倡适当运用中医"补益法"治疗,可能有助于减少耐药菌的产生,尤其有助于控制 ICU 的耐药菌感染。重症感染尤其是耐药菌感染从中医学辨证来看,多属于本虚标实之证。正常菌群和机体免疫功能的正常皆属于正气;人体微生态的菌群平衡、机体免疫功能正常,代表正气盛;虽有致病因素存在,仍可不致发病。如《灵枢·百病始生》所言:"风雨寒热,不得虚,邪不能独伤人。卒然逢疾风暴雨而不病者,盖无虚,故邪不能独伤人……其中于虚邪也,因于天时,与其身形,参与虚实,大病乃成。"若人体微生态的菌群失衡、机体免疫功能低下或紊乱,则为正气虚衰,不能抗御邪气,即所谓"邪之所凑,其气必虚"。人体微生态的菌群失衡、致病菌群增多、病原微生物等,则属于"邪气"范畴。正气能驱除内、外邪,调节和维持体内外环境的平衡,使机体保持健康状态,这与免疫学及微生态学理论是一致的。运用中医补益法,补益扶正,正气能驱除内、外邪,调节和维持体机体内外环境的平衡。现代研究发现,中医扶正祛邪的治法,在抗感染治疗中发挥重要作用,主要通过增强机体的免疫功能,促进单核 – 吞噬细胞系统的吞噬能力,促进 T 淋巴细胞活化,提高NK 细胞活性以及特异性抗体,从而达到预防或控制感染尤其是耐药菌感染与二重感染等的作用。中医补益法的应用可能成为目前耐药菌治疗的突破口之一。因此,对于危重症患者合并耐药菌感染或重症感染患者,以中医学邪正发病学说为指导,运用中医学整体观和西医学免疫学理论为指导,应用中医补益法以进行治疗,多选用黄芪、党参或红参、边条参、西洋参、淫羊藿、补骨脂、女贞子、当归、白术、刺五加、鹿茸、灵芝、枸杞子等药物达到扶正补虚的作用,也可配合灸法治疗,常选穴位如足三里、关元、气海等,皆可起到扶助元气、健脾益气之效。

三、经验拓展

1. 古代名医经验

(1)张寿颐治疗风温经验:明清时期的部分温病内容被认为比较符合肺炎表现,如张寿颐在其著作《张山雷医案》中收录了风温治案四则,反映了他的学术思想和临床经验。

患者尤某,58 岁,病起十多日,昨日大汗,神昏,手舞咬牙,齿垢舌燥,咳痰不活,大便昨日一解,脉中候滑大有力。阳明热盛,将有动风之变。处方:生石膏八钱,瓜蒌皮、瓜蒌子、浙贝母、知母各三钱,胆星、郁金、牛蒡子、黄芩各一钱五分,马兜铃一钱,黄连八分,枳实六分,紫雪(吞)四分。

从案例来看,该患者有咳嗽咳痰的呼吸道感染的临床表现,病势十多日而渐重,出现神昏、手舞咬牙等危重表现,辨证考虑为"阳明热盛,将有动风之变"。虽腹不坚满,但肺胃痰热炽盛,且有动风先兆,故在苦寒泄降的同时清投下剂,而未使用清营凉血一类药物,反映了其重视清泄阳明治疗风温的思路。

（2）张锡纯治疗肺热咳嗽经验:张锡纯曾治赵君,40岁。始则发热懒食,继则咳嗽,吐痰腥臭,大便数日一行,脉象滑实,右脉尤甚,舌有黄苔。辨证考虑此由伏气伏于膈膜之下,逼近胃口,久而化热,不外发为热病,转上透膈膜,熏蒸肺脏,致成肺病者也。投以大剂白虎汤,处方:生石膏三两(捣细),肥知母一两,生山药六钱(杵),粉甘草三钱,清半夏六钱,瓜蒌仁八钱(杵),青竹茹四钱,青连翘三钱。上方三剂后,病愈强半。又即其方加减,服至十余剂,痊愈。

案例患者咳嗽、吐痰腥臭,当属肺热咳嗽,张氏虽认为此乃伏气为病,但亦属热毒范畴,治疗上选用白虎汤,反过来佐证乃阳明气分证。在白虎汤原方基础上加入法半夏、竹茹、瓜蒌仁以清热化痰,加入连翘以清热解毒散结。

对于风温肺热病,现代不少医家均强调把握好气分证这一关,正确运用清气法,是阻断病势发展的关键,上述两个案例即为明证。

2. 周仲瑛教授治疗肺炎经验

（1）肺炎多属风温,治分卫气营血:周仲瑛教授认为肺炎多属风温,卫气营血辨证可以基本反映其病理演变。重症肺炎患者以高热、咳嗽、喘促、口唇发绀、神识昏蒙等为主要表现,当属其中的气分证、营血证。

重症肺炎证属气分证者,除了可见邪热壅肺而致肺气郁闭外,临床上需注意鉴别是否同时合并存在热郁少阳之证;若热传阳明,可致肺胃热盛,或痰热交阻而成结胸,或见痰热腑实之证。治疗方面,清气分之热,常用麻杏石甘汤加味,视不同兼证加减,如痰热较甚者合用千金苇茎汤。周老强调气分证是肺炎最常见的主要证候,大多数患者都要经过"气分"这一极期阶段,因此把好"气分"关,正确运用清气法,是阻断病势发展的关键。

营气通于心,如肺炎患者出现烦躁不安,为营热内盛,邪犯心包的表现,此时治疗可使用透热转气法,在清热化痰的基础上合用清营汤。若出现谵语神昏,舌绛肢厥,此时病已内陷,当清心开窍,以救其急,可使用安宫牛黄丸、至宝丹等配合抢救。

（2）肺炎并非尽属风温,必须审证求因施治:周老还强调指出,虽然肺炎多属风温范围,但亦有部分病例不表现风温证候,这类病例多无卫气营血的传变过程。这个在临床上并不少见,尤其是部分高龄患者,可直接以休克而主要表现,属于脱证范畴,临床上并无典型的高热、咳嗽、喘促等邪毒内盛的表现。对于这部分患者应注意审慎求因,治疗上以温阳固脱为主。

3. 姜春华教授"截断"学说　姜春华教授是著名的现代温病学家,在温病卫气营血等传统治疗的基础上,提出"截断扭转"与"先证而治"的学术思想,对于重症肺炎的临床诊治具有启发意义。

急性温病具有起病急、发展快、变化速、来势凶、病势重等临床特点,其特性表现在于"急"。"截断"学说的主旨就是在急性温病病情恶化前"先证而治",逆转病势,截断病情发展。后世学者总结了姜春华教授"截断"学说的四大要点,分别为"重用清热解毒""早用攻下直折""及时活血化瘀""迅速固正防脱",其中"重用清热解毒""早用攻下直折"对于重症肺炎的诊治可能具有重要的指导意义。

（1）重用清热解毒：姜师认为温病邪毒侵入，热由毒生，瘟毒不除，热燔不去，必生逆变，所以清热解毒是祛除重症温病瘟毒的重要截断法。在运用清热解毒法要掌握几个要素：一是早用，在出现卫分症状即可加入清热解毒药；二是重用，量要大，剂要重，甚至可日夜连服3剂，这样才能截断病邪；三是选择对特异病原比较有针对性的清热解毒药，争取早期截灭病原。对于重症温病把好气分关，扭转病势具有重要意义。

（2）早用攻下直折：温病先贤已有"温病下不嫌早"的经验，吴有性在《温疫论》也曾说："大凡客邪贵乎早治……早拔去病根为要耳……承气本为逐邪而设，非专为结粪而设也。"后世将其思想总结为："温邪以祛邪为急，逐邪不拘急粪。"对重症温病早用攻下通腑，釜底抽薪，有利于迅速排除邪热瘟毒，有效地截断温邪鸱张。这与董建华等名家的经验亦相吻合，温热病热结胃腑，得攻下而解者十居六七。当然，亦不得妄用下法，需有腹胀满、腹痛、大便秘结等可下之症方可。

4. 颜德馨教授主张从热毒袭卫、痰瘀壅肺立法，适时运用通腑治疗

（1）从热毒袭卫、痰瘀壅肺立法：急性肺炎涉及中医药"风温""咳喘""厥脱"等范畴，往往发病急骤，发展迅速，其辨证虽有卫气营血之分，但不能依卫气营血按部就班，倘若失治误治，病邪入里，则见高热呓语、神昏肢厥等变证。其病机总由温邪直袭肺卫，热毒与气血相搏而为病，治疗当从热毒袭卫、痰瘀壅肺立法。对于清热之品首选石膏，颜德馨教授认为石膏非辛甘大寒之品，乃辛甘微寒也。其辛能解肌，无芩、连等凉遏之弊，甘能生津，可克温热伤津之证，微寒则须大剂而行。当外感高热时，石膏用量较大，每至30~50g，常合金银花、连翘、知母、山栀解表清热之品，佐以滑石、茯苓、通草等清热利湿之品；如气血两燔，血热妄行，加犀角、生地、丹皮等凉血泄热之品。若里热始盛则用生石膏，剂量宜大，鉴于温病高热的主要病机毒随邪入、热由毒生、热毒相搏、瞬息传变，石膏能迅速祛除病原，杜绝热势蔓延。若热在气，出现热、渴、咳、喘，可投麻杏石甘汤，开宣肺气，辛凉泄热，但化痰之力尚嫌单薄，每配伍葶苈子以劫肺实痰壅。若温燥伤肺，时时高热，干咳无痰，体表如炽，咽干舌燥，应用喻昌的清燥救肺汤，石膏清热，复以润肺滋液之品，其方沃焦救焚，列为首推；或与百合地黄汤同用，治热发无定时，借此二味甘苦之性，以敛燥气之游弋。

（2）适时运用通腑治疗：肺热壅盛者多见大便秘结，痰热壅阻，肺气失宣，腑道为之秘结，热难泻越，单用清热解毒之法恐难有效，此时使用通腑治疗可釜底抽薪，保持大便通畅，荡涤腑热，则邪毒自下而去，腑气通则脏气安，恰如吴有性"客邪贵乎早逐"之说。应适时用"下法"，且"下法不厌早"，应抓紧时机，及时逐邪，大凡有热邪明确存在有阳明腑实等可下之见证，即可攻下。常用宣白承气汤，以杏仁、瓜蒌皮宣肺化痰，大黄、石膏清热攻下；亦可在肺炎方基础上加用大黄通腑泻下。

5. 黄春林教授消、托、补三法辨治重症肺炎　黄教授指出，重症肺炎患者多本虚标实，虚实夹杂，临床若单治其标，一味攻伐，往往效果欠佳。此时应顾护其本，扶正祛邪，方可获良效。黄教授观察到，重症肺炎往往肺部病变严重、气道大量脓性分泌物。如何使气道通畅、让痰液排出，成为治疗的关键。单纯的清热解毒、宣肺化痰往往力有不逮。消、托、补三法，是中医外科学治疗疮疡的有效方法。黄教授创造性地提出用三法治疗重症肺炎。

在细菌感染早期,黄教授仿仙方活命饮之活血化痰法,促进炎症病灶吸收;中期炎症病灶虽有所吸收,但吸收缓慢且患者久病虚弱,选用托里消毒散活血化瘀,既能促进炎症病灶吸收,又能补益气血,促进机体康复;晚期炎症病灶虽已吸收,但患者仍未康复,阴阳气血俱虚,以内补黄芪汤补益气血,滋阴助阳。此外,高龄多脏器功能衰竭患者逐渐增多,经过早期和中期治疗,往往神疲气短,面色无华,一派正虚邪盛之象。此时尤其应摒除"炎是热证"的概念,不能一味"清热消炎",可采用阳和汤温阳补血,散寒化痰,促进炎症病灶吸收,使机体康复。

（1）消法:临床具体运用时,消法又可细分为解表、通里、清热、温通、祛痰、理湿、行气、和营等多个法则,临证常多法合而治之。重症肺部感染患者,初起即可用消法,结合抗生素治疗,共同控制、消除感染。具体而言,对于痰热蕴肺的重症肺炎患者,可治以清热祛痰,予葶苈大枣泻肺汤、千金苇茎汤、清金化痰汤等加减;痰瘀热毒壅滞的肺炎合并 ARDS患者,可治以清热解毒,活血祛痰,方用仙方活命饮加清热化痰药治之。该方为外科治疗阳证疮疡第一方,此时用之,取其清热解毒,活血溃坚之义,使痰湿瘀血热毒得以消解;重症肺炎合并肠功能障碍,腹胀,腑气不通者,辅以通里法治之,予凉膈散、大承气汤等通腑泻浊。

（2）托法:重症肺系疾病患者、尤其高龄患者,至疾病的中后期,更是正气不足甚至正气虚衰,倘若于正邪相争中单用消法,非但不足以取胜,反致玉石俱损,耗伤正气。因此,取补托法,或托法联用消法,在扶正的基础上祛邪,达到祛邪不伤正,扶正不留邪的目的。治疗应扶正补虚,托邪外出。若只知一味更换、升级抗生素,也是无益,多用用托里消毒散、阳和汤、生脉散、陈夏六君子汤等方临证加减治之。

（3）补法:重症肺系患者多病机复杂,单纯虚证者少见,多虚实夹杂,或正虚邪实,或正虚邪恋。故临证应分清虚实,多补法与消法并用,以免补虚反留邪,而犯"实实之戒"。治疗应以补法为主,方选内补黄芪汤、生脉散、四君子汤等为基础方,补益气血,再酌情选取清化痰热、降气平喘、活血化瘀等药;补法之中,尤强调补益后天脾胃。脾胃乃后天之本,气血化生之源,水谷于脾胃化生精微,然后充养全身五脏六腑。凡疾病得胃气者生,胃气败者亡,意指即使是患了危重的病,若脾胃功能尚存,亦有一丝向愈的转机,反之则危殆。况肺金为脾土之子,培土生金,更有益于肺系疾病的痊愈。

参 考 文 献

［1］中华医学会呼吸病学分会. 中国成人社区获得性肺炎诊断和治疗指南（2016 年版）［J］. 中华结核和呼吸杂志,2016,39（4）:1-27

［2］晁恩祥. 中国现代百名中医临床家丛书 – 晁恩祥［M］. 北京:中国中医药出版社,2011

［3］林琳,张忠德. 呼吸科专病中医临床诊治［M］. 第 3 版. 北京:人民卫生出版社,2013

［4］付婷婷,秦玉龙. 张寿颐辨治风温之经验［J］. 浙江中医杂志,2011,46（7）:469-471

［5］贝润浦. 论姜春华"截断扭转"与"先证而治"的辨证思想［J］. 北京中医药,2010,29（8）:586-589

［6］屠执中,艾静. 颜德馨临证实录［M］. 北京:中国中医药出版社,2010

［7］苏中昊. 颜德馨辨治外感热病学术思想辑要（附芪众颗粒预防老年人上呼吸道感染临床研究）［D］. 上海：上海中医药大学硕士学位论文，2008

［8］张翔炜. 黄春林教授消、托、补三法治疗ICU重症肺系疾病经验介绍［J］. 新中医，2011，43（7）：160-161

［9］郭力恒，王磊，陈全福，等. 黄春林教授病证结合论治危重症经验介绍［J］. 新中医，2011，43（12）：141-143

第二章

慢性阻塞性肺病急性加重期

一、疾病概要

【现代医学】

慢性阻塞性肺疾病（chronic obstructive pulmonary disease，COPD）是一种可以预防和可以治疗的常见疾病，其特征是持续存在的气流受限。气流受限程度呈进行性发展，伴有气道和肺对有害颗粒或气体所致慢性炎症反应的增加。急性加重和合并症影响患者整体疾病的严重程度。慢性阻塞性肺病（COPD）的诊断应根据临床表现、危险因素接触史、体征及实验室检查等资料，综合分析确定。任何有呼吸困难、慢性咳嗽或咳痰，且有暴露于危险因素病史的患者，临床上需要考虑慢阻肺的诊断。诊断慢性阻塞性肺病需要进行肺功能检查，吸入支气管舒张剂后 FEV1/FVC<70% 即明确存在持续的气流受限，除外其他疾病后可确诊为慢性阻塞性肺病。

慢性阻塞性肺病急性加重期（acute exacerbation of chronic obstructive pulmonary disease，AECOPD）的诊断主要依靠患者急性起病的临床过程，其特征是呼吸系统症状恶化超出日间的变异，并由此需要改变其药物治疗。主要表现有气促加重，常伴有喘息、胸闷、咳嗽加剧、痰量增加，痰液颜色和（或）黏度改变及发热等，也可出现全身不适、失眠、嗜睡、疲乏、抑郁和意识不清等。至今没有一项单一的生物标志物可应用于 AECOPD 的临床诊断和评估，以后期待有一种或一组生物标志物可以用来进行更精确的病因学诊断。

AECOPD 可由多种因素导致，最为常见的原因是气管、支气管感染，主要为病毒、细菌感染，其次环境、理化因素改变、稳定期治疗不规范等均可导致急性加重。急性加重的评估是基于患者的病史和临床症状的严重程度。

【中医认识】

COPD 在中医学中归属于"肺胀""咳嗽"和"喘证"等范畴，COPD 早期临床表现以咳嗽、咳痰为主，可诊断为"咳嗽"；等病情进一步发展以呼吸困难为主要临床表现时，则诊断为"喘证"；到中、晚期出现严重呼吸困难伴胸廓胀满时，诊断为"肺胀"。《灵枢·胀论》曰："肺胀者，虚满而咳欻"。另外在《金匮要略·肺痿肺痈咳嗽上气病脉证并治》中说："咳而上气，此为肺胀，其人喘，目如脱状"，明确指出"肺胀"的证候表现为咳、喘。而在《诸病源候论·咳嗽病诸候·咳逆短气候》记载："肺虚为微寒所伤，则咳嗽。嗽则气还于肺间，则肺胀；肺胀则气逆。而肺本虚，气为不足，复为邪所乘，壅痞不能宣畅，故咳逆短气也。"《中医内科学》对其临床表现、病因病机等做了系统的阐述："多种慢性肺系疾患反复发作，迁延不愈，肺脾肾三脏虚损，从而导致痰瘀互结，气道不畅，肺气壅滞，胸膺胀满，不能敛降，临床以喘息气促,咳嗽,咯痰,胸部膨满,憋闷如塞,或唇甲发绀,心悸浮肿等为主要表现的病证名为肺胀。严重者常并见高热、昏迷、痉厥、出血及喘脱等严重证候。本病病程缠绵,时轻时重,经久难愈。"

历代医家均认为 COPD 的病位首先在肺,随着病情的发展,进一步可影响到脾、肾,后期可累及于心。因此肺气虚是本病发生的首要条件之一,而外邪入侵(即风、寒、暑、湿、燥、火)则是本病急性发作的重要因素,除此之外,七情、饮食等亦可致病,因为它们可以影响脏腑、气血的生理及病理改变,从而使肺气宣降功能失常,引起咳、痰、喘。由此可见,COPD 以外感六淫为主要诱发因素,病性属本虚标实,本虚与肺、脾、肾相关,标实主要与痰浊、血瘀、气郁相关。

本虚方面,主要责之于肺肾。肺为气之主,肾为气之根。《仁斋直指方》云:"肺出气也,肾纳气也。肺为气之主,肾为气之藏。"清代林佩琴《类证治裁·喘证》说:"肺为气之主,肾为气之根。肺主出气,肾主纳气,阴阳相交,呼吸乃和。若出纳升降失常,斯喘作焉。"《景岳全书·喘促》曰:"盖实喘者有邪,邪气实也,虚喘者无邪,元气虚也,实喘者气长而有余;虚喘者气短而不续……此其一为真喘,一为似喘,真喘者其责在肺,似喘者其则在肾。"古人言"久病则虚",COPD 病程漫长,迁延不愈,可见"虚"必定贯穿该病的始终。

标实方面,主要与痰浊、血瘀、气郁相关。脾为生痰之源,肺为贮痰之器。《黄帝内经·素问·经脉别论》:"饮入于胃,游溢精气,上输于脾,脾气散精,上归于肺……"脾虚则痰湿内生,脾为肺金之母,内生之痰湿影响肺脏的宣发肃降,从而为 COPD 的发生提供了条件。心主血而肝藏血,自然相关于心肝两脏。心主血脉,血液的运行通畅与否,得靠心气的推动。因此心气、心阳虚,可致心血瘀阻。《丹溪心法·咳嗽》指出:"肺胀而嗽……此痰挟瘀血碍气而病,宜养血以流动乎气",由此可见,瘀血贯穿于"肺胀"病之始终。《类证治裁·肝气肝火肝风论治》有云:"肝木性升散,不受遏郁,郁则经气逆",赵献可亦有"七情内伤,郁而生痰"之说。肝主疏泄,因此人体气机顺畅密切相关。若肝气郁结,气机不畅,气逆于肺,则肺失清肃而气喘,胸胁胀满;若肝郁化火,上灼肺阴,亦可引发咳喘。另外《仁斋直指方论》中还提及了情志对疾病的影响,如"惊忧气郁肺胀而喘"。总之,痰浊、瘀血、气郁都会影响 COPD 的发展。

二、临床学步

病例 1　AECOPD 无创通气

【典型病例】

郭某,男,82 岁,2013 年 1 月 9 日入院。

主诉:反复咳嗽咳痰 20 余年,气促肢肿 12 年,加重 1 天。

现病史:患者 20 余年前开始出现反复咳嗽、咳痰,初时症状较轻,自服止咳药物后症状好转,其后每因天气变化受凉后诱发,每年发病累计达 3 个月以上。12 年前上述症状发作较前频繁,伴活动后气促,并出现双下肢水肿,无夜间阵发性呼吸困难,无胸闷胸痛,无心慌,一直未系统诊治。2002 年患者因咳嗽咳痰、气促加重伴意识欠清至我院住院治疗,诊断为"肺部感染、慢性阻塞性肺病、Ⅱ型呼吸衰竭",经抗感染、解痉平喘、稀化痰液及中医辨证治疗后病情缓解出院,出院后间断至我院门诊随诊,但症状时有反复。2006 年、2009 年、2011 年患者多次因上述症状反复至我院住院治疗,诊断同前,经抗感染、无创呼吸机辅助通气等治疗后好转出院。2012 年 6 月、8 月、10 月、12 月分别因"气促肢肿"再次发作入住我院,期间查胸部 CT 提示(图 4-2-1、图 4-2-2):右肺上叶后段占位,考虑周围型肺癌,中央坏死,周围炎症;右肺上叶前段、下叶背段、下叶背段胸膜下细小结节;慢性支气管炎,肺气肿,双上肺多发肺大泡形成。诊断"慢性阻塞性肺病、呼吸衰竭(Ⅱ型)、慢性肺源性心脏病、肺肿物(右肺癌可能性大)",患者家属签字拒绝行肺癌相关检查及治疗,予抗感染、解痉平喘、稀化痰液、无创呼吸机辅助通气等治疗,经治疗后患者症状好转出院,出院后门诊随诊,服用中西医药物维持。昨日因天气变化再次出现咳嗽、咳痰、气促加重,无法平卧,小便量少,少许胸闷,腹胀,双下肢水肿,伴反应迟钝,口唇发绀,遂至我院门诊就诊,考虑患者病情重,由门诊拟"呼吸衰竭、慢性阻塞性肺病(急性加重期)"联系我科,收入进一步监护治疗。

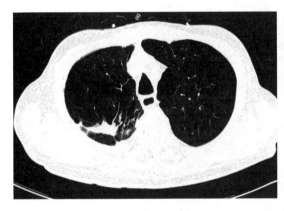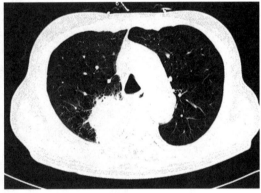

图 4-2-1、图 4-2-2 胸部 CT:右肺上叶后段占位,肺气肿,多发肺大泡

入院症见:神清,精神疲倦,反应迟钝,口唇发绀,气促,动则加重,咳嗽咳痰,痰色白质黏量少,可咯出,无发热恶寒,无头晕头痛,无胸闷心悸,无胸痛及放射痛,无恶心呕吐,腹胀无腹泻,双下肢轻度水肿,纳可,眠一般,小便量少,大便未解。

既往史:高血压病史 10 余年,最高 235/121mmHg,平素规律服用硝苯地平缓释片 10mg 每日 2 次控制血压,近期血压控制情况不详。"颈动脉硬化、小肠低位性肠梗阻、肝囊肿、肾囊肿、前列腺增生"病史。吸烟 50 余年。

入院查体:T 36.5℃,HR 110 次 / 分,R 30 次 / 分,BP 140/70mmHg,SpO$_2$ 48%;桶状胸,双肺叩诊呈过清音,双肺呼吸音稍弱,可闻及散在干、湿啰音,心前区无隆起,心界向左下扩大,心律齐,各瓣膜听诊区未闻及病理性杂音。双下肢轻度凹陷性水肿。舌淡黯,苔白厚浊,脉弦滑数。

入院诊断:

中医:①肺衰病(肺脾肾虚,痰浊阻肺);②肺胀(肺脾肾虚,痰浊阻肺);③肺癌(气虚痰瘀阻络);④肠结(腑气不通)。

西医:①呼吸衰竭(Ⅱ型);②慢性阻塞性肺病伴急性加重;③肺肿物(右肺癌可能性大);④慢性肺源性心脏病(失代偿期);⑤肺部感染;⑥肺大泡(双上肺);⑦肠梗阻(待排);

⑧高血压病（3级，很高危组）。

辅助检查：血常规：WBC 6.98×10^9/L，NEUT% 84.1%；血气分析（无创呼吸机支持下 FiO_2 100%）：pH 7.322，PCO_2 60.7mmHg，PO_2 140mmHg，［BEecf］4.9mmol/L，BE-b 3.7mmol/L；CRP 73.8mg/L；复查血气：pH 7.306，PCO_2 69.9mmHg，PO_2 78.3mmHg，［BEecf］7.9mmol/L；生化：K^+ 4.04mmol/L，Na^+ 138mmol/L，Cl^- 93.2mmol/L，TCO_2 36.4mmol/L，Glu 9.67mmol/L，Urea 9.09mmol/L；凝血：FIB 4.73g/L，D-Dimer 510μg/L；BNP 450.6pg/ml；降钙素原检测：0.18ng/ml；肝功能：AST 13U/L，ALB 31.4g/L，PA 102mg/L；痰涂片找细菌：革兰阳性菌：革兰阴性菌：真菌 =9：1：0；痰细菌培养未检出致病菌；辅助 T 细胞/细胞毒 TC 比值（Th/Ts）：0.87；茶碱血药浓度：7.4μg/ml。胸片（图 4-2-3）：①右肺上叶后段肿块，并周围阻塞性炎症；②双侧少量胸腔积液，并右下肺节段性含气不全，未除外合并右侧水平裂积液。腹部卧位平片未见明显异常。

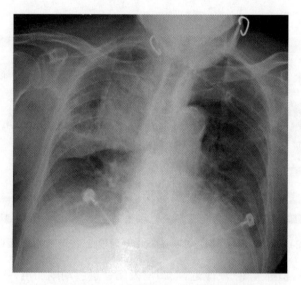

图 4-2-3 胸部 X 线片：右肺上叶后段肿块，
并周围阻塞性炎症，双侧少量胸腔积液

诊治过程：入院后立即予重症监护，无创呼吸机辅助通气，行纤维支气管镜检查、机械辅助排痰，经验性给予注射用头孢哌酮-舒巴坦钠抗感染，并予氨茶碱注射液静推、吸入用复方异丙托溴铵溶液雾化解痉平喘，吸入用布地奈德混悬液雾化、孟鲁司特钠片口服降低气道高反应性，盐酸氨溴索注射液稀化痰液，呋塞米片、螺内酯片利尿消肿、减轻心脏负荷，枸橼酸莫沙必利片增强胃动力，双歧杆菌三联活菌胶囊调节肠道菌群，静注人免疫球蛋白提高免疫力，蓖麻油、开塞露灌肠通便，硝苯地平控释片降压及营养支持治疗。

1月13日复查血气：pH 7.388，PCO_2 55.7mmHg，PO_2 51.9mmHg，BE-b 7.9mmol/L。患者气促减轻，1月14日复查血气 pH 7.393，PCO_2 49.5mmHg，PO_2 95.9mmHg，BE-b 5mmol/L；复查胸片（图 4-2-4）：对比 2013 年 1 月 9 日胸片，现片示：①右肺上叶肿块，与前比较大致相仿；并周围阻塞性炎症，较前未见明显改变；②双侧少量胸腔积液，并右下肺节段性含气不全，未除外合并右侧水平裂积液，与前比较，左侧胸腔积液较前略显减少，余较前未见明显改变。二氧化碳分压较前下降,可间断无创呼吸机辅助通气改低流量吸氧,至 1 月 16 日停无创呼吸机辅助通气改低流量吸氧。

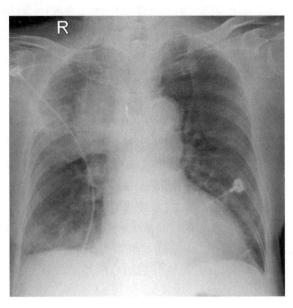

图 4-2-4　胸部 X 线片:未见新发病灶,左侧胸腔积液较前略显减少

中医方面,一诊:入院时患者精神疲倦,反应迟钝,口唇发绀,气促,动则加重,咳嗽咳痰,痰色白质黏量少可咯,腹胀无腹泻,双下肢轻度水肿,纳可,眠一般,小便量少,大便未解。舌淡黯,苔白厚浊,脉弦滑数;辨证为肺脾肾虚,痰浊阻肺,但目前以腑气不通为主要矛盾,遵"肺与大肠相表里"之训,治以"通腑降气平喘"为法,中药汤剂予大承气汤加味(大黄 10g^{后下},厚朴 15g,枳实 15g,芒硝 10g^{冲服},木香 30g^{后下},紫菀 15g,桃仁 15g,甘草 5g),配与大黄胶囊口服通腑行气,中药灌肠通腑行气。

二诊:1 月 11 日患者气促较前好转,可间断停机,咳嗽咳痰同前,双下肢轻度水肿,腹胀,昨日大便 4 次约 350ml,舌质淡黯,苔黄厚浊,脉滑数。中药汤剂继予大承气汤加味通腑行气,协助肺气肃降(大黄 30g^{后下},厚朴 30g,枳实 30g,芒硝 10g^{冲服},黄芪 30g,槟榔 10g)。

三诊:1 月 14 日患者服用上方后,每日解大便多次,较前通畅,精神状态改善,气促较前好转,可间断停机,咳嗽咳痰同前,双下肢无明显水肿,舌质淡黯,苔黄厚浊,脉滑数。现患者大便较前通畅,气促好转,为防过下伤气,当以标本兼治为则,治以健脾补肾,化痰祛浊,降气平喘(陈皮 10g,法半夏 15g,党参 15g,茯苓 15g,白术 60g,厚朴 15g,枳实 15g,木香 15g^{后下},肉苁蓉 15g,肉桂 3g^焗,甘草 5g)。

经治疗后患者静息状态下无明显气促,咳嗽咳痰减轻,于 1 月 16 日停无创呼吸机辅助通气改低流量吸氧。1 月 18 日查房,患者精神可,无明显气促,咳嗽咳痰减轻,无双下肢水肿,腹胀好转,纳眠可,二便调,舌质淡黯,苔黄厚浊,脉滑略数;查体:双肺呼吸音减弱,未闻及明显干、湿啰音;患者病情稳定,生命体征平稳,予带药出院。

出院西医诊断:①呼吸衰竭(Ⅱ型);②慢性阻塞性肺病伴急性加重;③肺肿物(右肺癌可能性大);④慢性肺源性心脏病(失代偿期);⑤肺部感染;⑥肺大泡(双上肺);⑦肠梗阻;⑧高血压病(3 级,很高危组)。

【案例评析】

《灵枢·经脉》云:"肺手太阴之脉,起于中焦,下络大肠……"肺与大肠经脉相连,表里相通,肺与大肠在生理上密切相关,肺主肃降之功能正常发挥,有助于大肠传导;同时大肠顺降,亦有助于肺气肃降。肺与大肠在病理上亦相互影响,肺热壅盛,则大肠易燥结;肺阴不足,易致肠枯便秘;肺气不足,易致大肠虚秘;若大肠实热秘结,气机不得通降,亦可出现肺气上逆之短气、喘咳满闷。肺胀患者常兼夹腑气不通、大肠失降之病机,临床不可忽视。

本案患者年过八旬,因天气变化肺胀再次发作,以神疲倦、反应迟钝、气促、动则加重、咳嗽咳痰、双下肢轻度水肿、舌淡黯、苔白厚浊为主要表现,按常规辨证为肺脾肾虚,痰浊阻肺,以肺脾肾虚为本,痰浊阻肺为标;然细究患者腹胀,大便不解,脉弦滑数,实有腑气不通之证,若单以健脾益肺补肾化痰,或难获效,因此治疗上暂以治标为主,遵"肺与大肠相表里"之训,以"通腑降气平喘"治其标,予大黄胶囊口服通腑行气,中药灌肠通腑行气,中药汤剂予大承气汤加味,经治疗后患者每日解大便多次,较前通畅,精神状态改善,气促较前好转,可间断停机,为防过下伤气,当以标本兼治为则,治以健脾补肾,化痰祛浊,降气平喘,方选四君子汤合二陈汤加味。患者经分期治疗后患者气促消失,咳嗽咯痰减轻,顺利脱机。

病例 2 AECOPD 有创通气并困难脱机

【典型病例】

邓某,男,67 岁,2014 年 04 月 21 日入院。

主诉:反复咳嗽咳痰 10 余年,气促 5 年,加重 1 天。

现病史:患者 10 余年前开始出现咳嗽咳痰,每年累计发作超过 3 个月,多在卫生院就诊,症状时有反复。5 年前开始出现气促,动则加重,在广州医学院第一附属医院住院,诊断为"慢性阻塞性肺病、慢性肺源性心脏病",经治疗症状缓解出院,门诊复诊,平素吸入沙美特罗替卡松(舒利迭)50μg/500μg,症状时有反复,2013 年 2 月、2014 年 4 月初再次因病情变化在广医一附院住院,经治疗后症状缓解出院。1 天前天气变化患者上述症状加重,至我院门诊就诊,查血常规:WBC 6.87×10^9/L, NEUT% 76.1%, HGB 113g/L, PLT 163×10^9/L;血气分析: pH 7.357, PCO_2 55.6mmHg, PO_2 146mmHg, [BEecf] 5.2mmol/L, BE-b 4.3mmol/L;离子、肾功、肝功、心酶未见异常;胸片(图 4-2-5):①慢性支气管炎,肺气肿;②双肺上叶陈旧性肺结核;③右侧肋膈角变钝,考虑右侧胸膜肥厚、粘连;④主动脉硬化。急诊予氨溴索化痰,左氧氟沙星氯化钠注射液抗感染,注射用甲泼尼龙琥珀酸钠、氨茶碱注射液、吸入用复方异丙托溴铵溶液抗炎解痉,注射用呋塞米利尿,去乙酰毛花苷注射液强心,盐酸胺碘酮注射液抗心律失常,硝酸甘油注射液扩张冠状动脉,注射用奥美拉唑抑酸护胃。经治疗患者症状缓解不明显,为求进一步系统诊治 4 月 21 日收入呼吸科。4 月 22 日中午患者自觉气促明显,呼吸困难加重,双肺听诊呼吸音减弱,可闻及哮鸣音,予抗炎解痉平喘等处理后,症状未见明显缓解,查血气分析回复: pH 7.096, PCO_2 97.5mmHg, PO_2 55.9mmHg;床边监测:HR 60 次/分, BP 130/68mmHg, SpO_2 70%;考虑 Ⅱ 型呼吸衰竭,急予 BIPAP 无创通气,尼克刹米注射液静推兴奋呼吸,生脉注射液益气养阴,复查血气分析提示二氧化碳潴留情况加重,

Ⅱ型呼吸衰竭未能纠正,患者出现意识模糊,考虑病情危重,由呼吸科转入我科进一步监护治疗。

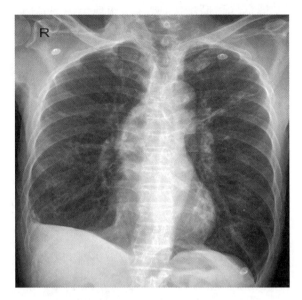

图4-2-5　入院胸部X线片:慢性支气管炎,肺气肿,陈旧性肺结核

入科症见:神志不清,气促,汗出,四肢不温,无发热恶寒,气道内吸出少量白黏痰,无呕吐,无肢体抽搐,全身无水肿,尿管可引流出黄色尿液,大便未解。

入科查体:浅昏迷,三凹征,双肺叩诊呈过清音,双肺呼吸音弱,可闻及散在哮鸣音及湿啰音,心律欠齐,各瓣膜听诊区未闻及病理性杂音。舌淡黯,苔白,脉沉细数。

转入诊断:

中医:①肺胀(肺脾两虚,痰浊阻肺);②肺热病(气虚痰热瘀阻);③神昏病(痰蒙神窍)。

西医:①慢性阻塞性肺病(急性加重期);②呼吸衰竭(Ⅱ型);③肺部感染;④肺性脑病;⑤慢性肺源性心脏病(失代偿期);⑥心律失常(频发房早,短阵房速);⑦高血压病(1级,很高危组);⑧肾功能异常(急性肾损伤)。

辅助检查:血常规:WBC 17.53×10^9/L, NEUT% 92.6%;血气分析:pH 7.043, PCO_2 60.7mmHg, PO_2 140mmHg;肾功:Urea 10.63mmol/L, Cr 213μmol/L;血乳酸:2.9mmol/L;D-Dimer 940μg/L;降钙素原检测:1.09ng/ml;CRP 5.6mg/L;BNP 97.9pg/ml。肌钙、心酶、凝血、糖化血红蛋白正常。痰细菌培养+药敏定量提示泛耐药鲍曼不动杆菌,血培养提示肺炎克雷伯菌阳性。肝功能:ALB 35.8g/L, PA 173mg/L, TP 58.5g/L。痰涂片找细菌:革兰阳性菌:革兰阴性菌:真菌=7:3:0。痰涂片找真菌:未发现真菌。G试验阴性。痰抗酸染色找TB菌:未发现抗酸杆菌。粪便常规正常。血淀粉酶正常。

诊治过程:转入后立即复查胸片(图4-2-6),提示:①左侧气胸,肺组织被压缩约35%;②慢性支气管炎,肺气肿;③双肺上叶陈旧肺结核;④右侧肋膈角变钝,考虑右侧胸膜增厚、粘连;⑤主动脉硬化。患者意识不清、严重酸中毒,予纤支镜辅助下经鼻行气管插管接有创呼吸机辅助通气,请胸外科行胸腔闭式引流术,术后复查胸片(图4-2-7)提示左侧少量气胸,肺组织被压缩约 5%,左肺较前明显复张。药物予多索茶碱注射液泵入、吸入用复方异丙托溴铵溶液雾化解痉平喘,盐酸莫西沙星氯化钠注射液抗感染,盐酸氨溴索注射液化痰,孟鲁司特钠降低气道高反应,吸入用布地奈德混悬液抗炎平喘,以及其他对症、支持治疗。

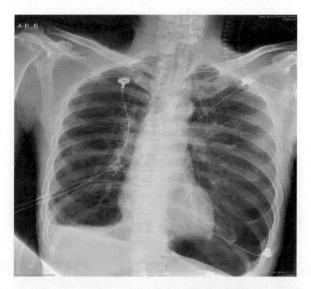

图 4-2-6　床边胸部 X 线片:左侧气胸,肺组织被压缩约 35%

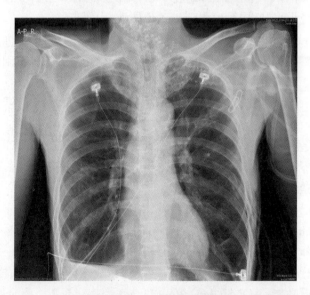

图 4-2-7　床边胸部 X 线片:左侧气胸复张,肺组织被压缩约 5%

4 月 28 日患者病情好转,气促改善,复查血气:pH 7.354,PCO_2 61mmHg,PO_2 121mmHg,[BEecf]7.4mmol/L;胸片(图 4-2-8)提示肺复张,呼吸机支持力度低,予拔除气管插管,改无创呼吸机辅助通气。5 月 5 日患者无明显气促、胸闷等不适,开始尝试暂停呼吸机辅助通气,行呼吸肌锻炼自主呼吸能力,并加强营养,促进呼吸肌疲劳恢复,5 月 9 日胸片(图 4-2-9)提示炎症较前吸收。

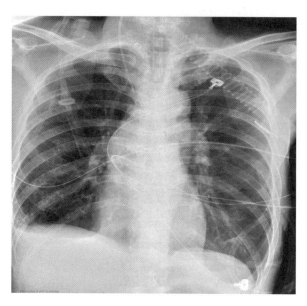

图 4-2-8 床边胸部 X 线片:左侧气胸复张

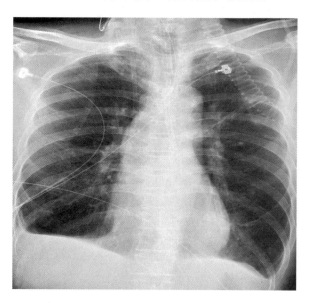

图 4-2-9 床边胸部 X 线片:炎症较前吸收

5月19日患者气促、胸闷不适,烦躁汗出,再次插管,后根据病原学检测结果经调整抗感染方案。5月28日无发热,气促较前好转,炎症指标下降,复查胸片提示炎症较前吸收,予逐渐下调呼吸机参数,锻炼呼吸肌,调整呼吸机模式为 SIMV 模式,活动后气促基本同前,锻炼呼吸肌,帮助早日脱机,鼓励患者多行床上肢体功能锻炼,逐步加强日常活动行康复治疗。

中医方面,一诊:4月23日患者气促,少许咳嗽咯痰,偶有少许胸闷,纳眠差,小便尚可,大便未解,舌黯淡,苔白,脉沉细数。四诊合参,辨证为肺脾两虚,痰浊阻肺,治予健脾益气化痰,降气平喘,方选砂半理中汤加味:生晒参 15g,干姜 10g,苍术 15g,炙甘草 10g,清水半夏

15g,砂仁 10g^后下,茯苓 30g,苦杏仁 10g,紫苏子 10g,川厚朴 15g。

二诊:5 月 17 日患者气促较前改善,纳食好转,仍有少许气促,咳嗽咳痰,考虑年高体虚,少阴虚寒,痰湿内生,予改用温氏奔豚汤健脾补肺温中,益气化痰,纳气平喘:炮天雄 15g^先煎,炙甘草 30g,生晒参 15g,山药 15g,泽泻 15g,怀牛膝 15g,茯苓 30g,肉桂 5g^焗服,沉香 5g^后下,砂仁 5g^后下,生山萸肉 10g。

三诊:5 月 21 日近日气促反复,改用破格救心汤加强温阳益气潜阳之力:炮天雄 15g 先煎,干姜 10g,炙甘草 10g,生山萸肉 15g,龙骨 15g^先煎,牡蛎 15g^先煎,磁石 15g^先煎,红参 15g。

四诊:6 月 13 日患者气促较前明显好转,现仍偶发腹部胀满不适,改理中汤加味培补中土,温中健脾,并配伍补肾纳气平喘之药巩固疗效:生晒参 30g,干姜 15g,白术 45g,炙甘草 30g,生山萸肉 30g,龙骨 30g^先煎,牡蛎 30g^先煎,菟丝子 30g,淫羊藿 30g,补骨脂 30g,枸杞子 30g,砂仁 15g^后下。

经中西医处理后,患者病情逐渐稳定,6 月 19 日在纤支镜辅助下拔出气管插管后改无创呼吸机辅助通气支持,复查血气:pH 7.422,PCO_2 41.5mmHg,PO_2 131mmHg,[BEecf] 2.6mmol/L。6 月 22 日精神好转,气促明显好转,静息状态下无明显气促,耐受间断停机,血氧尚可,生命体征平稳,转呼吸科继续治疗,至 7 月 6 日出院。

出院西医诊断:①慢性阻塞性肺病(急性加重期);②呼吸衰竭(Ⅱ型);③肺部感染;④气胸(左侧);⑤慢性肺源性心脏病(失代偿期);⑥心律失常(频发房早,短阵房速);⑦高血压病(1 级,很高危组);⑧肾功能异常(急性肾损伤)。

【案例评析】

慢阻肺伴呼吸肌疲劳患者,气促、咳嗽咳痰反复发作,迁延不愈,渐积而成,与肺脾肾三脏密切相关。外邪犯肺,肺失宣降,咳嗽始作,日久肺虚;其次在脾,脾气虚弱,运化无权,湿气内生,聚湿为痰,痰储于肺,成为宿根,且脾气虚则肺气不充,卫外不固,外邪更易侵袭,引动宿根,咳嗽气促反复发作,脾主一身肌肉,脾虚则肌肉瘦削,痿软无力。日久则及肾,肾气不足,肾失纳气,动则气促。

本案患者高龄久病,先后天两本虚损,脾肾阳气不足,初诊患者气促、咳嗽咳痰,伴纳差、大便未解,脉沉细数,考虑脾阳不足,运化推动不力,故从中土脾胃入手,方选砂半理中汤加味健脾益气化痰,兼以降气平喘;二诊气促较前改善,纳食好转,仍有少许气促,咳嗽咳痰,考虑年高体虚,少阴虚寒,痰湿内生,予改用温氏奔豚汤健脾补肺温中,益气化痰,纳气平喘;三诊气促反复,改用破格救心汤加强补肾健脾,温阳益气潜阳之力,经治疗后患者气促较前明显好转,仍偶发腹部胀满不适,改理中汤加味培补中土,温中健脾,并配伍补肾纳气平喘之药善后。各诊方药均不离温补肺脾肾、纳气平喘之法,以持久战之恒心,并结合西医学综合治疗,方令患者气促缓解,取得佳效。

【经验与体会】

我们根据慢阻肺急性加重期患者机械通气特点分期辨证治疗,上机初期辨证属痰热壅盛者,治以清肺涤痰为先;上机后期肺脾气虚之证突出者,治以补益脾肺为法。同时根据机械通气相关的并发症、治疗难点制定了一系列的中医干预方案:①调肠理肺,改善机械通气相关的胃肠功能紊乱。AECOPD 呼吸衰竭患者进行机械通气治疗时容易合并出现胃肠功能紊乱,表现为腹胀、反流、便秘、纳呆等。胃肠功能紊乱不仅可进一步影响通气功能,而且还导致患者的肠内营养受到限制,使得原本已恶化的营养状况更加雪上加霜。对此采用大承气汤灌肠,针刺双侧足三里、上巨虚、丰隆及曲池的调肠法治疗。②培土生金,改善 AECOPD 呼吸衰竭患者的营养不良。该方案包括辨证使用中药健脾益肺冲剂、电针双侧足三里的方法。③温补肾阳,改善呼吸肌疲劳。针对呼吸肌疲劳,采用国医大师晁恩祥教授的经验方调补肺肾方,配合外用温补肾阳法脐疗法。晁恩祥教授的调补肺肾方主要由西洋参、冬虫夏草、山萸肉、丹参、茯苓等药物组成。由于冬虫夏草价格昂贵,我们在临床上改用金水宝胶囊代替。外用温补肾阳法脐疗则给予脐疗方(附子 3g、肉桂 1g 研末混匀)蛋清调和后外敷神阙穴。

刘伟胜教授主张早期以行气通腑为治法,通泄大肠以清肺热,调理大肠以化痰浊,自拟黄鱼承气汤(大黄 15g^{后下},芒硝 15g^冲,黄芩 15g,枳实 20g,厚朴 20g,鱼腥草 30g)灌肠通腑泄热。中期多正气已虚,运化无力,应顾护肺脾之气,不宜一味清泄下气,常选用六君子汤合经验方"降气定喘散"(炙麻黄 12g,紫苏子、葶苈子、桑白皮各 15g,白芥子 6g,陈皮 3g)以健脾化痰,降气平喘。后期应补肾益肺,常选附子、肉桂以温肾纳气,合四君子汤以补脾益肺,酌加化痰止咳平喘之品;此期治疗需较长时间,切不可操之过急,须长期调补,缓缓图功。同时刘教授认为肺胀基本病机为痰瘀阻肺,气机不利,血瘀之象贯穿疾病全程,故在疾病各期皆应加活血化瘀之品。

三、经验拓展

1. 赵献可喘证论治　赵献可认为喘证分外感和内伤两端,外感致喘多为"风寒暑湿所侵",导致"肺气胀满而为喘",治法上"真知其风寒也,则用仲景青龙汤;真知其暑也,则用白虎汤;真知其湿也,则用胜湿汤"。内伤方面,多从肾中真阴真阳不足和七情郁结来论治。

(1)肾中真阴真阳不足:前人论及喘证,一般认为属气有余之证,但赵献可认为当属"火之有余,水之不足也;阳之有余,阴之不足也"。对于《黄帝内经》所云"诸逆冲上"之火,赵献可认为"皆下焦冲任相火,出于肝肾也,故曰冲逆。肾水虚衰,相火偏胜,壮火食气,销铄肺金,乌得而不喘焉?"认为阴虚为肾中之真阴虚损,治疗当用六味地黄丸加麦冬、五味子等壮水之主,使水升火降,喘息自定。对于肾阴虚喘证夹痰者,认为"阴水虚故有火,有火故有痰",赵氏在《医贯·先天要论·痰论》中主张"不治痰之标,而治痰之本","先以六味八味壮水之主益火之原,复以四君子或六君子,补脾以制水……子母互相生克,而于治痰之道,其庶几矣"。

对于症见呼吸气促,似喘非喘,外见四肢厥逆,面赤烦躁,脉象两寸浮大而散,两尺微而无力。赵氏引《黄帝内经》之言:"少阴所谓呕咳上气喘者,阴气在下,阳气在上,诸阳气浮,无所归依,故呕咳上气喘也",认为此症病机为"真元耗损,喘出于肾气之上奔……乃气不归元也"。治疗上主张"善治者,能求其绪,而以助元接真镇坠之药,俾其返本归元,或可回生,然亦不可峻骤也。且先以八味丸、安肾丸、养正丹之类,煎人参生脉散送下,觉气若稍定,然后以大剂参芪补剂,加破故纸、阿胶、牛膝等,以镇于下;又以八味丸加河车为丸,日夜遇饥则吞服方可"。

(2)七情郁结:赵氏认为"木郁、火郁、土郁、金郁、水郁,皆能致喘……俱属有余之证",郁证致喘的病机在于"七情内伤,郁而生痰",治疗上予逍遥散治木郁,"而诸郁皆因而愈",

可见郁证致喘治法以疏散为主。然"一服之后,继用六味地黄加柴胡、芍药服之,以滋肾水,俾水能生木"。并且在《医贯·喘论》中指出火郁致喘"为蓄郁已久,阳气拂遏,不能营运于表,以致身冷脉微而闷乱喘急。当此之时,不可以寒药下之,又不可以热药投之,惟逍遥散加茱连之类,宣散蓄热,得汗而愈。愈后仍以六味地黄,养阴和阳方佳"。总之,赵氏郁证治疗立法疏散然不忘滋命门真水。

2. 周仲瑛教授治疗 AECOPD 经验　周仲瑛教授认为慢性阻塞性肺病主病之脏在肺,可累及脾、肾和心,病理性质多属标实本虚、寒热错杂,病机病证特点为"肺虚痰瘀"。病初多为肺气郁滞,生痰、停饮、血瘀,久则肺虚气不化津而致痰饮内生,气虚无以运血而致络脉瘀阻,虚实互为因果,痰瘀兼夹同病,多脏交互影响。由于本病多为发作与缓解交替,发作期偏于标实,多属感受外邪诱发;缓解期偏于本虚,多属脏气不足。对于慢性阻塞性肺病急性发作期,周老治疗重在缓解标急,外解表邪,内祛痰瘀。

(1)祛邪:久病咳喘,肺虚卫外不固,外邪每易反复乘袭,诱使急性发作。对外邪的辨证,既应区别其寒热属性,分风寒、风热治疗,更要重视其内外合邪,同气相召,互为关联影响。如寒痰(饮)蕴肺者易为风寒所乘,表现外寒内饮证,治当解表散寒、温肺化饮,方如小青龙汤;痰热郁肺者,易为风热所伤,治当解表清里、清肺化痰,方如越婢加半夏汤、麻杏石甘汤;若外寒束表,肺热内郁,客寒包火,又当加重辛散解表药的药味和用量,如小青龙加石膏汤;若寒邪入里化热,则当清肺化痰,如桑白皮汤。必须注意外邪的病理性质,每与内在宿邪及体质有关,阳虚寒痰蕴肺者,外邪易从寒化而表现为中外皆寒,甚至因机体对外邪的反应能力低下,虽为感受邪热,仍可见邪从寒化者;阴虚痰热郁肺者,外邪又易从热化,表现为表里皆热。基于反复感邪的病理根由是正虚,或耗气、或伤阴,若气虚可配党参、黄芪、太子参,阴虚可配沙参、麦冬、知母。治疗时要做到祛邪不忘扶正,但又忌敛邪。

周老认为麻黄辛温解表散寒,宣肺止咳平喘,故为久病咳喘、感受诱发之首选药,历来用治咳喘的麻黄类方甚多,且可根据辨证配药,较广泛应用于多种证候。但要特别要注意掌握麻黄治喘的禁忌证,如额头汗出清冷,心悸喘促,气短息弱,有喘脱征象者;痰少而黏,不易咯出,咽干,手足心热,舌红、苔少或光剥,脉细数等肺肾阴液亏竭者;平素肝阳上亢,头痛眩晕者均不宜用。

(2)涤痰:感受外邪诱致本病急性发作时,每因外邪引触肺中伏痰而致痰浊壅阻气道,肺气不利,痰涌气闭,导致窒息危候,此时痰的性质黏稠浊腻、难化难消,已属顽痰、老痰一类,故涤痰利肺最为当务之急。如能及时祛除气道的胶痰,通过吐利荡涤排出,则窒息之势自可逆转,方如六安煎、三子养亲汤、葶苈大枣泻肺汤,药如半夏、白芥子、桔梗、莱菔子、葶苈子、海浮石、礞石、泽漆、皂荚等,并伍沉香、紫苏子、陈皮、厚朴顺气导痰。寒痰可加干姜、细辛,热痰加知母、黄芩、竹沥,肺热腑实加大黄、风化硝。中药祛痰药颇具优势,其疗效机理多端,轻者可化、可豁,进而可祛、可涤,甚者予以吐利攻逐。若能辨证选药,根据治痰药的性味功用特点组方配药,合理使用,更能提高疗效。

(3)化瘀:久病咳喘,痰浊潴留,肺气不利,治节失司,心血营运不畅,而致肺病及心,瘀血阻碍肺气,瘀滞心脉,表现"久病入络",痰瘀互结同病的病理变化。《丹溪心法·咳嗽》说:"肺胀而嗽,或左或右不得眠,此痰挟瘀血碍气而病",即提示因痰致瘀的特点,故不仅要痰瘀同治,且应重在治瘀。

若痰饮壅阻肺气,喘而气逆痰涌,胸部憋闷、胁肋胀痛,面黯,唇甲青紫,舌苔浊、质紫,脉细滑者,当化痰祛瘀,选用杏苏二陈汤合加味旋覆花汤,药如紫苏子、白芥子、葶苈子、法半夏、杏仁、桃仁、当归、旋覆花、茜草根、降香等。

如痰瘀壅肺,肺失吸清呼浊之职,浊邪害清,上蒙神机,以致神志淡漠,恍惚,烦躁,昏昧,面黯,唇紫,喘促气逆,痰黏难咯,舌苔浊腻、质紫,脉细滑数,治当涤痰泄浊、化瘀开窍,选用涤痰汤合通窍活血汤,药如半夏、南星、天竺黄、炙远志、陈皮、茯苓、菖蒲、郁金、丹参、赤芍、川芎、桃仁、红花、麝香等。

如痰瘀壅阻气机,脉络不通,气化失宣,津液失于输化,则可导致血瘀水停,身肿足浮,腹满,喘急咳逆,心慌动悸,颈脉动甚,面唇、爪甲、舌质黯紫,脉来三五不调,表现肺心同病之候,治疗当重在化瘀利水,药用苏木、泽兰、路路通、当归、丹参、桃仁、茯苓、泽泻、汉防己、泽漆、万年青根、蟾皮、茶树根等。苏木咸能入血,辛能走络,功能活血祛瘀消肿,《血证论》治产后败血乘肺,气喘目黑,鼻起烟煤者,用参苏饮,取人参、苏木二味,一补肺气,一降瘀血。周老常用苏木以治肺心喘满、咳逆胸胀、面浮色紫之症,竟获显效。泽漆辛苦而凉,功能行水消肿、祛痰散结,主治水肿腹满、痰饮喘咳、瘰疬等症。《金匮要略·肺痿肺痈咳嗽上气病脉证治》之泽漆汤即以泽漆为主药,用治喘咳痰多、身肿。周老曾用治肺心房颤、喘咳面浮、手臂肿胀之患者,获得临床症状与体征的缓解。而苏木与泽漆合用,祛痰散结以行水,相得益彰。

3. 洪广祥教授强调补益宗气治疗 COPD

（1）COPD 之本虚实宗气虚衰:洪广祥教授认为慢性阻塞性肺病病性属于本虚标实,本虚为发病之根本病因,病机复杂,虽然病位在肺,但同时涉及脾、肾、心、肝多脏,阴阳气血均有涉及,不能单纯地定位为肺虚、脾虚、肾虚或肺脾肾虚,这些都不能准确定位,而定位定性认识不准确,必然会影响临床用药的疗效。洪广祥教授指出,根据慢性阻塞性肺病的临床特点,应将其虚定位在"宗气虚衰",才能准确而全面地认识到慢性阻塞性肺病的病机特点。

临床所见慢性阻塞性肺病患者的病证特点,普遍存在御邪能力下降,稍遇气温变化即咳嗽、咳痰加重,是卫外功能、调节和防御功能下降的表现,温煦、调节、卫外功能是宗气功能的重要体现;慢性阻塞性肺病患者普遍存在血瘀的表现,严重者导致肺病及心、心肺同病,而出现慢性肺源性心脏病之唇青甲紫、喘促肢肿、甚或喘脱等危重证候,是"贯心脉、行气血"的宗气功能下降的表现。

同时,慢性阻塞性肺病患者常出现呼吸肌疲劳,表现为稍有活动、痰液增多则喘促变剧,甚者张口抬肩、端坐呼吸,若失于代偿,则演变为呼吸衰竭。可见,呼吸肌疲劳的出现要远早于呼吸衰竭的出现,提示着我们,应认识、重视慢性阻塞性肺病患者呼吸肌疲劳的病理基础,尽早干预,减缓病情进展。对此,洪广祥教授指出,"动则喘促"之虚证多被归于"肾虚不纳",然而补肾纳气平喘的治疗在慢性阻塞性肺病患者身上效果却不如理想。洪广祥教授认为,应从"宗气虚衰"来认识慢性阻塞性肺病的呼吸肌疲劳。张锡纯在《医学衷中参西录》中有云:"因大气下陷过甚,呼吸之机关将停,遂勉强鼓舞肺气,努力呼吸以自救,其迫促之形有似乎喘,而实与气逆之喘有天渊之别。观此证假寐片时,肺脏不能努力呼吸,气息即无",对因宗气虚衰所致的呼吸困难表现进行了形象的描述。

另外,慢性阻塞性肺病患者大多存在营养不良、消化吸收障碍,表现为形体消瘦、肌肉不充,各类营养生化指标有所下降,继而免疫功能下降,应激代偿能力下降,可成为慢性阻塞性肺病患者病情进展、恶化的重要因素。对此,洪广祥教授认为,不能简单地理解为脾胃虚弱,而是已衰及元气、宗气,甚达脾胃衰败之境地。

(2)补益宗气当从脾胃入手,不远温药:宗气根于肾之先天之气,养于肺与脾之清气、水谷精微,先天之气的损耗往往难以单靠补肾而充,需要通过补益肺脾充足后天以养先天、补宗气,可同时补益肾气以增加效果。而在补肺与补脾之间,洪广祥教授提出"见肺之病,当先实脾",补土可生金,补脾为重中之重。

《世医得效方》有云:"有胃气则生,无胃气则死",洪广祥教授指出应"以胃气为本",从培补脾胃之元气不足入手,"安谷则昌""绝谷则亡",遣方用药特别注意顾护脾胃之生机,切忌肆意使用苦寒败脾胃、伤元气之方药,即使患者出现邪盛之象,时时需谨记慢性阻塞性肺病患者之脾胃虚衰的根本,攻邪为主亦需时时顾护脾胃,将补脾胃、护胃气贯穿治疗全程。

宗气属于阳气的范畴,慢性阻塞性肺病的宗气虚衰,更多的是阳气虚衰,病程愈久,阳虚愈重。而宗气的虚衰,必然带来痰浊不运、瘀血内生、甚或水湿停聚,痰、瘀、水均为阴邪,"非温不化",因此,对于慢性阻塞性肺病补益宗气的遣方、用药,若运用参苓白术散、四君子汤等平补脾肺之汤剂远远难以达到需求,均需仔细斟酌。对此,洪广祥教授创制了温阳护卫、益气培元的经验方:①"益气护卫汤":由玉屏风散、桂枝汤、二仙汤加减而成,以黄芪为君药益气固表,仙茅、仙灵脾、白术、桂枝为臣,仙茅、仙灵脾补肾壮阳、助黄芪温阳益气,白术健脾益气、助黄芪益气固表,桂枝温通阳气、助补气而不滞气,防风、白芍、生姜、大枣为佐药,防风固表不留邪,白芍养血敛阴、制约诸药之温燥、与桂枝相合调和营卫,生姜、大枣合用调和营卫,炙甘草为佐使调和诸药并益气补脾,全方共凑益气温阳护卫之功;②"温阳护卫汤":对于阳虚重者,在"益气护卫汤"的基础上加用补骨脂15g、葫芦巴10g调整而成,加强温阳助阳之力度;③"补元汤",为补中益气汤化裁而来,常用药物及剂量:生黄芪30~50g,党参30g,炒白术15g,炙甘草10g,当归10g,升麻10g,柴胡10g,陈皮10g,山茱萸15g,锁阳15g,熟附子10g。补中益气汤源于李杲《脾胃论》,虽为脾胃气虚、中气下陷之证所设,但从方药的功用分析,认为可用于补益宗气,从宗气的形成、滋养来说,宗气根源于肾之先天之元气,养于肺之自然之清气与脾之水谷之精气,补益肺脾可直接达到补益宗气的目的,补益肾气可增加补益宗气的效果,以之为底方,加大党参、黄芪之用量,重在补益肺脾之气,仍合以诸药理气和胃、升阳举陷、养血和营,加附子、锁阳温补阳气、壮阳固精,山萸肉纳气敛阳补阴;若元阳亏虚明显,可改党参为红参加强温阳补元之功效。

除此之外,洪广祥教授温补宗气治疗COPD,还有许多独到的用药经验:他认为,凡有阳气虚衰、水湿停聚者,应加用熟附子,可温振心肾之阳气,助阳化气利水,煎煮时久煎减毒而不误其药性;凡有阳虚心脉痹阻之者,可加用桂枝温通心阳,与附子合用,附子温阳,桂枝通阳,效果更佳;凡阳气虚弱、肌肤泛肿者,可加用黄芪,用量需重,可达30~50g,方可补益宗气、固表利水;凡脾胃虚弱而夹湿者,可加用白术,甘温补中,兼苦而燥湿,可健脾胃而充宗气之源,配合黄芪、人参等使用更助补益宗气。因此,洪广祥教授常选用芪附汤、苓桂术甘汤加减,并配用葶苈子、半夏、青皮、陈皮等宣肺祛痰,红花、水蛭、益母草、川芎等活血行瘀。

4. 奚肇庆教授从"胸痹"论治慢阻肺经验 奚肇庆老中医认为,慢性阻塞性肺疾病与胸痹密切相关,不能把胸痹单纯归为心脏之患,临床上只要掌握胸痹的特征及病机的特点,根据异病同治的特点,可扩大应用范围。

胸廓为上焦之域,清旷之区,清阳之地,内居心肺,肺主气,司呼吸,心主血,司血脉。奚老把胸痹的治疗运用在肺系疾病上,特别是慢阻肺,取得了很好的疗效,更加证明胸痹与慢阻肺有密切的联系。

慢阻肺是由于痰浊潴留,壅阻气道,清气难入,浊气难出,浊气与清气内结,占据上焦清旷之地,胸阳被遏,加之肺气虚损,宣发无力,胸阳痹阻于内,形成胸痹证。奚老认为,痰浊潴留,胸阳为阴邪所闭,导致上焦清阳失旷,肺气升降失司为慢阻肺急性发作的病因病机,"阳微阴弦"为其发病机理。

奚老认为治疗慢阻肺急性发作应以宣痹开结为先,对咳喘胸痹证的治疗,《类证治裁·胸痹》谓:"夫诸阳受气于胸中,必胸次空旷,而后清气转运,布息展舒。"《临证指南医案·胸痹》曰:"肺卫窒塞,胸膈痹痛,咳呛痰粘,苦辛开郁为主",提出了展气开郁的治法。奚老通过临床观察,认为不解决"痹"之环节,即使运用多种清热化痰通络药物,也难以顿挫病势。针对胸痹邪恋的病理特点,我们选用瓜蒌、薤白、半夏、菖蒲等具有辛温通阳、辛开苦泄特长的药物,在展气开结的基础上达到下气化痰、止咳平喘的作用,能顿挫慢性阻塞性肺病急性期的咳嗽、咳痰、喘息及哮鸣,这可能与治疗后患者胸阳得到舒展和肺气得到肃降有关。

5. 张元兵教授从脾论治慢阻肺呼吸肌疲劳经验

(1)慢阻肺呼吸肌疲劳的临床特点:胸部膨满,胀闷如塞,气短气促,呼多吸少,轻者上楼、剧烈活动时感呼吸急促,重者稍动如洗脸、大小便等轻微活动时也感喘逆剧甚,出现张口抬肩、面青唇紫、汗出如珠等症,生活难以自理。兼次症:咳嗽,咳痰,喉间喘鸣有声,纳差,神疲,时自汗出,流清涕,怯寒怕冷,易感冒,大便不畅或便秘。舌象:舌质淡黯,苔白厚腻或兼黄或苔少。脉象:脉弦滑或细或数或结代,重按无力。从上述临床表现特点来看,本病属中医学"肺胀""喘证""气短""虚损"等范畴。

(2)慢阻肺呼吸肌疲劳的病因病机:本病多为慢性咳喘反复发作,迁延不愈,积渐而成。病变首先在肺,肺主宣降,外邪犯肺,咳始作,咳日久则损伤肺气。若肺病及脾,运化失常,则湿从内生,聚湿为痰,痰浊上渍于肺,成为宿根。脾气受损,进一步加剧了肺气亏虚,卫外不固而招致外邪反复侵袭,引动宿根,咳反复发作。进一步发展伤及肾脏,肾气衰惫,摄纳无权而可见喘促气短等。故有"肺不伤不咳""脾不伤不久咳""肾不伤不喘"之说。病情日久,肺脾肾三脏之气虚极而"下陷",则症见气短气促、稍动则喘剧欲脱,呼多吸少等,至此本病已形成。从病机来看,脾虚是本病产生、发展的关键;痰浊是本病的主要病理产物。痰滞血瘀,气虚也可致瘀;反过来,痰瘀又成为本病的致病因素。外邪的反复侵袭是本病反复发作和病情持续加重的诱因。

(3)慢阻肺呼吸肌疲劳的治疗:张教授从辨病与辨证相结合的角度,从脾胃论治,疗效满意。脾胃为水谷之海,气血生化之源,人体脏腑组织功能活动皆依赖脾胃。沈金鳌称之为:"脾统四脏",并认为"脾有病,必波及之,四脏有病,亦必有待养脾,故脾气充,四脏皆赖煦育,脾气绝,四脏安能不病……凡四脏者安可不养脾哉"。脾气健则肺气充,卫气固则抗御外邪能力增强,从而切断疾病反复发作的诱因。"脾为生痰之源",故实脾又是杜绝生痰之源的关键,从而剔除宿根。肾藏精,脾胃充足则能起到补益精气的作用,故有"补肾不如补脾"之说。脾胃为气机升降的枢纽,且具有"升阳举陷"作用。

西医学认为COPD呼吸肌疲劳主要是膈肌疲劳。膈肌萎软失用,有呼吸肌"下陷"、失去弹性之意。中医学认为脾"主身之肌肉",就是说人体肌肉壮实与否同脾胃的运化功能相关。脾胃的运化功能障碍,必致肌肉瘦削、软弱无力,甚至萎弱不用,故又有"脾虚则肌肉削"之说,治疗时可遵《素问·痿论》"治痿者独取阳明"。西医学认为COPD患者营养不良、能量代谢障碍可加重呼吸肌疲劳。国外研究表明呼吸肌纤维直径与体重占标准体重的百分数呈正相关,即体重下降者其呼吸肌亦变细。而脾的运化功能旺盛则机体的消化吸收功能才能健全,才能化生气血津液而为机体提供足够的养料。COPD患者免疫功能降低是其反复感染、入院率增加的主要原因,也是病情进一步发展的根本原因。有研究显示:COPD脾虚型患者在细胞免疫、体液免疫等方面功能显著降低。故健脾能提高COPD呼吸肌疲劳患者的免疫能力。

COPD呼吸肌疲劳的治疗方药治疗以"调补脾胃"为大法。方用补中益气汤加减,药用:生黄芪30g,党参20g,白术10g,炙甘草10g,陈皮10g,当归10g,升麻10g,柴胡10g,桑寄生20g,山茱萸30g。其中,生黄芪、党参、白术、炙甘草健脾益气;桑寄生、山茱萸调补肝肾,辅佐党参、黄芪大补宗气,张锡纯称黄芪、寄生为"填补大气之要药";升麻、柴胡升阳举陷,柴胡为少阳之药,能引大气下陷者自左上升,升麻为阳明之药,能引大气下陷者自右上升;陈皮理气化痰,防壅滞;当归补血活血,与黄芪配合可调补气血。全方共奏健脾益气,升阳举陷,调补气血之功。若伴见畏寒怕冷、时流清涕、舌淡苔白等阳虚证者加芪附汤或二仙汤;见舌质红嫩、苔少等阴虚证者加生脉散;见痰白多黏稠、苔白厚腻等痰浊壅盛者加千缗汤或三子养亲汤;见痰黄稠难咯、舌红苔黄厚腻等顽痰伏肺、郁而化热者可加用礞石滚痰丸、葶苈大枣泻肺汤、大黄牡丹皮汤;见唇绀舌黯、颈静脉怒张等瘀血征象明显者酌加桃仁、红花、赤芍、地龙、水蛭等;发作期多由外邪诱发,故可加神秘汤或三拗汤或麻黄附子细辛汤;见双下肢水肿、甚至颜面水肿者加五苓散或木防己汤。

参 考 文 献

[1] 中华医学会呼吸病学分会. 慢性阻塞性肺疾病诊治指南(2013年修订版)[J]. 中华结核和呼吸杂志, 2013, 36(4): 255-264

[2] 慢性阻塞性肺病急性加重(AECOPD)诊治专家组. 慢性阻塞性肺病急性加重(AECOPD)诊治中国专家共识(2014年修订版)[J]. 国际呼吸杂志, 2014, 34(1): 1-12

[3] 丁红生, 刘杰, 陆树萍. 《医贯》喘论解析[J]. 中国中医急症, 2013, 22(4): 609-610

[4] 周仲瑛. 慢性阻塞性肺病急性发作期的辨治要点[J]. 江苏中医药, 2006, 27(7): 5-7

[5] 奚肇庆, 李石青. 论慢性阻塞性肺疾发作期从胸痹治[J]. 江苏中医药, 1998, (2): 1

[6] 奚肇庆, 李石青, 方蕴春, 等. 慢性阻塞性肺病从胸痹论治的临床探讨[J]. 中医杂志, 1990, 31(6): 35-38

［7］张元兵, 骆阳辉, 胡春媚. 慢性阻塞性肺疾病呼吸肌疲劳中医辨治刍议［J］. 中华中医药杂志, 2005, 20 (1): 44-45

［8］洪广祥. 论宗气与慢性阻塞性肺疾病［J］. 中医药通报, 2006, 5 (1): 5-8

［9］洪广祥. 慢性阻塞性肺疾病的辨证施治［J］. 中华中医药杂志, 2007, 22 (7): 454-459

［10］洪广祥. 论呼吸肌疲劳、营养障碍与慢性阻塞性肺疾病［J］. 中医药通报, 2006, 5 (2): 4-6

［11］王丽华, 张元兵, 兰智慧. 洪广祥补益宗气理论在慢性阻塞性肺疾病中的应用［J］. 中华中医药杂志, 2011, 26 (2): 302-304

第三章

急性呼吸窘迫综合征

一、疾病概要

【现代医学】

急性呼吸窘迫综合征（acute respiratory distress syndrome, ARDS）是由肺内外的各种病因引起的急性的,大量肺泡塌陷导致顽固性低氧血症为特征的机体过度炎症反应综合征,临床上以呼吸窘迫、顽固性低氧血症和非心源性肺水肿为特征的一组症候群,以严重感染、创伤、休克、中毒、弥散性血管内凝血等为最主要原因。ARDS 的定义自 1976 年来一直在不断演变,既往将 ARDS 定义为急性肺损伤（acute lung injury, ALI）的严重阶段,但 2011 年 ARDS 的柏林标准将 ALI 归属为轻度 ARDS,去除了 ALI 这一术语,避免混淆。ARDS 的柏林标准从起病时间、低氧血症程度、肺水肿来源、X 线胸片及其他生理学紊乱五个方面进行了描述。详见表 4-3-1。

表 4-3-1　柏林 ARDS 标准

柏林标准	ARDS		
	轻度	中度	重度
起病时间	一周之内急性起病的已知损伤或者新发的呼吸系统症状		
低氧血症	P/F：201~300 并且 PEEP≥5	P/F≤200 并且 PEEP≥5	P/F≤100 并且 PEEP≥10
肺水肿来源	不能被心功能不全或液体过负荷解释的呼吸衰竭[**]		
X 线胸片	双侧浸润影[*]	双侧浸润影[*]	至少累积 3 个象限的浸润影[*]
其他生理学紊乱	无	无	$V_{E\,Corr}$>10L/min 或 C_{RS}<40ml/cmH₂O

[*] 通过专业影像学培训,不能被胸腔积液,结节,肿块,肺叶塌陷所完全解释。

[**] 如果没有危险因素,需要客观指标的评估。

$V_{E\,Corr}=V_E×PCO_2/40$（经校正分钟呼气量）; V_E 呼出潮气量, C_{RS} 呼吸系统顺应性

【中医认识】

急性呼吸窘迫综合征以突发呼吸窘迫、喘促为主要症状,归属于中医"暴喘"或"喘脱"范畴。病类诊断包括"喘促证"（轻中度）和"喘脱证"（重度）。临床常见的主症包括:喘促气短,呼吸困难,甚至张口抬肩,鼻翼煽动,动则喘剧欲绝,高热神识昏蒙,或烦躁不安,面青唇紫,脉滑数等,概括为"喘""昏""瘀""热"四证为主要表现。

本病主病之脏在肺,因肺主气,司呼吸,若肺失宣肃,升降失常,则上逆而为喘。如《三因极一病证方论》说:"夫五脏皆有上气喘咳,但肺为五脏华盖,百脉取气于肺,喘既动气,故

以肺为主。"主病虽在肺,但与心脾肾、大肠等脏腑亦密切相关,故可见多脏气机失常。肺肾相生,肺为气之主,肾为气之根,肺主出气,肾主纳气;心脉上通于肺,肺佐心治理调节血脉的运行;心肾肺三者协调,则气血流畅,脏腑安和。病则互为因果,而致气机升降逆乱。如《灵枢·经脉》所说:"肾足少阴之脉……其支者从肺出络心,注胸中,是动则病……喝喝而喘,坐而欲起,目如无所见。"即明确指出肺肾心三脏的病理关系。此外,因心主神明,脑为元神之府,故重危患者热毒痰瘀蒙蔽神窍,浊邪害清,心脑受邪,或清气不能上承,神机失用,可见昏迷、痉厥之变。肺与大肠相表里,肺病失于肃降,则肠腑传导无力而为滞,又可进一步加重肺病,临床常见两者相互影响。

从病性而言,如属新病,外感六淫疫毒,起病急骤,发展快速者,多以实为主;但随疾病发展,可出现邪气伤正、邪盛正虚的病机演变。若内伤久病,卒然突变者,多为邪实正虚,因虚致实,或由实转虚。无论外感内伤,其病理因素均可分为邪实、正虚两类分别辨识。邪实者,主要为热、痰、水饮及瘀血。外感者,因热毒犯肺酿痰,热郁血瘀,而成痰热、瘀血、水饮胶结之局;内伤者,则以痰浊壅塞于肺,肺气闭而不用为主,但久亦可因气机闭郁而化热成瘀。如外科痈疽,则主要因火毒内陷;而外伤、产后,则多因血瘀气闭。正虚者,主要为气阴耗竭,后期可出现亡阴、亡阳的危重局面。

二、临床学步

病例 1　急性有毒气体吸入致肺源性 ARDS 案

【典型病例】

郝某,男,26 岁,2009 年 5 月 25 日入院。

主诉:吸入酸性毒气后眼痛 18 小时,气促、胸痛 6 小时。

现病史:患者于昨晚 21:30 在工厂工作时不慎遭酸性毒气喷射并吸入,现场停留约 1 分钟,当即觉眼痛、咽痛、声嘶、呼吸不畅,由工友送至我院。患者全身氯气味明显,神清,双眼红肿流泪,呼吸不畅,全身皮肤可见淡红色皮疹,无压痛,无皮肤瘙痒。查体:BP 120/90mmHg, HR 108 次 / 分, R 25 次 / 分,结膜充血水肿严重,角膜尚透亮,咽部红肿,肺部查体无异常。立即予更换衣物,生理盐水冲洗双眼,地塞米松静脉滴注抗炎,奥美拉唑静脉滴注抑酸护胃,查血常规:WBC 12.1×10⁹/L, NEUT% 48.9%, HGB 145g/L, PLT 346×10⁹/L;胸片提示双肺炎症。请眼科会诊后,予妥布霉素地塞米松滴眼液滴眼、重组牛碱性成纤维细胞生长因子眼用凝胶(贝复舒凝胶)外用。经处理后,患者症状无改善,出现胸痛、气促, R 32 次 / 分,查体肺部出现广泛湿啰音,监测示:HR 142 次 / 分, SpO₂ 92%,查心肌酶、肌钙蛋白正常,心电图示窦性心动过速。病情危重收入 ICU。

入院症见:患者神清,焦虑烦躁,气促,胸痛,眼痛,咽痛,无发热,无恶心呕吐,无咯血,平素纳眠可、二便调。

入院查体:T 36.7℃, R 35 次 / 分, BP 117/78mmHg,体重约 65kg;双肺呼吸音粗,可闻及广泛干、湿啰音,心界不大,心率 177 次 / 分,律齐,各瓣膜听诊区未闻及病理性杂音。舌红、苔薄黄,脉数。

入院诊断:

中医:①中毒病(邪毒证);②暴喘(邪毒证)

西医：①急性呼吸窘迫综合征；②急性未明酸性气体中毒（氯气？）；③肺炎（由于吸入有毒气体）；④阵发性室上性心动过速；⑤结膜炎（化学性）

辅助检查：血气分析（给氧 5L/min）：pH 7.376，PCO$_2$ 36.2mmHg，PO$_2$ 72.3mmHg，BE-b -3.6mmol/L；生化：K$^+$ 3.37mmol/L，TCO$_2$ 22.8mmol/L；凝血：APTT 21.4s；肝功能：ALT 80U/L，AST 90U/L，TBIL 22.8μmol/L，DBIL 9.8μmol/L，IBIL 13μmol/L，TBA 55.9μmol/L。

诊治过程：入 ICU 后立即与其单位负责同事沟通，基本确认患者吸入气体为氯气。针对氯气中毒，予注射用甲泼尼龙琥珀酸钠 80mg 每日 2 次静脉滴注抗炎，氨茶碱静脉滴注解痉平喘，布地奈德、地塞米松交替雾化吸入抗炎，盐酸氨溴索静脉滴注促进肺泡表面活性物质分泌、减轻肺纤维化，乌司他丁静脉滴注减轻炎症渗出。针对结膜炎，继续根据眼科会诊用药，加强眼部护理，予 1% 碳酸氢钠溶液清洗结膜。针对心律失常，予胺碘酮注射液静脉推注并维持静脉滴注。此外，予头孢地嗪注射液静脉滴注防治感染，奥美拉唑静脉滴注抑酸护胃，维生素 C、维生素 B$_6$ 静脉滴注抗氧化，静脉补钾维持水电解质及酸碱平衡。入院后加强心理护理，经劝说后患者躁动稍有好转，但气促仍明显，入院后 2 小时复查血气分析（给氧 8L/min）：pH 7.409，PCO$_2$ 36.7mmHg，PO$_2$ 58mmHg，BE-b-1.2mmol/L，予无创呼吸机辅助通气，模式为 S/T，参数：IPAP 16cmH$_2$O，EPAP 4cmH$_2$O，FiO$_2$ 60%，根据患者血氧饱和度及耐受情况调整参数。经处理后，患者气促稍好转，仍烦躁，予咪达唑仑持续泵入镇静，复查血气分析（FiO$_2$ 80%）PO$_2$ 78mmHg，氧合指数低于 100mmHg，但考虑患者气促、烦躁有所好转，予维持镇静、无创通气治疗方案，未予气管插管。

入院第 2 天，患者仍气促明显，但氧合情况有所好转。其后维持糖皮质激素、抗炎、解痉平喘等治疗，注射用甲泼尼龙琥珀酸钠 80mg 每日 2 次维持治疗 5 天后减量为注射用甲泼尼龙琥珀酸钠 40mg 每日 2 次。5 月 27 日，患者出现发热，体温最高 38.6℃，咳嗽，痰黄脓，复查血常规：WBC 15.2×10^9/L，NEUT% 90.9%，考虑合并继发感染的风险高，改用亚胺培南-西司他丁钠强化抗感染，住院期间多次痰细菌培养检查未找到病原菌，5 月 30 日复查胸部 CT 提示双肺渗出，以右上肺为明显（图 4-3-1、图 4-3-2）。6 月 2 日抗生素降阶梯，改用左氧氟沙星注射液静脉滴注。住院期间曾请广州市职业病专科医院医师会诊指导诊治。

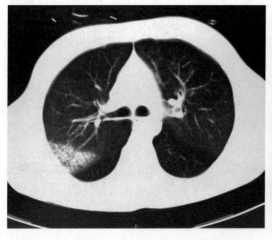 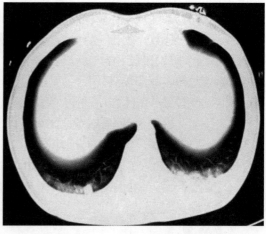

图 4-3-1　胸部 CT：双肺渗出，以右上肺为明显　　　　图 4-3-2　胸部 CT：双下肺渗出

中医方面,一诊:患者入院时烦躁,气促,胸痛,眼痛,咽痛,舌红、苔薄黄,脉数。考虑为暴喘,辨证为邪毒犯肺、肺失肃降,予金喉雾化剂雾化清热解毒利咽,丹参注射液静脉滴注活血解毒,中药汤剂以葶苈大枣泻肺汤合千金苇茎汤加减:葶苈子15g,大枣15g,苇茎20g,桃仁15g,冬瓜仁15g,薏苡仁30g,桑白皮15g,金荞麦15g,炙甘草10g。水煎服,日1剂,共2剂。

二诊:经中西医处理后,患者气促、胸痛等症状好转;至入院第3天,患者出现腹胀,纳差,咳嗽,痰黄稠,大便不通,舌红苔腻,脉滑略数。予加用电针双足三里、吴茱萸热敷腹部以行气通腑,中药汤剂在上方基础上加用大黄10g^{后下}、厚朴15g、北杏10g。水煎服,日1剂,共1剂。服药后大便通畅、腹胀缓解,去大黄。

三诊:5月31日,患者稍气促,无创呼吸机与中流量给氧交替,咳嗽,痰白质黏,无胸闷痛,咽痛、眼痛已基本缓解,口干,纳差,舌淡红苔薄腻,脉细滑。中医辨证为肺脾两虚、痰湿蕴结,予参苓白术散加减以健脾益肺、化痰祛湿,拟方:太子参20g,白术15g,茯苓15g,砂仁10g^{后下}、白扁豆20g,薏苡仁20g,怀山药15g,莲子15g,桔梗10g,淡竹叶15g,布渣叶15g,甘草6g。日1剂,水煎服。

经中西医治疗后,患者病情好转,6月2日停用无创呼吸机。因考虑患者为职业病,其诊断必须由具有诊断资质的职业病专科医院出具,并进行伤情鉴定,患者遂于6月4日出院,转职业病专科医院继续治疗。

出院西医诊断:①急性呼吸窘迫综合征;②急性氯气中毒?③肺炎(由于吸入有毒气体);④阵发性室上性心动过速;⑤结膜炎(化学性)。

出院后随访,患者在广州市职业病专科医院住院治疗,经调查明确为急性氯气中毒。3个月后,患者于我院门诊复诊寻求中药治疗,当时仍有活动后气促,查肺功能提示极重度阻塞性通气功能障碍。

【案例评析】

临床上导致ARDS的常见肺源性因素包括肺部感染、胃内容物吸入、肺挫伤等,案例患者为较为少见的有毒气体吸入致肺源性ARDS。对于这类ARDS,明确吸入的有毒气体是治疗的一个关键,因为不同的有毒气体吸入在治疗上存在有差异。案例患者考虑为急性氯气吸入,但根据国家《职业病诊断与鉴定管理办法》,只有具有职业病诊断与鉴定资格的医院方能作出职业病诊断。因此,尽管该患者具有较为明确的氯气吸入病史,且住院期间曾请职业病专科医院医师进行会诊,但该患者出院时氯气中毒诊断仍为疑诊,需待具有职业病诊断资质的专科医院进行确定。

在治疗方面,急性氯气中毒的西医学治疗主要包括糖皮质激素的使用、表面激素雾化治疗、大剂量氨溴索的使用以及其他一些具有抗炎、抗氧化作用的药物。其中糖皮质激素被主张使用,但对于其治疗剂量仍存在争议。除了药物治疗外,中、重度急性氯气吸入中毒患者可合并出现急性呼吸窘迫综合征,需密切监测其生命体征,及早进行机械通气治疗。首先可选用无创通气,根据患者的缺氧及耐受情况逐渐调整呼吸机参数。一旦无创通气效果不理想,应及时进行切换,改用气管插管、有创通气治疗。该患者同样成功实施了无创通气治疗,避免了气管插管。

中医方面,患者入院时烦躁,气促,胸痛,眼痛,咽痛,舌红,苔薄黄,脉数。四诊合参,辨证当属邪毒犯肺、肺失肃降,烦躁、气促、舌红、脉数等均为痰热表现,而胸痛则为瘀血痹阻心胸的征象,故治疗上急则治标,予金喉雾化剂雾化清热解毒利咽,予丹参注射液静脉滴注活血解毒,中药汤剂以葶苈大枣泻肺汤合千金苇茎汤加减。经处理后,患者气促、胸痛等症状好转,出现腹胀、纳差,此时治疗上应当详细辨识其病机。腹胀乃腑气不通的表现,但有虚实之不同,因于虚者当健脾助运,因于实者当行气通腑。部分患者应用清热化痰治疗后可损及脾胃,导致腹胀、纳差的产生,此时当伴有神疲倦怠、舌淡红、脉虚等表现,这种情况多见于年老或素体虚衰患者,不耐攻伐而易伤及本气。而该患者仍咳嗽,痰黄稠,舌红苔腻,脉滑略数,辨证考虑仍为实证,故在原方基础上加用行气通腑之品,经调整处方后病情得到进一步好转。

案例 2 肺外源性 ARDS 案

【典型病例】

梁某,男,72 岁,2013 年 12 月 24 日入院。

主诉:腹痛、呕吐 6 天,发热寒战 1 小时。

现病史:患者于 6 天前出现腹部阵发性胀痛,伴恶心呕吐胃内容物多次,停止排便,间有矢气,矢气则舒,无发热,无胸痛气促。于当地医院住院治疗,考虑"不完全性肠梗阻",给予禁食、灌肠等处理后未见好转,遂转入我院急诊。入急诊时测体温 36.8℃,BP:120/80mmHg,HR:93 次/分,查体:全腹无压痛及反跳痛。查血常规:WBC:11.51×10⁹/L,NEUT%:34.5%;降钙素原:23.6ng/ml;生化:Cr:111μmol/L;血气分析(FiO₂:50%):pH:7.372,PCO₂:25.8mmHg,PO₂:74.2mmHg;凝血:PT:15.1 秒,FIB:4.69g/L,INR:1.32;肝功:ALT:220U/L,AST:94U/L,ALB:19.5g/L,TBIL:30.1mol/L,DBIL:27.2mol/L;酮体:0.88mmol/L。腹平片:①右膈下气液平,左膈下可疑游离气体,建议进一步 CT 检查;②中腹部小肠管见少量肠气及短小气液平,结合临床,考虑不完全性小肠梗阻可能性大。腹部 CT 平扫(图 4-3-3、图 4-3-4):肝脏多发脓肿;胆囊多发泥沙样结石,慢性胆囊炎;左肺上叶下舌段,右肺中叶及双肺下叶炎症。急诊予头孢哌酮 - 舒巴坦抗感染,急请外科、介入科会诊后在 B 超引导下行经皮肝穿刺脓肿置管术,留置肝内引流管 2 条,术后患者出现发热、寒战,气促加重,血压较前下降,最低血压92/56mmHg,考虑病情危重,遂送我科监护治疗。

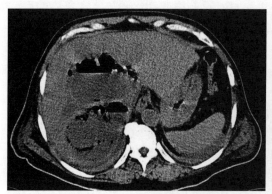
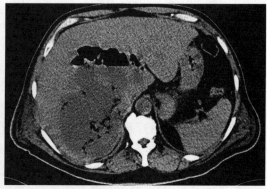

图 4-3-3、图 4-3-4 腹部 CT:肝脏多发脓肿

入院症见:神清,精神疲倦,面罩中流量给氧,气促,动则加重,发热、寒战,四肢冰凉,腹痛,以右上腹部胀痛为主,留置肝脏引流管固定在位,可引出黯红色浑浊液体,暂无呕吐,无

胸闷心悸,小便黄,大便未解。

既往史:高血压病病史 15 年,最高收缩压 185mmHg,服用硝苯地平缓释片,平素血压控制情况不详;可疑 2 型糖尿病病史 2 年,具体诊治过程不详。

入院查体:T:39.2℃,HR:124 次 / 分,R:32 次 / 分,BP:98/64mmHg,SpO$_2$:95%;双肺呼吸音粗,双下肺可闻及少量湿性啰音;腹部膨隆,全腹压痛、反跳痛,以右上腹明显,肝脾肋下未触及,肝区叩击痛(+),墨菲征(+),双肾区无叩击痛,肠鸣音稍弱。舌黯红,苔黄腻,脉弦数。

入院诊断:

中医:①脱证(病)(气虚湿热内阻);②腹痛(气虚湿热内阻)

西医:①急性呼吸窘迫综合征;②感染性多器官功能障碍综合征(循环、呼吸、肾);③脓毒症(严重);④肝脓肿(介入术后);⑤胆囊结石伴慢性胆囊炎;⑥肺部感染;⑦不完全性肠梗阻;⑧2 型糖尿病?⑨高血压病(3 级,很高危组)

辅助检查:入院后查粪便常规:潜血(4+)。糖化血红蛋白:11.9%。床边心脏彩超:LVEF:67%,左房扩大,左室壁增厚,二尖瓣轻度关闭不全,三尖瓣轻度关闭不全,左室舒张减退,轻度肺动脉高压。床边胸片(图 4-3-5):肺淤血,双肺渗出,考虑炎症。

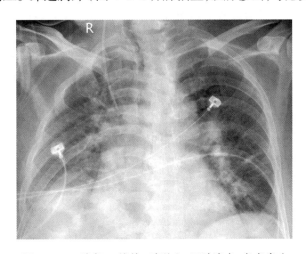

图 4-3-5　胸部 X 线片:肺淤血,双肺渗出,考虑炎症

诊治过程:患者入 ICU 后即予重症护理。针对脓毒症,予液体复苏,维护器官灌注;针对原发病,加强肝脓肿引流管护理,确保脓液引流通畅,药物方面予亚胺培南 – 西司他丁钠静脉滴注抗感染,予注射用乌司他丁静脉使用减轻炎症反应。针对 ARDS,予无创呼吸机辅助通气,模式为 S/T,参数如下:IPAP:12cmH$_2$O,EPAP:4cmH$_2$O,FiO$_2$:60%。应用无创通气后患者不能耐受,躁动明显,经加强心理护理后有所改善,但仍配合欠佳。考虑患者可能对面罩不能耐受,遂尝试改用鼻罩,同时加强护理,患者配合程度有所改善。此外,予盐酸氨溴索注射液静滴稀化痰液。针对肠道及肝功能,予奥美拉唑钠静滴抑酸护胃,予谷胱甘肽静滴护肝、降转氨酶,配合补液及营养支持治疗。

入院当天患者解大量黯红色血便,量约 350ml,气促,腹痛,查体:肠鸣音活跃,约 6 次 / 分。考虑消化道活动性出血,行急诊胃镜,由于患者肠梗阻原因未明,同步行肠镜检查。结果提示:复合性溃疡(胃窦部、十二指肠球部及降部,Forrest Ⅲ);乙状结肠可见巨大肿物,乙状结肠癌可能性大,待病理;结肠多发憩室。予禁食,奥美拉唑钠注射液改为持续静脉泵入,加用奥曲肽注射液持续静脉泵入减少消化液分泌。

至入院第二天,患者低热,晨起体温37.3℃,仍气促、咳嗽、痰少,腹痛稍有缓解,但出现腹胀,矢气较前减少,未再解血便。辅助检查:肝脓肿引流液涂片检查:发现少量革兰阴性杆菌。西医治疗加用三升袋实施肠外营养,余治疗同前。

中医方面,一诊:患者入院当天即解黯红色血便,考虑存在活动性消化道出血,故中药汤剂未予使用,予云南白药鼻饲以止血。至入院第二天,加用针刺治疗,电针双侧足三里以健脾固中,针刺天枢、上巨虚、曲池等穴以调节肠道功能,考虑消化道出血情况未明,未予中药汤剂。

二诊:至入院第三天,患者神清,倦怠,仍有发热,体温38.5℃,气促仍明显,咳嗽,痰少,维持鼻罩辅助通气,参数同前,仍腹胀明显,腹痛较前有所缓解,入院第二天后始未再解大便,舌黯红,苔黄腻,脉弦数。查体肠鸣音较前减弱,约3次/分。根据四诊资料,结合肠镜结果,辨证考虑为气虚、痰热腑实,治疗上以急则治其标为则,以清热化痰、通腑泻浊为法,由于患者禁食,给予黄鱼承气汤灌肠,方药如下:大黄15g^{后下},枳实30g,厚朴30g,金银花20g,蒲公英30g,紫花地丁20g,鱼腥草30g,北芪30g。上方加水煎至200ml,放置至室温后予保留灌肠。经保留灌肠后患者当天解出约500ml柏油样黑便,腹胀较前明显缓解。

三诊:经中西医结合治疗至第4天,患者精神较前好转,体温较前下降(37.4℃),气促较前缓解,可暂停无创通气,改为鼻导管吸氧,复查血气分析提示氧合指数为230mmHg,腹部胀满疼痛较前缓解。舌黯,苔薄腻微黄,尺脉滑、重按无力。辅助检查:降钙素原检测:6.07ng/ml。肝脓肿引流液培养提示为肺炎克雷伯菌。乙状结肠肿物活检:腺癌。治疗方面,考虑患者痰热腑实情况较前缓解,改以标本兼治为则,以行气健脾、清热化痰为法,嘱进食米汤水以复脾胃之运,中药汤剂以四君子汤合四磨汤加减。拟方如下:生晒参15g,白术15g,茯苓15g,炙甘草10g,槟榔10g,沉香10g,乌药10g,田七末6g^{冲服},谷芽30g。上方加水煎至200ml,分3次服。

经治疗后患者病情进一步好转,于入院后第5天转至外科。转出诊断:①急性呼吸窘迫综合征;②感染性多器官功能障碍综合征(循环、呼吸、肾);③脓毒症(严重);④肝脓肿(介入术后);⑤消化道出血;⑥胆囊结石伴慢性胆囊炎;⑦肺部感染;⑧不完全性肠梗阻;⑨乙状结肠癌;⑩2型糖尿病等。

患者转外科3天后行乙状结肠癌根治术,术后7天顺利出院。

【案例评析】

案例患者为肝脓肿所致的严重脓毒症,并发呼吸、循环等多器官功能障碍综合征。呼吸方面,该患者CT影像学提示左肺上叶下舌段,右肺中叶及双肺下叶炎症,但患者除气促外,无明显呼吸道分泌物,考虑影像学改变为脓毒症引起的肺外源性ARDS。该患者的ARDS从严重度分级而言,当属中度ARDS。对于轻中度的ARDS,可以考虑尝试无创通气治疗,但该患者同时存在不完全性的肠梗阻,给无创通气带来了挑战。此外,无创通气治疗的依从性及配合度也是影响其效果的关键,选择合适的面罩或鼻罩可能有助改善患者的耐受程度。经过悉心的指导、合理的参数、面罩设置,以及中药通腑等治疗,该患者最终顺利实施无创通气。与肺源性ARDS相比,肺外源性ARDS的预后与其原发疾病的控制密切相关。若原发疾病能得到有效控制,肺外源性ARDS往往能得到较为迅速的缓解。

从中医角度而言，该患者起病时以腹痛、呕吐为主要症状，其后出现高热、寒战，当属较为典型的阳明证。入院后病程中出现消化道出血、黑便，考虑为热迫血行，而形成便血，而热随血下，故便血后腹痛有所缓解。但随即出现了腹胀明显，仍伴有腹痛、气促，从病机演变而言，当属邪毒未净，故治疗上给予黄鱼承气汤灌肠以通腑宣肺，患者继解大量黑便，而后腹胀痛、气促等均得到明显缓解。由于气随血脱、热随血下，故这类患者虚实转换较为迅速，治疗上应该中病即止，该患者大便通后便停用黄鱼承气汤，改予四君子汤合四磨汤善后。

【经验与体会】

ARDS 是各种原因引起急性呼吸衰竭，是呼吸系统最常见的急危重症之一。ARDS 的不同病程阶段有其相应的特点，在继承名老中医学术思想的同时，结合西医学治疗难点，探寻新的方案和手段，最终形成针对 ARDS 早、中、晚期的阶段性治疗方案，从"痰、热、瘀、虚"四个方面多靶点进行干预，取得了一定的临床疗效，简介如下，以供参考。

1. 早期重视涤痰通腑泄热，重挫病势、改善氧合 ARDS 起病急剧，无论何种病因所致，早期多以实证为突出表现，故治疗上总的原则应该以祛邪为主，以期急挫病势。

在临床上，脓毒症是导致 ARDS 最常见原因，此类患者可归属于中医学温病范畴。病因为正气不足，感受温热毒邪，表现为高热、咳嗽、气促、脓痰等痰热蕴肺证。邪犯于肺，传入阳明，与肠中积滞相结而致热结肠燥，影响气机，毒邪积聚，气机壅滞，上逆则喘，中阻则满，肺病及肠，肠病及肺，形成恶性循环。因此，ARDS 患者往往有腹胀、大便不通等腑气不通的表现。西医学的干预，包括抗感染、机械通气、镇静药物的使用等，也使得 ARDS 患者更容易出现胃肠功能障碍。因此，在 ARDS 早期，除了清热涤痰法外，应该重视通腑泻浊，临床上可以根据患者腑气不通的严重程度分别给予峻下、缓下等法。结合刘伟胜教授经验，对于这部分 ARDS 患者采用以"加味黄鱼承气汤"为代表的涤痰通腑泄热法进行干预。"加味黄鱼承气汤"组方如下：大黄$_{后下}$5~15g，枳实 10g，厚朴、黄芩、蒲公英各 15g，鱼腥草、金银花、黄芪各 20g。加味黄鱼承气汤在黄鱼承气汤基础上合五味消毒饮部分用药，方中大黄荡涤实热，通腑泻下；枳实、厚朴行气降气消滞；佐以清肺化痰之黄芩、鱼腥草以及清热解毒的蒲公英、金银花。全方共奏通腑泻下、清热化痰之功效，从而达到通腑气、毒热由谷道而出的作用。除了清肺热、泻腑浊外，此时亦应适当佐以扶正，盖病气迅疾，伤人尤甚，因此还使用了少量的黄芪，在通腑健运的同时补气益卫、化生气血，使通补并举，扶正不敛邪。治疗 ARDS 患者，对于腑气不通严重，有阳明腑实证表现者，应用黄鱼承气汤加减进行中药鼻饲及灌肠，上下齐用，必要时每日 2 剂，至大便得通则止；对于单纯的腑气不通者，则可以黄鱼承气汤灌肠为主。除了采用中药汤剂鼻饲或灌肠外，还可以综合应用大黄外敷神阙穴、电针等中医特色疗法，促进腑气通畅。

ARDS 病理生理改变以肺顺应性降低，肺内分流增加及通气，血流比例失调，微循环障碍为主。这与中医学认为的各种病因导致的血液停滞，运行不畅的"血瘀证"相符。而且除了脓毒症致 ARDS 外，创伤也是导致 ARDS 的另一个重要病因。创伤所致者，气滞瘀血、血瘀阻心肺是导致 ARDS 的核心病机。因此，活血祛瘀通络应该贯穿于 ARDS 的治疗，尤其是创伤所致的 ARDS 患者，应该把活血祛瘀通络作为主要治法。由于已有不少具有活血祛瘀作用的中成药注射液可供使用，此时给予丹参针静滴，配合使用血府逐瘀汤加减以协助通畅血脉、增加肺微血管对肺水肿液的吸收，从而减轻肺水肿，改善氧合。研究提示，活血化瘀通络法对于减轻肺纤维化具有一定的作用。

2. 中期补虚泻实,健脾益肺补肾、清热化痰活血并举　中期邪气仍盛,痰湿、血瘀已成,而脏气已衰。有谓"肺不伤不咳,脾不伤不久咳,肾不伤……咳不甚",温热毒邪伤及肺、脾、肾三脏,致痰湿内阻,咳喘反复。痰湿内阻,又阻滞气血运行,影响水液代谢而加重水液代谢障碍,加重咳嗽、咳痰、气喘。热毒煎灼血中津液使血液黏稠、运行不畅或灼伤脉络可致瘀,脏气虚弱运血无力可致瘀,痰湿阻碍气机亦可致瘀,瘀血也是脓毒症致 ARDS 重要的病理产物之一。而瘀血的停滞必然进一步影响气机的通畅、血脉的运行和气血的化生,而使痰、热、瘀、虚更甚。所以,对此期患者的治疗,此时治疗上应标本兼治,既要清热化痰活血,又要健脾益肺补肾,虚实兼顾。可以六君子汤合苇茎汤加减。处方:党参、苇茎、冬瓜仁各20g,茯苓、白术、法半夏、薏苡仁、苦杏仁、补骨脂各15g,陈皮、桃仁、桔梗各10g。本方采用健运后天之本为着力点以益气补虚,合用苦杏仁、桔梗一升一降调畅肺气之宣发肃降,加用补骨脂以补肾纳气平喘,同时以苇茎汤清肺化痰逐瘀,补虚泻实两不误。

3. 后期健脾补肾纳气,改善营养、免疫状态,促进呼吸康复　在 ARDS 后期,经过抗感染、机械通气等治疗后,机体消耗严重,应对各种损伤的防御、修复能力明显下降,从中医角度而言,表现为正气亏虚。此时结合晁恩祥教授、刘伟胜教授等名老中医经验,给予调补肺肾汤等加减顾护正气,同时配合电针(针足三里)、坎离砂外敷涌泉穴等中医特色疗法以培补元气、健脾益气,改善危重症患者胃肠功能,提高肠内营养疗效,改善患者的营养及免疫状态。

三、经验拓展

1. 周仲瑛教授经验主张肺肠同治　在辨证论治方面,国医大师周仲瑛在《中医内科急症学精要》中论述本病由热毒闭肺,腑实热结,热郁血瘀,水湿犯肺所致,主张治以清热解毒,挫其邪热;通腑攻下,增加肺血流量及肺泡通气功能;宣肺利水,排除"湿肺"多余的水分,改善肺间质水肿。且暴喘重症,热毒痰瘀阻肺,心脑受邪时,每见肺心同病之证,当应肺心同治。临床常见的证候包括热毒闭肺证、肺热腑结证、痰(饮)瘀阻肺证、上盛下虚证、正虚喘脱证。治疗总以利肺、祛痰、救脱为则。其中清热宣肺法常用三黄石膏汤;泻肺通腑法常用宣白承气汤、陷胸承气汤、牛黄承气汤;祛痰化瘀法常用六安煎、三子养亲汤、加味旋覆花汤;化痰降逆、补肾纳气法常用平喘固本汤、苏子降气汤、金匮肾气丸;补肺纳肾、益气固脱法常用参附龙牡汤、黑锡丹。

2. 张敏州教授认为临床辨治当重点兼顾正虚、邪盛两大矛盾　张敏州教授在多年的临证经验中发现,ARDS 主要病机为正虚邪盛,由于其发病急,进展快,正虚、邪盛这两个都是主要矛盾,需要兼顾。在保持"阴平阳秘"的治则中,扶正祛邪就成为调整阴阳的主要切入点。邪以痰、热、瘀、毒为主,根据不同的阶段使用凉膈散、豁痰丸、清营汤随症加减治疗;SIRS 反应明显伴发热者选择痰热清,无发热选择血必净,神志变化给予安宫牛黄丸。扶正方面则以补益阴阳为法,初期多以气虚为主选择黄芪针,病情进一步加重伤阴选择参麦针,或者伤阳选择参附针,也可加西洋参或红参另炖加强补益之功。

3. 刘恩顺教授强调从肺肠相关角度治疗 ARDS　刘恩顺教授对 ARDS 患者的临床证候特点进行了系列研究,认为在 ARDS 患者的病机演变过程中,肺与大肠相关性最强,符合肺与大肠表里相关的理论。ARDS 患者的肺系证候以痰热壅盛、肺热炽盛和肺气虚为主,随着时间的推移,痰热壅盛逐渐减少、肺气虚逐渐增加;大肠证候以肠热腑实、肠燥津亏和肠道气滞为主,随着时间的推移,肠燥津亏逐渐减少,肠道气滞始终无明显变化。强调"通腑泄肺""肺肠同治"治法的临床应用,同时根据证候演变规律分阶段辨治ARDS。除了肺肠相关外,刘恩顺教授研究发现肺与肝系证候相关性仅次于肺与大肠,研究发现肺气虚与肝火炽盛相关,两者存在兼见的情况,说明在肺气虚证的病理变化中,存在"木火刑金"的病理过程。因此在临床治疗上应加强"既病防变"的理念,注意疾病发展传变的特点,及时截断病势。再次,肺与心、膀胱证候存在相关性,其表现为肺气虚与心气虚、膀胱湿热相关,说明肺气虚与心气虚存在兼见的情况,肺心同处胸中,两者同时出现气虚证候,与胸中大气"宗气"虚衰密切相关,提示在临床治疗中应兼顾心气之不足,注意ARDS疾病发展过程中气虚血瘀病机的形成。

4. 耿耘教授采用泄热通瘀、逐水扶正法为主治疗ARDS　耿耘教授根据ARDS的主要临床表现,结合其病理学变化,将其归属于中医"暴喘""结胸""腑实"等证范畴。认为病机主要为热毒内陷、水湿夹瘀、壅滞于肺、腑气不通,故见身热、喘促、躁扰、胸腹胀满疼痛拒按、便秘、唇黯舌紫、脉数等症;继则耗气伤阴,正气欲脱,而见神昏、喘促不宁、脉细数甚则脉微欲绝等症。在治疗方面,根据"肺与大肠相表里"和"血水相关"的理论,结合本病的证候特征,以泄热逐水、化瘀解毒、益气养阴主要治法,并自拟加减陷胸桃承汤为主方进行治疗。方中使用大黄、甘遂相配泄热逐水、通利大肠;水牛角、丹参、赤芍、桃仁、生地、水蛭相伍,清热解毒、活血化瘀;葶苈子泻上焦水湿以平喘;枳实、厚朴行气以助化瘀、利水。并应用参麦注射液等中成药注射液益气养阴扶正。

参 考 文 献

[1] 周仲瑛,金妙文. 中医内科急症学精要[M]. 长沙:湖南科学技术出版社,2004:33-39
[2] 陈全福,唐光华,郭力恒,等. 程序辨证治疗急性呼吸窘迫综合征56例临床观察[J]. 中国中医药科技,2009,16(5):412-413
[3] 刘恩顺,孙增涛,苏景深,等. 急性肺损伤/急性呼吸窘迫综合征肺肠相关证候特征及其演变的临床调查[J]. 中华中医药杂志,2013,28(10):3125-3127
[4] 李建,刘恩顺,孙增涛,等. 204例ALI/ARDS患者脏腑证候分布及肺肠相关特征的临床调查[J]. 世界中医药,2014,9(8):1008-1010
[5] 耿耘,马超英. 中西医结合治疗成人呼吸窘迫综合征临床观察[J]. 江西中医学院学报,1997,9(1):4,21

第四章

重症支气管哮喘

一、疾病概要

【现代医学】

重症哮喘是指哮喘急性发作,经常规治疗症状不能改善,继续恶化或伴严重并发症者,通常指症状严重,或难以控制的一类哮喘。但重症哮喘患者在临床表现和发病机制等方面特异性非常明显,难以形成统一而严格的定义。文献中有多种术语描述各种类型和表现的重症哮喘:如哮喘持续状态(status asthmaticus),潜在性致死性哮喘(potentially fatal asthma),难治性急性重症哮喘(severe acute intractable asthma),突发致死性哮喘(sudden-onset fatal asthma),突发性窒息性哮喘(sudden asphyxic asthma)。

2014年欧洲呼吸协会(ERS)/美国胸科学会(ATS)重度哮喘国际指南工作组关于年龄≥6岁者重度哮喘的定义:

在过去的1年需要指南建议的全球哮喘防治创议(GINA)4~5级哮喘药物治疗[大剂量吸入性糖皮质激素(ICS)联合长效 β_2 受体激动剂(LABA)或白三烯调节剂/茶碱]或全身激素治疗≥50%的时间,以防止变成未控制哮喘,或即使在上述治疗下仍表现为未控制哮喘。

未控制哮喘须至少符合以下一条:

(1)症状控制差:哮喘控制问卷(ACQ)评分持续>1.5,哮喘控制测试(ACT)评分<20(或GINA指南定义为"非良好控制");

(2)频繁重度发作:在过去1年中2次或以上全身激素治疗(每次超过3天);

(3)严重发作:在过去1年中至少1次住院、入住重症监护室(ICU)或接受机械通气;

(4)气流受限:适当停用支气管扩张剂后,一秒钟用力呼气容积(FEV1)<80%预计值[同时FEV1与用力肺活量(FVC)比值(FEV1/FVC)降至<正常值下限]。得到控制的哮喘在上述大剂量ICS或全身激素(或联合生物制剂)减量时恶化。

【中医认识】

重症哮喘在中医文献中没有明确记载,根据其主要症状"呼气性呼吸困难,端坐呼吸""精神障碍""大汗""发绀""脱水"等以及病理演变过程,属于中医哮喘重症,可将重症哮喘归属为"哮病""喘证""喘脱危候""肺胀""肺绝"范畴之内。

哮喘的病因以肺虚、脾虚、肾虚为本,以风、寒、热、湿、痰、瘀为标,发作期以实证表现为主,缓解期以虚证表现居多。哮喘患者多因先天禀赋不足,故大多自幼发病,随着年龄增长,肾之精气渐充,可使部分患者逐渐向愈;若反复发病,或治疗失当,以致肾气更虚,摄纳失常,故时至中年即较难治愈。

哮喘的发生主要为宿痰内伏于肺,复加外感、饮食、情志、劳倦等因素,以致痰阻气道,肺失肃降,肺气上逆所致。《素问·阴阳别论》:"阴争于内,阳扰于外,魄汗未藏,四逆而起,起则熏肺,使人喘鸣。"清代李用粹《证治汇补·哮病》:"哮即痰喘之久而常发者,因内有壅塞之气,外有非时之感,膈有胶固之痰,三者相合,闭拒气道,抟击有声,发为哮病。"

中医虽未明确重症哮喘病机,但从哮喘的症状、发展过程、预后角度出发,仍有据可查。《医述·哮》:"若因根本有亏,肾虚气逆,浊阴上冲而喘者,此不过一、二日之间,势必危笃,用药亦难奏功,此喘证之虚者也。"《景岳全书·虚损》曾云:"……肾水亏,则盗伤肺气而喘嗽频……故曰:虚邪之至,害必归肾;五脏之伤,穷必归肾。"肾阳虚衰是重症哮喘的根本,肾为气之根,肾阳虚则气失摄纳,气逆于上则喘息发作。哮喘患者受到外邪侵袭,未能及时表散,内舍于肺,则肺失宣降,肺气郁闭,郁而化火,灼津酿痰,痰随气升,气因痰阻,相互搏结,壅塞气道,致气机不利,从而出现哮鸣如吼,气息喘促。若病情发展,痰热互结,进而炽盛化火,内传营血,伤阴耗液,心血瘀阻,则更可酿成危急重症。

重症哮喘为内科常见的危重症之一,其临床症状主要表现为呼气的气流流速急剧下降、呼吸明显受阻等,严重者还会出现胸闷或窒息等症状,危及患者的生命安全,多以中西结合进行救治。一旦确诊重症哮喘,应立即对患者采用氧疗、补液、解痉、化痰等积极的抢救措施,对极危重患者,应行气管插管、机械通气以纠正呼吸衰竭,配合中药辨证治疗,根据其临床表现,采用宣肺平喘,涤痰祛瘀,扶正固脱等方法。

本病长年累月反复发作,可累及心、肾导致心气、心阳不能鼓动血脉运行,气滞则血瘀而见面色、唇色、指甲青紫,甚至出现喘汗致脱、亡阴亡阳的危险证候,救治不及而死亡。

二、临床学步

病例　重症哮喘

【典型病例】

黄某,女,63岁,2014年3月16日入院。

主诉:发作性咳嗽、呼吸困难4年,再发1天。

现病史:患者4年前开始反复出现发作性咳嗽咳痰,呼吸困难,喉间哮鸣,时有胸闷,每因天气变化或不慎受凉出现,多次至我院就诊,诊断为支气管哮喘,经解痉平喘化痰等治疗后症状可缓解。1周前患者因"肺部感染"于我院急诊治疗,经抗感染、化痰等治疗后,患者症状缓解。3月15日因上述症状再发加重,至我院急诊就诊,查体:Bp 185/105mmHg,双肺可闻及哮鸣音,查血气分析:pH 7.291,PO_2 89.5mmHg,PCO_2 61.9mmHg;血常规:WBC 10.51×10^9/L,NEUT 8.88×10^9/L;心酶、肌钙蛋白、凝血、D-二聚体、酮体正常;胸片:肺淤血,心脏增大,左室大为主;主动脉硬化。急诊予解痉平喘、化痰、降压等对症治疗后,患者气促稍有缓解,现为求进一步诊治,由急诊拟"支气管哮喘、呼吸衰竭"收入我院内五科。

入院症见:神清,精神疲倦,咳嗽咳痰,痰多难咯,色白质黏,呼吸困难,喉间哮鸣音,时有胸闷,无胸痛、心悸,无发热恶寒,口苦,无口渴,纳差,眠欠佳,二便调。

既往史:糖尿病、冠心病、心功能不全病史多年,平素服用阿卡波糖控制血糖。

入院查体:T 36℃,HR 88次/分,R 20次/分,BP 146/89mmHg,SpO_2 88%;双肺呼吸音增粗,满布哮鸣音,未及湿啰音;心界不大,心律齐,各瓣膜听诊区未闻及病理性杂音。舌淡,苔白腻,左脉滑实,右脉弦紧。

入院诊断:

中医:哮证(病)(脾肾阳虚)

西医:①支气管哮喘(重症);②呼吸衰竭(Ⅱ型);③冠状动脉粥样性心脏病;④慢性心力衰竭(心功能Ⅲ级);⑤2型糖尿病

辅助检查:血气分析:pH 7.291, PO_2 89.5mmHg, PCO_2 61.9mmHg;血常规:WBC 10.51×10^9/L, NEUT 8.88×10^9/L;心酶、肌钙蛋白、凝血、D-二聚体、酮体正常;床边胸片(图4-4-1):肺淤血,心脏增大,左室大为主;主动脉硬化。

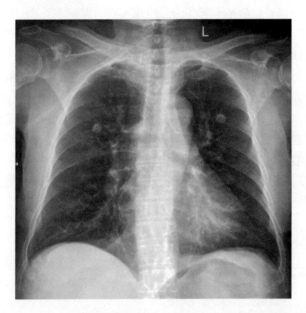

图4-4-1　床边X线片:肺淤血,心脏增大,左室大为主;主动脉硬化

诊治过程:入院后予解痉平喘、化痰、控制血糖、调脂稳斑等处理。3月29日晨起出现气促加重,胸闷,喉间哮鸣音,咳嗽,痰黏难咯,予无创呼吸机辅助通气,气促无明显缓解,病情进行性加重,出现神志欠清,呼吸困难,喉间哮鸣音,汗出肢冷,尿失禁,舌象未及,脉促;查体:双肺呼吸音粗,满布哮鸣音;床边监测:HR 144次/分,Bp 203/130mmHg,SpO_2 90%~98%;立即予甲泼尼龙抗炎平喘,气管插管后转我科监护治疗。

3月29日:转入我科后复查胸片(图4-4-2):较前出现双下肺炎症。治疗上予纤支镜治疗以促进痰液引流,予美罗培南抗感染,甲泼尼龙静推抗炎解痉平喘,丙种免疫球蛋白提高机体免疫力,复方异丙托溴铵、布地奈德雾化解痉平喘,盐酸氨溴索注射液化痰,孟鲁司特降低气道高反应,患者烦躁,人机对抗,予咪达唑仑联合丙泊酚镇静。

4月3日:患者气促缓解,双肺哮鸣音基本消失,氧合情况尚可,予拔除气管插管,改为无创呼吸机辅助通气序贯治疗;痰培养结果提示嗜麦芽窄食单胞菌,改头孢哌酮舒巴坦抗感染治疗。4月8日患者出现发热,血象升高,G试验高,考虑存在真菌感染可能,加用氟康唑注射液静滴抗真菌。至4月9日复查胸片(图4-4-3):双下肺炎症较前吸收。4月12日患者无发热,无气促,可停用无创呼吸机,病情稳定,转内五科继续治疗。4月18日病情好转出院。

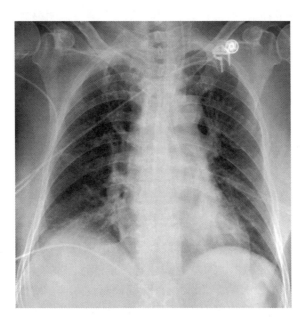

图 4-4-2 胸部 X 线片：1. 双下肺炎症，右侧少量胸腔积液；
2. 左上肺门增大；3. 主动脉硬化

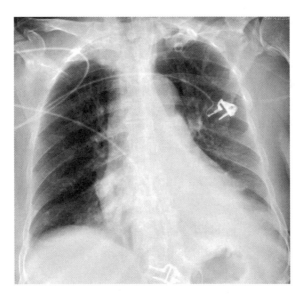

图 4-4-3 胸部 X 线片：1. 双下肺炎症较前吸收；2. 双侧少量胸腔积液

中医辨治：

一诊：患者神志欠清，呼吸困难，喉间哮鸣音，汗出肢冷，尿失禁，舌象未及，脉促。辨证为脾肾阳虚 阳气欲脱，以标本兼治为则；治以益气温阳固脱，敛肺平喘，予参附针静推益气回阳固脱，中药汤剂予四逆汤加减，方如下：炮天雄 15g^{先煎}，生晒参 15g，茯苓 15g，炙甘草 10g，干姜 20g，砂仁 5g^{后下}，生半夏 9g，五味子 5g，蜜紫菀 10g，蜜款冬花 10g，厚朴 10g。

二诊 4 月 4 日：患者意识欠清，躁动不安，不配合治疗，低热，体温 37.4℃，舌淡，苔白腻，脉沉细；前方基础上加龙骨、牡蛎以潜阳安神。

三诊 4 月 8 日：患者神清，精神疲倦，烦躁减轻，安静时无明显气促，动则喘促，咳嗽，咯白色泡沫痰，纳差，畏寒，肢冷，舌淡苔白滑，脉沉细。辨证为脾肾阳虚内有寒饮，以温肺化饮、温补脾肾为法，予附子理中汤和小青龙汤加减：炮天雄 15g^{先煎}，生晒参 20g，茯苓 15g，白术 15g，炙甘草 15g，干姜 20g，砂仁 5g^{后下}，生半夏 9g，桂枝 15g，麻黄 9g，细辛 3g，赤芍 10g。

经治疗患者病情稳定，无发热，无气促，胸片提示肺部炎症较前吸收，4 月 12 日转普通病房继续治疗。转入后患者续服附子理中汤以温补脾肾、固护先天后天之本。4 月 18 日病情痊愈出院。

出院西医诊断：①呼吸衰竭（Ⅱ型）；②肺部感染；③支气管哮喘（危重）；④冠状动脉粥样性心脏病；⑤慢性心力衰竭（心功能Ⅲ级）；⑥2 型糖尿病；⑦糖尿病性酮症；⑧躯体疾病所致精神障碍；⑨胆囊结石；⑩脂肪肝。

【案例评析】

肾阳虚衰是重症哮喘的根本，肾为气之根，肾阳虚则气失摄纳，气逆于上则喘息发作。痰饮伏肺为哮喘反复发作之夙根。重症哮喘患者多素体肾阳虚衰，阴寒盛于内，内寒则阳气愈损，卫外之阳气不固，复感外邪或他邪引动，邪气长驱直入，内外合邪而发病。因此表现为阳气衰微，阴邪横逆，症见严重呼吸困难，端坐呼吸、大汗淋漓，唇周青紫，四肢不温，脉细数无力等喘脱表现，治疗当以回阳救急之法。该患者转入 ICU 时即有喘脱的表现，治疗上以急则固本，回阳救急之法。药选炮天雄，温少阴之里；干姜性辛热，入心、脾、肾经，善能温中散寒，温肺化饮；人参性甘温，大补元气；诸药合用，以纯阳驱逐阴邪，使浊阴从下窍排出，恢复人体阴阳冲和的状态，从而达到坐镇龙雷之火的功效。经治疗患者喘脱情况改善，寒饮伏肺为哮喘反复发作之夙根，故治以温肺化饮，兼顾温补脾肾，病情缓解后可予附子理中汤、肾气丸之类以温补脾肾、固护先天后天之本。

重症哮喘病情危急，病势变化缭乱，治疗原则正如元代朱震亨所言，未发以扶正气为主，既发以攻邪气为急。但扶正、祛邪两法的应用，又不可全然拘泥于朱氏所言之未发和既发，临证变通，若拘泥于发时治标之说则坐失救治良机。

【经验与体会】

重症哮喘是哮喘发作期的一种独立类型，长期以来只是作为附篇，以喘脱危症列入讲授内容，未能凸显其临床特殊性和急迫性。从临床实际情况来看，重症哮喘与其他几种哮喘发作期的类型存在不少区别。由于临床表现复杂，各有不同，所以治疗应按不同的临床表现和不同阶段进行，注意密切观察患者病情变化，尤其喘脱之危候的辨识是关键节点，及时调整治疗原则。

1. 重症哮喘发作重视风邪致病　哮喘作为一种慢性气道非特异性炎症，极易诱发气道高反应，重症哮喘属于哮病发作期，因此治疗气道炎症是有效的办法。晁恩祥教授针对哮喘患者及家族中多有哮喘、湿疹、荨麻疹等病史；多发于春冬季节，具有明显的季节性；发作前多有鼻痒、眼痒、喷嚏、流涕和咳嗽等先兆症状；发病迅速，时发时止，反复发作；发作时痰鸣气喘的特点。认为此与风邪"善行而数变"的性质相符；风邪袭肺，阻于肺与气道，肺失宣发肃降，风盛气逆，"风盛则挛急"，气道挛急，肺管不利而发病。痰作为继发性致病因素，也可碍肺之宣降，但只是其中的病理因素之一。重症哮喘患者多见发病日久、反复用药效果不佳，日久病虚，痰、瘀之病理产物根深难除，体虚感邪而反复发作，"风为百病之长"，痰、瘀与风相夹而为病，可同时兼见风、痰、瘀、虚之证，有偏实偏虚、偏寒偏热之不同，然究其诱发之关键为风邪作怪,据此提出了"风盛痰阻、气道挛急"是哮喘病急性发作时主要病机的观点,确立疏风解痉法,并创立祛风解痉平喘汤治疗哮喘发作期,临床用药方面常用炙麻黄、蝉蜕、紫苏叶、僵蚕、地龙等疏散风邪、舒缓气道;以紫菀、杏仁、炙杷叶等宣肺止咳;五味子、白果等敛肺降气。

2. 痰瘀乃哮病病根,重视疏利气机以消痰散瘀　痰饮伏肺为哮喘反复发作之夙根。肺气以清肃下降为顺,壅塞上迫为逆。哮喘发作时,肺宣肃功能失常而致肺气壅塞,肺气闭阻则血行不畅,血停脉中,凝而成瘀;哮喘病病程长,缠绵不愈,耗伤肺气,肺气虚弱,气虚无力行血,血停脉中也会导致瘀血产生。痰浊阻碍气机,气机不畅无法行血也会致瘀血产生,如此恶性循环则哮喘病缠绵不愈逐渐加重。因此痰瘀是哮病的病根,气道不利,痰随气升,气因痰阻互相搏结造成疾病反复发作。哮喘持续发作,极易损伤气津,痰液更加黏稠难出,窒塞肺络,瘀积不散,久而形成顽痰胶固,进一步瘀塞气道,致使肺失肃降,故哮喘症状持续不解。

3. 重症哮喘为危重症,采用中西医结合治疗,取长补短　重症哮喘发作病情危急变化快,是内科常见的一种危急症,一旦确定危重症哮喘,应立即给予中西医结合综合治疗。治疗早期需要给予短程大剂量的皮质激素治疗,及时运用平喘类药物和雾化吸入,机械通气治疗,并做好抗感染措施,控制感染;及时采用综合治疗措施能够有效降低患者病死率。重症哮喘属于哮病发作期,中医对重症哮喘也有独到经验,根据不同的临床表现,结合中医的辨证治疗以利于患者康复。"上工治未病",对于重症哮喘患者的长期康复,防更重于治,在预防和保健方面更应充分采取中西医结合的方法。外部因素刺激是诱发哮喘发作的重要因素,哮喘患者首先要注意气候影响,在天气突然转变时,应及时调整衣物加减,防止出现呼吸道感染性疾病;同时要避免刺激性气体、物品的接触,如灰尘、花粉、棉毛物、油烟异味、易诱发过敏的食物、药品等。部分患者有季节性发作规律,可在多发季节到来前先行服用中药调理身体,在发病前或者发病时及早就医,或常备必要的治疗药物,以达"未病先防"的目的。冬春季节为常见发作严重咳喘的季节,患者多有肺脾肾三脏虚损体质,气、阳亏损为常见之态,病情缓解之时应注意健脾益肺补肾以培补阳气,可配合穴位贴药等中医特色疗法。正所谓"春夏养阳",运用冬病夏治理论,可以在夏季适当治疗或者采用三伏天白芥子贴敷等。

三、经验拓展

1. 古代名医经验

(1)张仲景最早记载哮喘症状:汉代张仲景在《伤寒论》和《金匮要略》中有许多关于哮病的记载。如《伤寒论》中有"喘家作,桂枝汤加厚朴杏子佳",此处的喘家除了指素有喘证者,还可能包括素有哮病者。《金匮要略·肺痿肺痈咳嗽上气病脉证并治》有"咳而上气,喉中水鸡声,射干麻黄汤主之","上气"指喘息不能平卧,"水鸡声"形容喉间痰鸣音连绵不绝,犹如夏天荷塘中的蛙叫声或水鸟叫声。这是现存医籍中最早的形象记述哮病发作时典型症状的文献,"上气,喉中水鸡声"称为描述哮病的经典语句,对后世哮病病名的产生奠定了基础。张仲景辨哮喘总属痰饮,提出"病痰饮者,当以温药和之",研创的射干麻黄汤、小青龙汤等成为后世治疗哮病的常用方。

(2)朱震亨首创"哮喘"病名:元代朱震亨在《丹溪心法·哮喘》中指出因哮证发作时常兼见喘逆气急,故习称哮喘。他提出哮"专主于痰",创立痰饮致哮的病机,丹溪治痰重在运脾燥湿,畅达气机,忌过用渗利之药,恐渗利伤脾,反易生痰;在选方上,以"二陈汤"为治疗痰病的基本法,认为"二陈汤,一身之痰都治管"。治疗上"哮喘必用薄滋味""未发以扶正气为主,既发以攻邪气为急"等理论得到后世医家的广泛继承与发扬,至今仍有指导意义。

2. 周仲瑛教授从风痰论治支气管哮喘　周仲瑛老中医则认为,哮喘缓解期的表现并不完全是虚,正虚邪实贯穿于哮喘缓解期的始终,虽然哮喘之症已经平息,但其"痰饮留伏,结成窠臼,潜伏于内"之病机依然存在。

(1)风痰阻肺是哮喘发作期的主要病机:哮喘是一种发作性的痰鸣喘咳疾患,其发作突然,起病多快、病情多变,常表现倏忽来去,时发时止,且多发于秋春气候突变和花粉、尘螨较多的风气偏盛季节,发作前常有鼻痒、眼痒、鼻塞、喷嚏、流涕等先兆症状,或见肌肤风团疹块,具有风邪"善行数变"的特性,发作时喉中如吹哨笛,或痰涎壅盛,声如拽锯,辨证属风盛痰阻、风动痰升之征。风痰阻肺是哮喘发作期的主要病机。

周老认为,风邪致病者,有外风和内风之异,外风与肺有关,称为肺风,为外风上受,触动伏痰,如感受寒凉,或吸入花粉、烟尘、异味气体、真菌、尘螨、动物毛屑等,表现有上呼吸道过敏症状。内风责之于肝和脾,肝风者由于肾虚肝旺,复加情志刺激,肝气郁结,化火生风,炼液为痰,上犯肺脏。脾风为痰生于脾,饮食不当触动,上逆干肺,多由进食鸡蛋、鱼虾、海膻等发物引起,如《证治准绳·疡医·丹毒》说:"有人一生不可食鸡肉及獐鱼动风等物,才食则丹随发,以此见得系是脾风。"

(2)风痰内伏是哮喘反复发作的根本原因:哮喘之所以反复发作,传统认为是因为宿根的存在,由于宿痰伏肺,遇诱因或感邪引触,以致痰阻气道,肺失肃降,气道挛急而致哮喘发作。《症因脉治·哮病》说:"哮病之因,痰饮留伏,结成窠臼,潜伏于内,偶有七情之犯,饮食之伤,或外有时令之风寒,束其肌表,则哮喘之症作矣。"认为宿痰是哮喘发病的基本病理因素,也是根本病因。周老根据长期的临床实践,认为伏痰的性质主要为风痰,哮喘缓解期症虽不显,但其"风痰内伏"之夙根仍然存在,并且由于肺脾肾三脏亏虚,肺虚不能主气,气不化津,则痰浊内蕴,肃降无权,可因卫外不固,而更易受外邪的侵袭诱发;脾虚不能化水谷为精微,上输养肺,反而积湿生痰,上贮于肺,影响肺气的升降;肾虚精气亏乏,摄纳失常,则阳虚水泛为痰,或阴虚虚火灼津成痰,上干于肺,加重肺气之升降失常,以致正虚邪实。治疗当在前人发时治标,平时治本的基础上,适当兼顾祛邪,参以祛风化痰之品,清除内伏之风痰,方能减少甚至控制哮喘的发作。

3. 洪广祥教授辨治哮喘经验

(1)气阳虚弱是内因,全程温法治哮喘:洪广祥教授认为哮病气阳虚弱为其内因,应全程温法治之。因为从病证特点看,哮病患者平素常现晨起频作喷嚏、流清涕,恶风怕冷,四肢不温,易于自汗,气温稍变即感冒乃至发作哮喘,发作时喉间喘鸣声,咯吐多量白稀泡沫痰、栓状痰,而且经常在半夜至凌晨时段严重发作,此时段为阴气未尽而阳气未发之时,《素问·金匮真言论》称之:"天之阴,阴中之阴也",天人相应,此时段亦为人之阳气至弱而阴气至盛之时。临床种种,均提示存在阳不胜阴、阴邪致病的机制,气阳虚衰是哮喘发作的重要内因,初起为肺卫之阳虚为主,随着病程进展,可渐累及脾肾之阳气,阳气虚衰,痰浊内生,气机不畅,瘀血停滞,痰瘀互阻,壅塞气道,再感外邪,遂发作喘促。因此,无论是从哮病的阳气虚衰之病因入手,还是从祛除痰瘀之伏邪宿根论治,抑或是从增强御外能力、减少感邪之内因出发,都应以温法论治哮病使阳气复、寒邪除、经络通。

洪广祥教授根据自己多年辨治哮病的经验,创制了"益气护卫汤",从固卫、益气、温肾入手,振奋人之真元、巩固人之藩篱,临床运用获效明显,持续服用,更有显著的防治效果。洪广祥教授还进一步通过实验研究,发现"益气护卫汤"可降低哮喘豚鼠的气道高反应性、延缓哮喘发作。若阳虚寒盛,可调整为"温阳护卫汤"或阳和汤(《外科证治全生集》),或可联合使用麻黄附子细辛汤温阳散寒化饮;若痰浊壅盛,可联合使用千缗汤(《妇人大全良方》);寒痰成饮者,可联合使用苓桂术甘汤。

(2)强调痰瘀伏肺是夙根,当治气为先:中医认为,哮病之所以难以根除、反复发作,乃因有"夙根",并多将其夙根归于痰。洪广祥教授非常同意宿痰在哮病中的作用,但他更进一步指出,需要仔细斟酌为何宿痰顽固难以根除,在于痰阻气机、气机不畅,进而气滞痰更凝,且气滞还可致血瘀,瘀血亦可变生痰水,痰瘀互结,进一步阻滞气机、耗伤气阴,形成恶性循环,于是病情顽固、不得根除,除了有痰,还有瘀,更有气结气耗。认识到痰瘀伏肺的病因夙根,立涤痰祛瘀之治法,才能求因而治病。

痰浊和瘀血的产生根源于肺气之壅塞,肺气壅塞、津液失布而凝聚成痰,肺气壅塞、血液运行不畅因而成瘀血。"气顺痰易消","气行血自活",因此,要从根本上减少痰、瘀的产生,改善祛痰、祛瘀的疗效,必须把"治气"放在治法的首要地位。用药时多运用苦降泻肺之药,如葶苈子、青皮、陈皮、槟榔等。洪广祥教授自拟经验方"蠲哮汤"即从该法立方用药,常用药物及剂量:葶苈子10g、青皮10g、陈皮10g、槟榔10g、大黄10g、生姜10g、牡荆子15g、卫矛15g,哮喘急性发作期可选用,水煎服,日1剂,每剂3煎,分上午、下午、睡前服用,连服7天;幼儿亦可采用,剂量酌情减量;对于重症哮喘但体质尚可的患者,可加量为每剂2煎,日2剂,病情缓解后改常规剂量续服。大黄可根据临床大便情况调整,若大便稀烂,宜用熟大黄,与他药同煎,剂量不减;若大便欠通,宜用生大黄,煎煮时后下;临床运用时随大便情况变化调整。

同时,痰瘀均为阴邪,"非温不化",一旦气道壅塞之急证减缓,则应续予温通之治疗。温肺通阳,痰得温而化、血得温而行。洪广祥教授常选用皂荚、白芥子、干姜、法半夏等祛痰,用川芎、红花、桃仁、桂枝等活血行瘀。顽痰不化者可选用经验方"四石饮",由礞石15~30g、鹅管石15~30g、海蛤壳15~20g、海浮石15~20g组成,软坚涤痰,专用于顽痰胶固时;或合用滚痰丸(《证治准绳》)。

(3)缓解期固本补虚不忘祛邪:即使是在缓解期,患者痰瘀气阻的症状不甚显现,但因其为哮病之"夙根",洪广祥教授指出,用药仍时时兼顾疏利气机、祛痰逐瘀。洪广祥教授创制了"咳喘固本冲剂",由生黄芪、防风、白术、山药、胡颓子叶、牡荆子、鬼箭羽等药组成,以生黄芪、防风、白术、山药益气健脾、补肺固表,胡颓子叶、牡荆子、鬼箭羽利气祛痰行瘀,全方既扶正固本,又兼顾疏利气机,临床运用效果良好,有增强机体免疫力、减少感冒、哮喘急性发作的作用。若临床为气阴两虚的哮喘,洪广祥教授主张选用兼顾下气除痰的麦门冬汤(《金匮要略》)而不选用生脉散一类纯益气生津的方药,麦门冬汤使用人参、粳米、大枣、甘草补母之脾土,而益子之肺金,同时,使用法半夏除痰降气,配合麦冬养阴润燥,两者相辅相成,既能养阴润燥而软化黏滞之痰栓,又可促痰液之祛除使滋而不腻。

4.李振华教授从脾胃论治哮喘经验

(1)从脾胃论治哮:喘病情顽固,反复发作,多年不愈。李老根据哮喘发作性喘促、痰鸣,发作突然,喘促胸闷,咳嗽痰鸣,甚至呼吸困难,张口抬肩,倚息不能卧;缓解时正气亏虚,肺脾气虚或肺肾阴亏,易于感冒而又诱发哮喘发作的特点,提出治疗应依据标本缓急,遵循

"发时祛邪治标,平时扶正治本"的原则。祛邪重在寒、热、痰,应辨别风寒、风热或痰湿之偏盛,宣肺散寒、清热平喘或止咳化痰。扶正应注意健脾、补肺、温肾,益气、养阴,并注意预防感冒。劳倦则伤脾,劳累后哮喘复发,多为脾虚,中气虚馁,用健脾益气法,从本调治。李老特别指出,治疗哮喘要注意肺与脾的关系,根据五行学说,土能生金,虚则补其母,哮喘日久,肺气亏虚,治宜培土生金,脾气健运则肺气虚得复。肺主宣发,卫外固表,哮喘易于感冒,为肺气虚,卫表不固所致,用补肺固表法,疗效较为巩固。肺为气之主,肾为气之根,哮喘日久,由肺及肾,肾不纳气,哮喘持续发作,顽固难愈,治疗还宜补肾纳气。

（2）擅用麻杏石甘汤治哮:李振华教授曾用加味麻杏石甘汤治疗一批哮喘患者。加味麻杏石甘汤系李老自拟处方,药物组成:辽沙参30g,麻黄9g,杏仁9g,生石膏27g,苏子9g,桔梗9g,生桑白皮12g,地骨皮12g,炙紫菀9g,陈皮9g,贝母9g,甘草3g。若口干口渴较甚,加麦冬15g,知母9g;若病久心慌心悸者,加远志9g,酸枣仁15g。方中麻黄味辛性温,宣肺平喘;生石膏辛寒,辛能散热,寒能清热,清泄肺热。李老认为生石膏用量应大于麻黄3倍以上,方可制约麻黄之温热发汗而发挥平喘之效。杏仁、炙紫菀助麻黄以宣肺止咳平喘;苏子、桔梗降逆消痰;辽沙参、生桑白皮、地骨皮养阴清肺;陈皮、贝母行气化痰,畅达气机;甘草和中。用炙款冬花、炙远志、茯苓者,增强止咳平喘,祛湿化痰之力。

5. 李可老中医用变通小青龙汤治疗重症哮喘　李可认为小青龙汤主证"咳喘"二字,病在肺脏,日久由肺入肾。其病机为"本气先虚,外寒内饮",治疗大法为"发汗利水",表里双解。现代人全属未病本气先虚,甚则未病本气先溃,因此用小青龙汤有以下变通:①加制附子45g,以四逆汤法驾驭小青龙汤法,重症加山萸肉90g,则麻黄细辛可放手去解表利水,而无辛散过度之虞;②加生晒参30g,成为四逆加人参汤,滋阴和阳,益气生津,以制干姜之燥。重则改投高丽参粉9~15g,缓缓提升下陷之气以定喘;加茯苓45g,成为小半夏加茯苓汤,另辟蹊径,淡渗利湿,使浸渍心胸脾胃间之水饮从小便去,协助麻黄细辛开玄府,上下分消;③加紫菀、款冬花、白果,成为治喘神剂。白果与麻黄同用,一散一收,治痰喘极效;④凡见喉间痰鸣者,加竹沥60ml（分3次服）以稀释涤除痰涎;⑤痰喘实证,胸高息涌,窒闷欲死,加杏仁55g,葶苈子62g,大枣30枚,病退即去;⑥寒邪郁久入里化热,体温39℃以上者,加生石膏250g,乌梅36g,热退即止,不必尽剂;⑦白芥子利气豁痰,搜剔内外去皮里膜外之痰多用;⑧方中麻黄有致瞑眩物质,令人一阵昏眩面赤如醉,除先煎去沫外,可加等量之蝉衣,可免此弊。变通使用小青龙汤对外感内伤同时发病,主要表现为咳、喘、肿,邪伏三阴肺、脾、肾,西医之支气管炎、肺炎、哮喘、肺气肿、肺心病、肺间质纤维化、肺癌等一系列呼吸系统疾病急重症。只要符合其主证病机,皆可通治之。

6. 武维屏教授从肝辨治哮病

（1）气郁、气逆是哮喘发作的病机关键:武维屏认为,风、火、气、痰、瘀、虚在哮喘发病过程中互相影响,密切相关,其中以气郁、气逆最为关键。一方面,风、火、痰、瘀、虚皆可导致气郁、气逆。如外风袭肺则肺失宣肃,风火内动则气机逆乱,痰瘀内阻则枢机不利,肺气虚则宣肃无权而肺气郁滞,脾气虚则斡旋无力而气滞乃成,肾气虚则摄纳失司而逆气上奔,肝阴虚则风阳妄动而气逆遂生。另一方面,气郁、气逆又可变生风、火、痰、瘀、虚。

（2）调肝理肺法治疗哮喘:认为哮喘发作是正邪交争,脏腑失和之结果;临床表现多见表里同病,虚实夹杂,寒热互结,升降乖决等错杂证候。治疗之法,一味宣散攻伐或专事滋补,均非所宜,惟和解一法,如表里双解,升降同调,寒热并用,补泻兼施,方可脏腑和调、阴阳平衡,气血冲和,而哮病得平;因为肝肺功能失调与哮喘发病密切相关,把肝肺气机的和解之法具体称之日"调肝理肺法"。创立哮喘宁方(柴胡、葶苈子、全瓜蒌、黄芩、清半夏、地龙、白芍、防风、丹参、甘草),从肝肺同治立法,旨在调气机,和气血,化痰瘀,理虚损,适寒热,助肺宣降,以平定哮喘。

参 考 文 献

[1] 赵凤达. 洪广祥治疗支气管哮喘持续发作的经验[J]. 中医杂志,1992,33(9):21-23

[2] 韩春生,张洪春. 晁恩祥教授治疗哮喘病的经验[J]. 湖南中医药导报,1996,2(1):9-10

[3] 吴继全,陈燕,张洪春,等. 晁恩祥治疗肺系病临证特点[J]. 中华中医药杂志,2007,22(10):688-690

[4] 王志英,周学平,郭立中. 周仲瑛治疗支气管哮喘经验[J]. 中医杂志,2010,51(4):307-308

[5] 王志英,周学平,郭立中等. 周仲瑛教授从风痰论治支气管哮喘的经验介绍[J]. 南京中医药大学学报,2010,26(1):67-69

[6] 王海军,王亮. 李振华教授治疗哮喘经验[J]. 中医学报,2012,27(11):1421-1422

[7] 李可,孙乐凯,孙其新. 重危急症小青龙——李可学术思想探讨之十九[J]. 中医药通报,2009,8(6):17-24

[8] 崔红生,赵兰才. 武维屏从肝辨治支气管哮喘经验撷要[J]. 中国医药学报,1999,12(2):49-52

[9] 洪广祥. 全程温法治疗哮病之我见[J]. 中国医药学报,2003,18(5):306-308

[10] 洪广祥. 再论哮病治疗之我见[J]. 中国医药学报,2000,15(4):39-42

第五章

:: 重症肺挫伤

一、疾病概要

【现代医学】

肺挫伤是强大的暴力作用于胸壁后使胸腔缩小,增高的胸内压压迫肺脏引起肺实质出血、水肿,外力消除后变形的胸廓弹回,在产生胸内负压的一瞬间又导致原损伤区的二次损伤。创伤性肺挫裂伤的病理变化早期为肺出血、肺淤血,继之为肺泡、肺间质水肿,肺循环压力增高而血流量减少,使低氧血症进行性加重。

肺挫伤的诊断标准:若钝性胸伤患者有以下临床表现:气管内出现泡沫样红色液体,早期即有呼吸困难,无吸入性肺炎史,胸部 X 线片显示有大片实质阴影,动脉血氧分压(PO$_2$)/吸氧浓度(FiO$_2$)<300mmHg,基本可以肯定肺挫伤的诊断。但肺挫伤后 ARDS 的诊断国内外尚无统一的标准,参照 2011 年在柏林举行的欧洲重症医学年会上诊断标准,详见表 4-3-1。肺挫伤范围占全肺体积 20%~30% 以上的患者易发展成为 ARDS,病死率极高,由肺挫伤进展为 ARDS 的时间多在受伤的 24~72 小时之内,且肺挫伤范围大小与受伤至出现 ARDS 的时间呈正相关关系。

【中医认识】

肺挫伤在古代文献中并无此名。其多因外界暴力,如跌仆撞击伤、挤压碾轧伤等,导致络脉受损。如《杂病源流犀烛》说:"损伤之患,必由外侵内,而经络脏腑并与俱伤……跌扑闪挫,卒然身受,由外及内,气血俱伤病也……忽然闪挫,必气为之震,震则激,激则壅,壅则气之周流一身者,忽因所壅而凝聚一处……气凝在何处,则血亦凝在何处"。根据其临床表现,可归属于中医"咳嗽""胸痛""胸部屏挫伤""努伤"等范畴。其病机归责于胸廓损伤后,进而伤及肺脏,肺气不利,气机阻滞,水道失畅,痰湿内生;肺之经脉受伤,血溢脉外,壅滞于肺;肺脏损伤,气机宣肃失常,郁而化热,痰热壅肺,肺与大肠相表里,下移大肠,表里同病。其根本病机是肺失宣降,气机逆乱,从而出现气滞、血瘀、痰浊等。

肺挫伤的发生、发展中,气与血的关系密不可分。如《难经·二十二难》云:"气留而不行者,为气先病也,血壅而不濡者,为血后病也"、《杂病源流犀烛》云:"跌扑闪挫,卒然身受,由外及内,气血俱伤病也。"胸部的挫伤以伤血、伤气为主。因络脉受损,血溢于外,以致瘀血停滞;因气机阻滞,运化失职,以致经络受阻。气血乃是相辅相成、相互影响,有气先伤而后及于血,亦有血先伤而后及于气,多见气滞血瘀。气血"不通则痛",治宜活血祛瘀、行气通络。该法应贯穿治疗的始终。

"肢体损于外,则气血伤于内"。肺挫伤的主要损伤定位于肺部。肺失宣降,或痰湿内停、阻滞气机,或痰热内盛、内闭于肺,或郁而化热、下移大肠,或加之手术等因素直接损伤肺体、痰瘀内阻,或气随血脱,肺主气之功能严重受损,变化迅速,发为喘证,重者出现暴喘一症,病情危笃。一般而言,喘证为标,原发疾病是本;邪实肺闭为标,正虚气脱为本。邪实者,应以攻邪为主,常以清热解毒、活血化瘀、宣肺化痰三法,配合以通里攻下法清泻肺经邪热,使其从腑下泄,通过泻下实现宣上的目的。

中医中药治疗肺挫伤具有一定的临床疗效,治疗手段丰富。如合并暴喘者则属于急危重症,病死率很高,严重威胁患者的生命安全,临床当个体化辨证施治,合理运用中西医结合手段。

二、临床学步

病例 重症肺挫伤

【典型病例】

李某,男,54岁,2015年11月21日入科。

主诉:车祸致腹痛及全身多处流血3天,气促、发热1.5小时。

现病史:患者于2015年11月18日驾驶电动三轮车与公交车相撞,昏迷史不详,由我院急诊接回,现场见患者神清,卧位,头面部及双手流血,不言语,无呕吐物,返院途中,患者可言语,头痛,双手疼痛。查体:双眼瞳孔等大等圆,对光反射灵敏,左侧颞部皮肤广泛挫裂伤至耳廓,颞肌断裂,脊柱无明显叩击痛,胸骨压痛,双肺呼吸音清,未闻及干、湿啰音,上腹部疼痛,四肢活动可,四肢肌力对称,病理征未引出。完善查头颅及胸腹部CT:①颅内未见出血,左侧颞弓、左侧眼眶及上颌窦外侧壁、左乳突骨折,周围软组织损伤肿胀并少量积气;②右肺上叶前纵隔旁、双肺下叶后基底段少量渗出,考虑肺挫伤可能性大;③纵隔多发小淋巴结;④颈椎、胸腰椎、骨盆退行性变;⑤肝S2、S8段低密度结节及肿块;⑥脾脏破裂,脾脏及肝脏周围、脾脏下方、结肠旁沟及直肠膀胱窝斑片状、稍低密度影,考虑积血、积液。腹部彩超:肝海绵样血管瘤可能,脾上极实质不均匀,部分包膜连续性中断,脾周少量积液(考虑脾挫裂伤),腹腔少量积液,考虑肺挫伤、脾破裂。请普外科、胸外科等相关科室综合评估病情后,收入院治疗。入院后予头孢呋辛钠注射液抗感染,奥美拉唑注射液抑酸护胃,氨溴索注射液稀化痰液,卡巴克络片止血,枸橼酸芬太尼注射液镇痛及补液支持治疗。患者入院后腹痛继续加重,结合明确外伤史,腹膜刺激征明显,再次复查腹部CT提示腹腔积液积血较前增多。再次请相关科室会诊,动态评估手术治疗事宜。于11月19日1:15行气管插管全麻下行剖腹探查加脾切除术,术中诊断"脾脏破裂",行脾脏切除术,术后病情一度稳定。至11月21日夜间患者出现气促,发热,咳嗽,咯黄色黏痰,床边监测示血氧饱和度下降,给予吸氧、镇静、解痉平喘等治疗后,上述症状无明显缓解,为求进一步监护治疗转入我科。

入科症见:神清,狂躁,气促,发热,咳嗽,咯黄色黏痰,少许腹痛,无腹胀,无头晕,无恶寒,无恶心呕吐,无口角歪斜,二便可。

既往史:体健无特殊。

入科查体:T 38.2℃,HR 142次/分,R 30次/分,BP 145/77mmHg,SpO$_2$ 82%(面罩给氧10L/min)。双肺呼吸音粗,双肺闻及广泛痰鸣音及少许哮鸣音,未闻及湿啰音。心律齐,各瓣膜听诊区未闻及病理性杂音。腹部平坦,未见肠型、蠕动波,腹部压痛(±),无反跳痛,肝浊音界无明显扩大,肠鸣音正常,脊柱无畸形,双下肢肌力、肌张力正常,未见水肿。舌黯红,苔薄黄,脉弦数。

转入诊断:

中医：①喘证（痰热内闭）；②肺热病（痰热内闭）；③腹痛（气滞血瘀）；④骨折（气滞血瘀）

西医：①急性呼吸窘迫综合征（重度）；②肺挫伤；③肺部感染（重症）；④创伤性脾破裂（脾包膜下血肿）；⑤颅骨骨折

辅助检查：2015 年 11 月 19 日血常规：WBC 21.65×10^9/L，NEUT% 88.5%，HGB 138g/L。D-Dimer：2590μg/L。2015 年 11 月 21 日血气分析：pH：7.384，PO_2：60.6mmHg，PCO_2：35.8mmHg，$SatO_2$：90.9%。血常规：NEUT% 85.5%，HGB 102g/L。胸片提示双肺炎症渗出增加（图 4-5-1）。

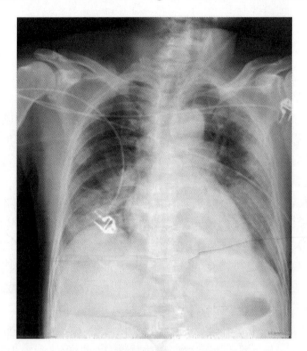

图 4-5-1　胸部 X 线片：双肺炎症渗出

诊治过程：

转入后立即予无创呼吸机辅助通气、纤维支气管镜吸痰，经治疗后患者氧合改善不理想，至转入后第 3 天复查胸片提示双肺渗出较前进展（图 4-5-2），查血气分析提示氧合指数为 120mmHg，考虑为重度 ARDS，遂改为经口气管插管、有创呼吸机辅助通气。此外，先后给予头孢哌酮钠舒巴坦钠注射液、氟康唑注射液、利奈唑胺注射液等抗感染，并予以镇痛、镇静以及营养、免疫支持治疗。经过上述治疗后，患者呼吸功能逐渐好转，于 12 月 5 日顺利脱机，拔除气管插管改面罩中流量吸氧。

中医辨证：

一诊（11 月 21 日）患者症见：气促，痰多，躁动，发热，咳嗽，痰黄黏，口干，便秘，舌黯红，苔黄腻，脉弦细数。中医辨证为痰热内闭。

治疗以清热涤痰开窍、泻浊降气平喘为法。中药拟宣白承气汤合五味消毒饮加减（石膏 30g[先煎]，大黄 10g[后下]，杏仁 10g，瓜蒌皮 15g，黄芪 30g，鱼腥草 30g，青天葵 15g，黄芩 15g，金银花 15g，蒲公英 10g，野菊花 10g，紫花地丁 10g，石菖蒲 20g）。水煎服，每日一剂，共 5 剂。经治疗后，患者发热、喘促、痰液等情况较前好转。

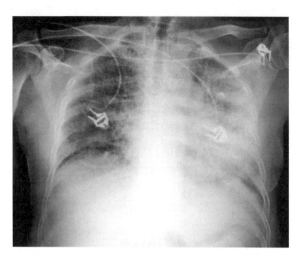

图 4-5-2　胸部 X 线片：双肺炎症渗出较前增多

二诊（11 月 26 日）患者症见：精神疲倦，乏力，仍有气促，低热，无烦躁，痰黄黏，量中等，口淡，大便黄，舌黯红，苔薄黄，脉细数。

患者神志好转，痰热内闭之象改善，目前主要表现为痰热壅肺之征。治疗以清热化痰、宣肺平喘为法，佐加健脾化痰。中药拟千金苇茎汤加减（苇茎 20g，桃仁 10g，薏苡仁 15g，冬瓜仁 20g，金荞麦 15g，当归 10g，白术 15g，甘草 5g）。水煎服，日一剂，连续服用。经治疗后，患者气促以及气道内黄痰减轻。

三诊（12 月 1 日）患者症见：动则气促，痰白，量中等，无发热，口干，舌黯红，苔薄白，脉细数。

患者痰热之象减轻，表现以痰浊郁肺之征。治疗以燥湿化痰为主，酌减清热解毒药物，中药拟二陈汤加减（法半夏 15g，陈皮 10g，茯苓 20g，枳壳 10g，白术 15g，炙甘草 5g）。

四诊（12 月 8 日）患者症见：气促缓解，倦怠，口干，咽红，偶有咳嗽，咯白痰，舌黯红，苔薄白，脉沉细。

考虑痰浊之象已退，目前表现为肺脾肾虚、痰浊阻肺。治疗以标本兼治为则，以补肺益肾、健脾益气为法，中药拟晁恩祥教授的调补肺肾方加减（西洋参 10g，黄芪 15g，生山萸肉 30g，丹参 10g，茯苓 15g，五味子 10g，女贞子 15g，枸杞子 20g，当归 10g，金荞麦 15g，白术 20g，炙甘草 10g）。水煎服，每日一剂，连续服用。

经治疗后，患者病情好转，无发热气促，氧合改善，复查胸片提示肺部炎症完全吸收、肺挫伤好转，情况稳定，遂于 12 月 16 日转普通病房继续治疗，病情稳定后 12 月 24 日出院。

出院西医诊断：①急性呼吸窘迫综合征（重度）；②肺挫伤；③肺部感染（重症）；④创伤性脾破裂（脾包膜下血肿）；⑤颅骨骨折。

【案例评析】

本案例患者车祸后出现腹腔脏器损伤、肺挫伤，并发 ARDS，其由肺挫伤直接的肺损伤因素和肺部感染的感染因素诱发。经过机械通气，实行肺保护通气策略治疗及积极抗感染治疗等综合措施，方使病情转危为安。

案例患者年过五旬，因外力作用导致胸廓损伤，导致络脉受损，血溢于外，进而伤及肺脏,肺气不利,脉络瘀阻,气滞血瘀,痰湿内生,痰浊郁久化热,痰热壅肺,肺气失宣,发为本病。病情迁延进展,出现喘脱危候,表现为痰热内闭。究其因而言:一方面,肺脏损伤,气机宣肃失常,郁而化热,下移大肠,表里同病;加上本已腹腔脏器损伤,术中对脾胃亦有损伤,胃肠功能障碍,上逆致咳喘更甚。因此在现代医学的高级生命支持下,前期中医治疗贯彻肺肠同治的理念,清肺肃肺,通腑泻下,同时以清热解毒、宣肺化痰二法联用,使肺气得宣,腑气得通。《三因极一病证方论》谓:"夫五脏皆有上气喘咳,但肺为五脏华盖,百脉取气于肺,喘既动气,故以肺为主。"喘脱之症的发病与肺、肾二脏密切相关。其后热邪减退,后期本病患治疗则以补肺益肾、健脾益气为法。纵观整个治疗过程,重视贯穿肺与大肠相表里理论的应用,同时把握补虚、泻实的分期治疗,最终取得良好的效果。

【经验与体会】

1. **肺挫伤治疗以活血化瘀、行气止痛为贯穿治疗的始终**　气血理论贯穿于肺挫伤的发生、发展、转归。《素问·五脏生成》说:"诸气者,皆属于肺"。"肢体损伤诸症,多伤及气血,伤气则气滞,伤血则血凝,气滞能使血凝,血凝能阻气行,以致病变而为血瘀。"肺部受创,不但影响着全身之气的生成及全身气机的调畅,而且影响全身血液的正常运行。《杂病源流犀烛》云:"跌扑闪挫,卒然身受,由外及内,气血俱病也。"而气血之间相互影响、相互作用,正如《医学真传·气血》所云:"人之一身,皆气血之所循行,气非血不和,血非气不运。"气血行于胸中,胸肋损伤,气血同损,故气滞血瘀并见。"气为血之帅,血为气之母,气行则血行",故以活血化瘀、行气通络为治疗大法,并贯穿治疗的始终。现代药理研究也发现,具有活血化瘀、行气止痛的中药能改善血液、淋巴循环,促进损伤组织的营养与代谢,加速其修复的作用。另外,由于胸部血液循环丰富,应用中药活血化瘀,能促进骨折骨痂形成。

2. **通腑泄热在肺挫伤中的应用**　肺挫伤患者在外伤后常常表现为发热喘促,腹满疼痛拒按,或热结旁流,或肠热便秘,以肠热腑实证多见。暴喘者由于痰热蒙窍,肺热外传其表,因而大肠热化,邪热顺传阳明,热结肠腑,并因热生燥,常见腑气不通,肺气壅塞,表现为胸闷、腹胀、大便秘结。此为肺病影响大肠,大肠传导受阻,腑气不通,形成相关脏腑共病。大肠燥热,不能下泄,则燥热上蒸,更使肺气不能宣降,愈使肺气塞窒郁闭,喘促更甚,互相影响,恶性循环,日渐危笃。"治病必求其本",故清理肠道亦为治疗肺挫伤暴喘的一个重要环节。根据"肺与大肠相表里"的原则,治当通腑泄热、宣降肺气。针对该病病机,可采用承气汤类为主方以清泻大肠、理肺化痰。有学者运用自拟通腑泄热合剂(大黄、龙胆草、栀子各15g,忍冬藤、虎杖、地胆头各30g,莱菔子、芒硝^{冲服}各9g;上药按比例加水,经多联提取罐提取后,制成500ml灌肠制剂,每日用250ml灌肠1次,连用1周)治疗肺挫伤患者,研究显示其可能通过对TNF-α和IL-8的免疫调节,减轻肺挫伤患者的炎症反应,降低肺组织损害。

3. **重视痰浊在肺挫伤所致暴喘的作用**　"肢体伤于外,则气血伤于内,外伤皮肉筋骨,内动经络脏腑",肺失宣降,或痰湿内停、阻滞气机,或痰热内盛、内闭于肺,或郁而化热、下移大肠,或加之手术等因素直接损伤肺体、痰瘀内阻,肺主气之功能严重受损,变化迅速,发为喘证,甚者暴喘。《血证论·咳血》谓:"此证多系痰挟瘀血。碍气为病,若无瘀血,何致气道如此阻塞,以致咳逆倚息,而不得卧哉……盖失血之家,所以有痰,皆血分之火,所结而成。"肺为贮痰之器,伏于肺金之痰极易化热,痰热蕴肺,病久入络,加之离经之血留滞不散,每多致瘀,痰热瘀互结,或迁延不愈,或急剧恶化。由此可见,痰浊在该病发展和恶化的主要病理因素,痰湿、痰热、痰瘀可以相互为病。要针对主要病机制定治法,标为喘证,本为原发疾病。

以攻邪为则,或燥湿化痰,或清热化痰,或活血化痰,配合以宣肺化痰、通里攻下之法,则可期效如桴鼓。

三、经验拓展

1. 古代名医经验

(1)沈金鳌治疗损伤之证经验:尽管许多古文献中没有专门关于肺挫伤的章节。沈金鳌《杂病源流犀烛》云:"损伤之患,必由外侵内,而经络脏腑并与俱伤……跌扑闪挫,卒然身受,由外及内,气血俱伤病也……忽然闪挫,必气为之震,震则激,激则壅,壅则气之周流一身者,忽因所壅而凝聚在一处……气凝在何处,则血亦凝在何处。夫至气滞血凝,则作肿作痛,诸变百出。"通过上述的描述与肺挫伤的发生、发病过程接近。其认为急骤的外伤暴力导致脏腑气血运行失常,导致气滞、血瘀。由此阐明了损伤与气血的关系。此外,其又说明外伤与脏腑之间的密切关系,深入指出:"虽受跌受闪挫者……而气既滞,血既瘀,其损伤之患,必由外侵内,而经络脏腑并与俱伤……其治之法,亦必之于经络脏腑间求之。"治疗上主张以行气活血为治疗大法。

(2)王清任治疗肺挫伤经验:《素问·阴阳应象大论》指出:"血实宜决之",《素问·至真要大论》云"坚者削之……结者散之,留者攻之"。清代医家王清任在其著作《医林改错》中载有"立血府逐瘀汤,治胸中血府血瘀之证"之说。其认为胸胁伤用血府逐瘀汤,腹部伤用膈下逐瘀汤,用少腹逐瘀汤;四肢伤用桃红四物汤。血府逐瘀汤是四物汤合四逆散之变通方,其组成包括桃仁、红花、当归、生地、川芎、赤芍、牛膝、桔梗、柴胡、枳壳、甘草等药。该方诸品合而用之,使瘀血去、气滞行,故为治气滞血瘀之名方。

(3)严用和治疗肺挫伤暴喘经验:宋代医家严用和的《济生方·咳喘痰饮门》云:"诸气者皆属于肺,诸喘者亦属于肺……将理失宜,六淫所伤,七情所感,或因坠堕惊恐,度水跌仆,饱食过伤等,动作用力,遂使脏气不和,荣卫失其常度,不能随阴阳出入以成息,促迫于肺,不得宣通而为喘也……更有产后喘急,为病尤亟,因产所下过多,荣血暴竭,卫气无所主,独聚于肺,故令喘急。"由此指出外伤后暴喘的主要病位在肺,对于该病的论治,应当究其源。在《济生方·咳喘痰饮门》对喘的论治中使用杏参饮治"因坠堕惊恐,度水跌仆,疲劳筋力,喘急不安"。杏参饮组成包括人参、桑白皮、橘红、大腹皮、槟榔、白术、诃子、半夏、桂心、杏仁、紫菀、炙甘草、生姜、紫苏叶。

2. 郭汉章教授治疗肺挫伤经验　郭汉章提出"瘀者当破、瘀消者当和、体虚者当补"的原则治疗肺挫伤。其认为病之初期骨断筋伤,经脉损伤,气血离经,滞留肌肤间,瘀积不散而为肿为痛,此时邪盛而正未虚,治宜行气活血,攻下逐瘀,消肿定痛,即"破"法;中期肿痛渐退,疼痛减轻,但瘀血未尽,气血不和,则用"和"法,以和营生新,续筋接骨;后期瘀肿已散,筋骨未坚,病久正气也亏,治应"补"法。但所谓三期,并无绝对界限,初期若有正气亏损之象,不可一味使用破法及攻下之药;后期若邪气未尽,补正时应兼顾祛邪,如此才能祛邪而不伤正,扶正而不留邪。

3. 田玉美教授治疗肺挫伤后暴喘经验　田玉美对于外伤后暴喘辨证以虚实为纲,赞同《医家四要》之喘急有虚实之辨,强调以虚实为纲的观点。急性伤损、烫伤烧伤、骨折出现暴喘为实;伤损失血过多出现喘脱为虚。病程短者实,病程长者虚。体壮者多实,体弱者多虚。急性伤损、烫伤、烧伤、骨折、术后出现的暴喘,多因瘀血滞留,血碍气机,遏阻肺气,宣降不利而致。采用活血祛瘀、豁痰平喘之法,方选血竭散合桂枝茯苓丸加减:血竭、乳香、没药、桂枝、茯苓、丹皮、桃仁、红花、赤芍、三棱、莪术、葶苈子等。痰瘀互结者加苏子、厚朴、杏仁,以降气化痰平喘;咯血、便血者加三七粉、花蕊石,以祛瘀止血;瘀血夹水湿犯肺者加用葶苈大枣泻肺汤。

参 考 文 献

[1] 郭亚雄,王继勇,王百林,等."通腑泻热合剂"灌肠联合西医常规方法治疗肺挫伤 30 例临床研究[J].江苏中医药,2012,44(6):18-20

[2] 常尚毅,廖永华,党憩珍.名老中医郭汉章骨伤科学术思想及治伤经验[J].中医正骨,2001,13(5):49-51

[3] 周迎春,黄桂琼.急性病证妙谛[M].北京:人民军医出版社,2008

[4] 刘青,熊家平.田玉美辨治急性呼吸窘迫综合征的经验[J].湖北中医杂志,2000,22(4):3-4

第六章

急性肺栓塞

一、疾病概要

【现代医学】

肺栓塞（pulmonary embolism，PE）是以各种栓子阻塞肺动脉系统引起肺循环功能障碍的临床和病理生理综合征，包括肺血栓栓塞症、脂肪栓塞综合征、肿瘤栓塞、羊水栓塞和空气栓塞等。

肺血栓栓塞症（pulmonary thromboembolism，PTE）为来自静脉系统或右心的血栓阻塞肺动脉或其分支所致的疾病，以肺循环和呼吸功能障碍为其主要临床表现和病理生理特征。PTE 为 PE 的最常见类型，占 PE 中的绝大多数，通常所称 PE 即指 PTE。当肺动脉发生栓塞后，其支配区的肺组织因血流受阻或中断而发生坏死称为肺梗死（pulmonary infarction，PI）。

引起 PE 的血栓可以来源于下腔静脉径路、上腔静脉径路或右心腔，大部分血栓是来源于下肢深静脉，其中 50%~90% 的血栓来自于从腘静脉上端到髂静脉段的下肢近端的深静脉。所以说 PE 是深静脉血栓形成（deep venous thrombosis，DVT）的并发症。DVT 与 PE 两者统称为静脉血栓栓塞症（venous thromboembolism，VTE）。急性肺栓塞（acute pulmonary embolism，APE）已成为我国常见的心血管系统急危重症，在美国等西方国家也是常见的三大致死性心血管疾病之一。

任何可以导致静脉血流滞缓、血管壁损伤和血液高凝状态的因素，都是 VTE 发生的危险因素，特别是存在多种因素综合作用时，发生 VTE 的危险性更大。

APE 的临床症状及体征缺乏特异性，熟悉常见临床表现有助于减少 APE 的误诊和漏诊。其临床表现可从无症状到呼吸困难、咯血乃至猝死，症状与栓子大小、栓塞发生速度及基础心、肺功能相关。常见的表现可包括：呼吸困难及气促、胸痛、晕厥、休克、烦躁不安、惊恐和濒死感、咯血、咳嗽、心悸等。

APE 诊断参照中华医学会心血管病学分会肺血管病学组、中国医师协会心血管内科医师分会 2010 年发表的《急性肺血栓栓塞症诊断治疗中国专家共识》，用临床诊断评价评分表对临床疑诊 APE 患者进行评价（表 4-6-1），该评价表具有便捷、准确的特点。APE 的诊断流程见图 4-6-1。

2014 年欧洲心脏病学会（ESC）更新了急性肺栓塞（APE）指南，进一步细化了风险分层。APE 严重程度的临床分级依据院内早期死亡风险或 30 天死亡率，这对临床诊断及选择治疗方案具有重要作用。对于疑诊 APE 患者，根据是否存在休克或低血压（排除新发心律失常、血容量下降、脓毒症后，收缩压 <90mmHg 或收缩压降低 ≥40mmHg，并持续 15 分钟以上）分为高危和非高危，然后结合超声心动图、CT 和生物标志物等检查明确诊断。对于确

诊肺栓塞患者,根据肺栓塞严重指数(PESI)分级Ⅲ~Ⅳ或简化 PESI(sPESI)≥1、影像学提示右室功能不全、心脏实验室生物标志物等风险参数的存在情况,非高危患者可进一步分为中高危、中低危、低危风险,继而采取相应治疗策略。

表 4-6-1 临床诊断评价评分表

临床情况	分值	临床情况	分值
DVT 症状或体征	3.0	既往有 DVT 或 PTE 病史	1.5
PTE 较其他诊断可能性大	3.0	咯血	1.0
心率 >100 次 / 分	1.5	6 个月内接受抗肿瘤治疗或肿瘤转移	1.0
4 周内制动或接受外科手术	1.5		

注:>4 分为高度可疑;≤4 分为低度可疑

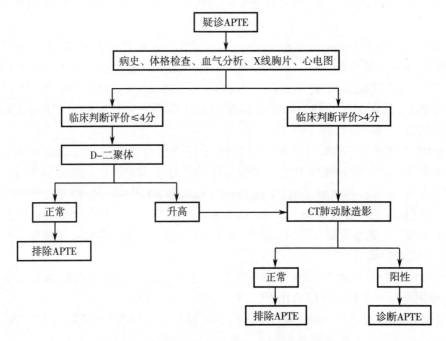

图 4-6-1 急性肺血栓栓塞症(APTE)的诊断流程

【中医认识】

肺栓塞归属于中医的"咳嗽""胸痹""痰饮""血证-咳血""喘证"等范畴,严重者甚至可出现"厥证""脱证"等危候。肺栓塞虽然在中医学中被归属于不同疾病,但是其病因病机及治疗原则却是一致的。

1. 病因 本病虽病因较复杂,但基本可概括为内因、不内外因两大类。

(1)内因:中医认为"正气存内,邪不可干","邪之所凑,其气必虚",素体正气亏虚或长期情志内伤之人,脏腑气血功能失调,气虚则无力推动血行,血虚则血液运行迟缓,阳虚则血寒凝滞,阴虚则灼津成痰,气血津液运行不畅,而为瘀血、痰浊、水饮等邪气,"心主血脉","肺朝百脉",瘀血痰浊趁心肺虚衰,循经上阻肺脉而成栓塞。

(2)不内外因:主要为金刃跌仆损伤、创伤、手术后、久坐久卧、药毒等,耗伤气血,气血运行不畅而成瘀血、痰浊、水饮等邪气而为病。

2. 病机　本病多为本虚标实之证,病位在心、肺,与脾、肾相关。病患素体多正气亏虚,脏腑气血功能失调,兼之金刃跌仆损伤、创伤、术后、久坐久卧、药毒等耗气伤血,正虚则血行不畅而成瘀,瘀血阻络;气血津液运行不畅,聚湿、留津而为痰,痰浊瘀血随经而行,闭阻心肺,血脉不通,肺治节失调,气血运行不畅而发为本病。阴阳气血之虚,尤其心肺肾阳气之虚,推动和温煦功能下降是病之本,瘀血、痰浊、水饮痹阻肺脉是病之标。阳气虚则寒,寒则血液凝滞,瘀血、痰浊、水饮上乘心肺,闭塞肺脉则成本病。肺主气,司呼吸主宣发肃降,痰瘀痹肺,肺失肃降则咳嗽气喘,呼吸困难;痰瘀阻滞胸中血脉,不通则痛;邪阻肺络,血不循常道则咯血;饮邪凌心射肺则心悸气短;湿浊下注则下肢水肿;阳气进一步虚衰、外脱,阴阳气不相顺接则出现厥脱。

3. 治则治法　"血瘀证"是肺栓塞的基本证型,所以活血化瘀疗法贯穿肺栓塞治疗的始终,结合病患素体阴阳气血之虚,并考虑兼夹的邪气,如痰浊、水饮等,在此基础上进行脏腑辨证及八纲辨证,从而对临床具体病例进行辨证施治。

活血化瘀疗法是中医学治疗学中一个重要的方法,它与西医学中的溶栓、抗凝、抗聚等治疗方法有异曲同工之妙,又能与西医学协同、互补,达到增强疗效而较少副作用的作用。而中医的"补气、温阳、养阴"等治疗方法,又能减少溶栓抗凝等治疗所致的出血风险,同时增强其作用。

清代王清任的"血府逐瘀汤"是治疗肺栓塞的代表方剂,清代唐宗海认为"王清任著《医林改错》,论多粗舛,惟治瘀血最长"。大量的医家在研究肺栓塞的治疗中均使用血府逐瘀汤为基础进行加减,达到较好的临床疗效。"气为血之帅、血为气之母",瘀血之证,多兼气滞,血府逐瘀汤气血兼顾,升降同用,行气活血相得益彰。

二、临床学步

病例1　急性肺栓塞未溶栓治疗

【典型病例】

陈某,女,79 岁,2013 年 2 月 13 日入院。

主诉:突发气促 1 天。

现病史:患者于 2013 年 2 月 12 日中午突发气促,无胸闷痛,无咳嗽咳痰,无咯血,无发热恶寒,无晕厥,无冷汗出,无四肢冰冷。到我院急诊就诊,急查血气分析:(吸氧 3L/min):pH 7.41, PCO$_2$ 26.1mmHg, PO$_2$ 60mmHg, BE-b-6.5mmol/L, SaO$_2$ 90.1%; D- 二聚体: 28 650μg/L;急查胸部 CT 平扫 + 增强(图 4-6-2~ 图 4-6-4):左右肺动脉干远端、双肺大部分叶段动脉(除外右肺中叶、双肺下叶背段动脉)肺栓塞。考虑病情危重,收入重症医学科救治。

入院症见:神清,气促明显,口唇发绀,偶咳嗽,咳少量白黏痰,无胸闷痛,无咯血,右侧肢体乏力,双下肢轻度水肿。

既往史:高血压病、糖尿病病史 4 年,2013 年 1 月因急性脑梗死(左侧基底节区、放射冠、额叶、枕叶皮层及皮层下)在我院神经科住院,病情好转后于 2013 年 1 月 25 日出院,遗留言语欠清,右侧肢体乏力,卧床,生活不能自理,维持服用阿司匹林肠溶片 100mg 每日 1 次,灯盏生脉胶囊 2 粒 每日 3 次。

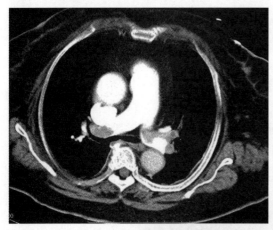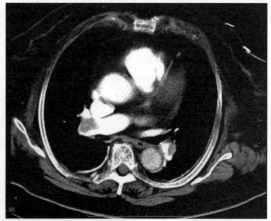

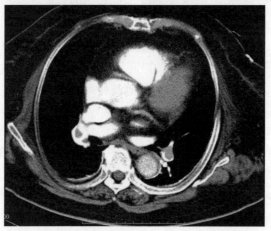

图 4-6-2~ 图 4-6-4　胸部 CT 增强扫描：左右肺动脉
干远端、双肺大部分叶段动脉肺栓塞

入院查体：T 36.5℃，HR 92 次 / 分，R 30 次 / 分，BP 135/74mmHg，SpO_2 85%（吸氧 5L/min）；双肺呼吸音增粗，未闻及明显干、湿啰音，心界向左下扩大，心律齐，各瓣膜听诊区未闻及病理性杂音。双下肢轻度凹陷性水肿。舌淡黯，苔白腻，脉细滑数。

入院诊断：

中医：喘证（气虚痰瘀阻络）

西医：①急性大面积肺栓塞；②呼吸衰竭（Ⅰ型）；③气管支气管炎；④脑梗死恢复期；⑤高血压病（3 级 很高危组）；⑥2 型糖尿病

辅助检查：复查血常规：WBC：14.55×10⁹/L，NEUT%：85.7%，HGB：142g/L，PLT：166×10⁹/L。

诊治过程：入院后立刻给予无创呼吸机辅助通气，低分子肝素、华法林抗凝，阿司匹林抗聚，阿托伐他汀降脂稳斑，其他给予抗感染、化痰、降肺动脉压、利尿等处理。查心脏彩超：EF 79%，右室扩大，肺动脉扩张，中度肺动脉高压，考虑肺心病。深静脉彩超：右下肢股总静脉、股深、股浅静脉血栓形成；右股深静脉闭塞；左下肢深浅静脉血流通畅。2 月 27 日复查胸部 CT 平扫 + 增强（图 4-6-5、图 4-6-6）：对比 2013 年 2 月 13 日 CT 片，肺栓塞较前明显改善，现片双肺下叶后基底段动脉分支仍有少许栓塞，建议复查。

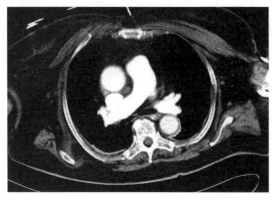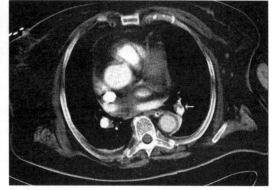

图 4-6-5、图 4-6-6　胸部 CT 增强扫描: 仅见双肺下叶后基底段动脉分支少许栓塞

（图 4-6-6 中白色箭头所示）

中医方面: 一诊, 2 月 13 日, 患者入院时精神疲倦, 气促明显, 口唇发绀, 咳少量白黏痰, 右侧肢体乏力, 纳眠差, 舌淡黯, 苔白腻, 脉细滑数。辨证为气虚为本, 痰瘀阻络为标; 标本兼治, 治以益气活血, 化痰通络为法; 予丹参注射液静滴活血通络, 结合刘伟胜教授经验, 中药汤剂予补阳还五汤加减 (黄芪 30g, 桃仁 10g, 红花 10g, 赤芍 15g, 川芎 10g, 当归 10g, 地龙 10g, 泽兰 15g, 枳壳 15g, 丝瓜络 10g, 陈皮 10g, 厚朴 15g, 甘草 5g)。

二诊, 2 月 15 日, 患者一度出现发热, 体温达到 38℃, 咳少量黄白黏痰, 纳眠同前, 舌淡黯, 苔白腻, 脉细滑。考虑痰浊有郁而化热之征, 中药汤剂于原方基础上加入黄芩 10g 以清热化痰。

三诊, 2 月 17 日患者精神好转, 安静时无明显气促, 口唇发绀消失, 无发热, 舌淡黯, 苔白, 脉细滑, 停用无创呼吸机, 转入呼吸科。辨证仍为气虚痰瘀阻络, 痰浊化热; 继续守前方续服 (黄芪 30g, 桃仁 10g, 红花 10g, 赤芍 15g, 川芎 10g, 当归 10g, 地龙 10g, 泽兰 15g, 枳壳 15g, 丝瓜络 10g, 陈皮 10g, 厚朴 15g, 黄芩 10g, 甘草 5g)。治疗至 3 月 6 日患者无气促不适, 病情稳定, 带药出院。

出院西医诊断: ①急性大面积肺栓塞; ②呼吸衰竭 (Ⅰ 型); ③气管支气管炎; ④脑梗死恢复期; ⑤高血压病 (3 级很高危组); ⑥2 型糖尿病。

【案例评析】

该案例患者高龄, 年龄大于 75 岁, 1 个月前因脑卒中后遗留右侧肢体乏力, 卧床时间不到 3 周, 且服用抗血小板聚集药物阿司匹林及活血化瘀中成药, 但患者仍然发生急性肺栓塞, 且其后下肢静脉彩超也明确为右侧下肢深静脉血栓形成所致。可见高龄患者一旦卧床, 极易形成下肢深静脉血栓, 且可迅速并发急性肺栓塞。患者 2 个月内发生过缺血性卒中, 根据 2010 年发表的《急性肺血栓栓塞症诊断治疗中国专家共识》, 存在溶栓的禁忌证, 西医只能给予抗凝治疗。这时候需要中西医结合进行治疗, 在增强疗效的基础上, 减少副作用及并发症。

该患者年近八旬, 脾肾气虚, 且近期发生中风, 半身肢体乏力, 结合四诊, 素体就有半身之气虚, 并有痰瘀等病理产物存于体内, 因病后卧床, 气血运行迟缓, 痰瘀凝结, 阻滞在下肢血脉, 且痰瘀随经上行, 进而堵塞肺脉, 发为暴喘, 危及生命。

辨证思路上, 四诊合参, 考虑为气虚痰瘀阻络, 治疗上, 我们参考刘伟胜教授治疗肺栓塞经验,刘伟胜教授善用补阳还五汤治疗辨证属"气虚血瘀"的肺栓塞,故以补阳还五汤为主方,在此基础上加用化痰祛湿利水、降气平喘中药,以达到益气活血、化痰通络而平喘的作用。补阳还五汤是清代王清任《医林改错》中的名方,功用益气活血,祛瘀通络,同时益气摄血而防止血溢脉外而成瘀血。因血瘀为主要矛盾,故静滴丹参注射液以加强活血通络之力。经上述中西医结合救治后,患者症状改善明显,生命体征迅速稳定,2周后复查胸部 CT 增强扫描可见疗效显著,可见中西医结合在救治急性肺栓塞中可以发挥重要作用。

病例 2 急性肺栓塞溶栓治疗

【典型病例】

袁某,男,31 岁,2015 年 3 月 2 日入院。

主诉:高处坠落致腰部、双下肢疼痛 16 天。

现病史:患者于 2015 年 2 月 14 日从 3 楼跌落,外院检查提示 L1 椎体压缩骨折、左胫腓骨骨折、右跟骨骨折,左下肢给予石膏托固定,予消肿、止痛等处理后收入我院骨科。骨科排除禁忌证后于 3 月 6 日行胫腓骨中段粉碎性骨折复位内固定术(左胫骨骨折闭合性复位髓内钉固定术)+跟骨粉碎性骨折切开复位植骨内固定术(右跟骨骨折闭合性复位空心钉内固定术),术中患者心率突然加快至 140 次/分,血压下降至 60/38mmHg,SpO$_2$ 100%,给予扩容、升压等处理后血压、心率改善不明显。急查 D- 二聚体 >16 000μg/L,床边下肢血管彩超未见深静脉血栓,床边心脏彩超提示:右心扩大,重度肺动脉高压,三尖瓣中度反流。急查胸部 CT 平扫 + 增强(图 4-6-7~ 图 4-6-10):双肺多发叶、段肺动脉栓塞(左、右肺动脉主干、右肺下叶及下叶后、内基底段肺动脉、左肺上叶尖后段、舌段肺动脉开口处、下叶及下叶后、外基底段);肺动脉主干增宽,提示肺动脉高压。考虑病情危重,收入 ICU救治。

入科症见:麻醉未醒,气促,四末欠温,气管插管接呼吸机控制通气,气管内吸出少量白稀痰,双下肢肿胀瘀黯,左下肢较明显。

入科查体:T 36.2℃,HR 150 次/分,R 39 次/分,BP 100/60mmHg(维持去甲肾上腺素泵入下),SpO$_2$ 100%(呼吸机控制通气);麻醉未醒,双肺呼吸音稍粗,未闻及明显干、湿啰音,心界不大,心律齐,各瓣膜听诊区未闻及病理性杂音。双下肢肿胀,可见散在黯红色瘀斑,左下肢肿胀及瘀斑均较右下肢严重,双下肢肤温低,双侧足背动脉可触及。舌暗淡,苔白腻,脉沉微数。

入科诊断:

中医:①脱证(阳气暴脱);②喘证(气虚痰瘀阻络);③骨折(气滞血瘀)

西医:①休克;②急性大面积肺栓塞;③呼吸衰竭(Ⅰ型);④左胫腓骨干骨折(术后);⑤右跟骨骨折(术后);⑥L1 椎体压缩性骨折

辅助检查:复查血常规:WBC:15.62×10^9/L,NEUT%:80.9%,HGB:103g/L,PLT:275×10^9/L;血气分析(FiO$_2$ 100%):pH:7.198,PCO$_2$:40.8mmHg,PO$_2$:252mmHg,BE-b:-11.5mmol/L,SaO$_2$:99.3%;D- 二聚体 >16 000μg/L;超敏肌钙蛋白 I 最高达 4.828μg/L;心电图:S$_I$ Q$_{III}$ T$_{III}$,不完全性右束支阻滞;床边下肢血管彩超未见深静脉血栓形成;床边心脏彩超提示:右心扩大,重度肺动脉高压,三尖瓣中度反流。

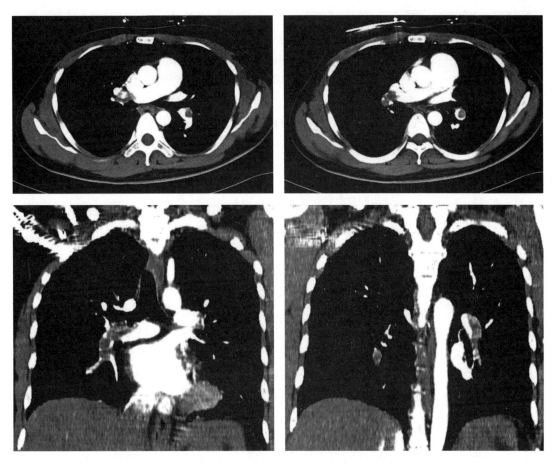

图 4-6-7~ 图 4-6-10　胸部增强 CT：双肺多发叶、段肺动脉栓塞

诊治过程：转入后立刻给予低分子肝素抗凝，阿托伐他汀降脂稳斑，继续补液扩容，去甲肾上腺素静脉泵入升压。紧急组织心脏科、呼吸科、介入科、骨科进行大会诊，经讨论后给予阿替普酶注射液 50mg 进行溶栓，速度为 25mg/h。经上述治疗后，患者病情明显改善，至 3 月 7 日早上患者清醒，停用升压药去甲肾上腺素及有创呼吸机，维持气管插管内吸氧，氧合指数大于 400mmHg，于 3 月 7 日下午拔除气管插管，中流量吸氧状态下，复查血气分析：pH：7.424，PCO_2：35.4mmHg，PO_2：157mmHg，BE-b：-0.9mmol/L，SaO_2：99.8%。患者左膝关节渗血较多，胃管可引出少量咖啡样胃液，尿液呈淡红色。凝血四项：FIB<0.5g/L；血常规：HGB：76g/L，HCT：23.8%；给予输注红细胞悬液 2U、冷沉淀 10U 后好转。3 月 9 日，患者无气促，四肢末梢肤温正常，咳嗽，咳少量白黏痰，转入骨科，给予序贯低分子肝素及华法林抗凝。

中医方面：一诊入科时，患者气促，四末欠温，气管内吸出少量白稀痰，双下肢肿胀。舌暗淡，苔白腻，脉沉微数。辨证为气虚痰瘀阻络，并且气虚及阳，阳气暴脱，病情危急，予参附注射液静滴益气温阳，同时给予丹参注射液静滴活血通络。其后中药汤剂用补阳还五汤合桂枝茯苓丸加减（桃仁 15g，红花 10g，当归 15g，生地黄 15g，川芎 10g，赤芍 10g，炙黄芪 45g，地龙 10g，桂枝 10g，甘草 6g，三七片 15g，茯苓 20g，细辛 3g，生姜 15g）。

二诊 3 月 9 日，患者神清，精神稍倦，无气促，四肢末梢肤温正常，咳嗽，咳少量白黏痰，舌黯

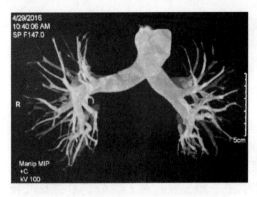

图 4-6-11　肺动脉 CTA：未见明显异常

淡，苔白，脉沉弦略数。中药汤剂给予陈夏六君子加减（红参 10g，白术 15g，黄芪 50g，当归 15g，茯苓 15g，大腹皮 15g，丹参 15g，陈皮 10g，延胡索 10g，桔梗 10g，大枣 15g，甘草 5g，枳壳 10g）。

经治疗至 3 月 24 日，患者诸症好转，无胸闷气促等不适，予以带药出院。2016 年 4 月 29 日外院复查胸部 CT 增强扫描：肺动脉 CTA 未见确切异常；右肺中叶及左肺下叶少许索条影（图 4-6-11）。随访患者目前心肺功能良好，无不适，已外出打工，活动后无胸闷、气促、咳嗽等症状。

【案例评析】

该病例为典型急性肺栓塞案例，长骨骨折手术中并发急性大面积肺栓塞，并且出现急性循环功能障碍，血压最低至 60/38mmHg，心脏彩超提示急性右心功能障碍，肺动脉高压，超敏肌钙蛋白 I：4.828μg/L，心电图提示 $S_I Q_{III} T_{III}$。根据 2010 年发表的《急性肺血栓栓塞症诊断治疗中国专家共识》中 APTE 危险度分层，属高危患者，死亡率 >15%，推荐治疗为：溶栓治疗。但同时患者也存在溶栓的相对禁忌证：2 周内的大手术，且有可能存在活动性出血，治疗存在矛盾。但是经过讨论，我们认为急性肺栓塞继发于骨科手术，它们之间本来就存在因果关系，而且不属于绝对禁忌证，且手术止血完全，术后只有局部伤口渗血，而不是活动性出血。

而且患者年轻，如不进行溶栓治疗，心肺功能影响极大，日后生活质量低下。在详细告知家属利弊，取得家属充分知情同意下给予阿替普酶 50mg 方案进行溶栓。其后结果也证实，溶栓的选择是正确的。从患者临床表现及血气分析结果及近期随访结果，提示肺栓塞痊愈。

中医方面，在辨证的基础上，同样使用刘伟胜教授治疗急性肺栓塞经验，治疗目的是配合溶栓治疗，结合辨证，在增强疗效的同时，减少溶栓、抗凝治疗的并发症。该患者发病时四末不温，脉沉微数，气虚及阳，兼痰瘀邪气阻滞肺脉更伤及正气，发展至阳气暴脱之脱证，此时急需先"回阳益气固脱"，故给予参附注射液回阳固脱，而西医的去甲肾上腺素，从中医角度看，也有回阳固脱的作用。而针对痰瘀阻滞肺脉，给予丹参注射液静滴活血通络。中药方面，待阳气稍固后给予补阳还五汤合桂枝茯苓丸加减，阳虚则水泛，故在此基础上加用温化痰饮药物，合"病痰饮者，当以温药和之"之意，且去牡丹皮之阴寒。桂枝茯苓丸是《金匮要略》中治疗妇科瘀血证的经典方剂，桂枝茯苓丸虽是妇科瘀血之方，但经大量临床实践，已经应用于辨证属瘀血内阻、湿瘀互结的各种疾病。现代药理也显示其有降低全血黏度及血小板聚集，并且有抗炎、镇静、镇痛等作用。故与补阳还五汤合用以增强其临床疗效。

【经验与体会】

急性肺栓塞已经成为我国常见的心血管系统疾病，在发达西方国家也是常见的三大致死性心血管疾病之一，严重危及患者的生命。通过多年的临床实践，我们在 APE 的救治方面积累了一定的经验和体会：

1. "治未病"思想在急性肺栓塞防控中的作用　中医早在《黄帝内经》就已经提出"治

未病"思想,主要包括以下几个方面:未病先防、既病防变、瘥后防复。

"未病先防"包括两方面:其一,在未出现疾病前进行预防,包括防止下肢深静脉血栓的形成,具体做法就是要加大 APE 的教育宣传力度,进行科普教育。尽量避免久坐久卧,如果实在需要卧床可在床上进行肢体主动运动,无法主动运动可使用器械进行肢体被动运动;骨折创伤及手术后给予抗凝治疗,预防 DVT 及 APE;长途旅行的时候经常活动肢体,减少血流瘀滞的机会,警惕 DVT 的发生等。其二,在已经出现 DVT 的患者,加强教育,使患者了解 APE 的风险,提高治疗依从性,加强对 DVT 的处理,预防 APE 的发生。

"既病防变"是指强化医护人员对 APE 的认识,提高警惕性,提高诊断的准确性,减少漏诊、误诊,早期发现 APE 并及时进行治疗,防止疾病进一步恶变。对 APE 的患者也要进行教育,告知疾病的危险性,提高治疗的依从性,防止已经控制的疾病再一次加重、变化。

"瘥后防复"是指 APE 痊愈后要避免再一次出现 APE,对 APE 的危险因素进行分析,尽量避免 APE 的危险因素。对原因不清的患者可进行遗传学方面的检查,一旦确定存在遗传性因素,如蛋白 S、蛋白 C 缺乏者,要进行预防性治疗,防止再次发生 APE。

2. APE 属急危重症,应中西医结合综合治疗 APE 无特异性临床表现,故中医无相应的病名。根据临床不同表现,APE 散见于"胸痹""血证 - 咳血""喘证""厥证""脱证"等范畴。本病多为本虚标实、虚实夹杂之证,病患素体多虚,兼之金刃跌仆损伤、手术创伤、久坐久卧等耗气伤血。阴阳气血之虚,推动和温煦功能下降是病之本,瘀血痰浊痹阻肺脉是病之标。高危的 APE 可出现严重呼吸困难、四肢不温,进而可出现阴阳气不相顺接、阳气暴脱而出现厥脱,甚至猝死。APE 是一种死亡率较高的严重疾病,重症 APE 在古代多属于"死证"范畴,需要中西医结合用各种方法进行综合治疗。在西医学救治 APE 指南基础上,根据中医辨证论治的原则,应用中医药疗法联合治疗。根据中医"辨证论治"指导下运用中药及中成药,"活血化瘀疗法"是中医学治疗学中一个重要的方法,它与西医学中的溶栓、抗凝、抗聚等治疗方法有异曲同工之妙,又能与西医学治疗方法协同,达到增强疗效而较少副作用的作用。而中医的"补气、温阳、养阴"等治疗方法,又能减少溶栓抗凝等治疗所致的出血风险,同时增强其作用。

如刘伟胜教授对肺栓塞西医治疗过程中各种具体问题进行辨证施治,对于有溶栓禁忌者,多辨证为"气虚血瘀",给予补阳还五汤为代表的益气活血方;对存在脱证或脱证先兆者,用四逆汤、参附汤类方剂回阳救逆;对于溶栓或抗凝治疗效果不佳者,多辨证为"顽血阻络",给予血府逐瘀汤、桃红四物汤等加减;对于溶栓或抗凝后出血者,多辨证为"气虚无力统血、血溢脉外",给予补阳还五汤,配合使用田七等具有祛瘀活血、止血功效的药物;而对于肺栓塞基本缓解,而以出血为突出矛盾者,则应用归脾汤、十灰散等方剂。根据以上思路进行中西医结合治疗,取得较好的临床疗效。所以,中西医结合治疗方法可以使急性肺栓塞的临床疗效达到最佳,而不良反应减至最少。

3. "气血阴阳之虚"是肺栓塞发病的基础 韩文忠等回顾性分析发现肺栓塞证型中气虚血瘀型占 47.5%,阳气暴脱占 29.6%,气虚水停占 7.3%,合并"正虚"的肺栓塞患者比例达到 85% 左右。而且他们根据证型规律,治疗上在祛邪的基础上加强益气温阳治疗,取得较好的效果。"久卧伤气",骨折、术后等均致气血阴阳亏虚,难以推动血行,如果素体本属正气亏虚、痰浊瘀血内停之体质,内外合邪,发为血栓,血栓上行至肺脉,故而形成肺栓塞,故辨证中当审其虚实,如舌体胖大边有齿印、舌体有瘀斑等表现,可认为素体为气虚血瘀之体质,加之外因或不内外因,导致肺栓塞的发生。所以治疗后也要兼顾气血阴阳之虚,脾为生痰之源,故见其痰饮,须治其根源,而用健脾化痰之品,不可以只攻邪,而不知扶正。气虚及阳,气虚日久,或者气虚严重可导致阳虚,而阳气亏虚,水饮内停,凌心射肺,亦可发为肺栓塞,在很多证型回顾性分析中,很多肺栓塞均表现为阳虚水泛之证。气血亏虚具体可以分气虚、血虚、气血俱虚、气虚及阳、阳虚水泛、气阴两虚等证型,在正虚的基础,合并痰、饮、血瘀的病理产物,导致肺栓塞的发生。

4. 肺栓塞溶栓治疗后中医药干预能增强疗效、减少副作用　刘伟胜教授对于肺栓塞溶栓后的中医诊治也有丰富的经验,刘教授认为:对于溶栓或抗凝后出血者,多辨证为"气虚无力统血、血溢脉外",给予补阳还五汤,配合使用田七等具有祛瘀活血、止血功效的药物;而对于肺栓塞基本缓解,而以出血为突出矛盾者,则应用归脾汤、十灰散等方剂。应用以上的方剂,并结合患者个体情况进行加减,可以减少溶栓后及抗凝的出血并发症,同时也不降低治疗效果,甚至增强治疗效果,减少肺栓塞的复发。也有学者研究发现在溶栓后给予血栓通针剂序贯复方血栓通胶囊口服,或单纯给予血栓通胶囊口服,虽近期疗效与常规治疗组比较无明显差异,但远期疗效明显,有助于远期的临床恢复,并且避免了大剂量抗凝治疗的不良反应。应用刘伟胜教授经验治疗肺栓塞溶栓治疗后,在以补阳还五汤为代表的"益气活血法"的基础上,结合患者实际,加用温阳利水、化痰通络、清热利湿等,可以增强抗凝药物效果,减少肺栓塞的复发,同时可减少出血等并发症,提高溶栓治疗后的患者的生存质量。

三、经验拓展

1. 陈乔林教授注重补肺气、通肺络、佐以宽胸宣痹润肺　陈乔林教授认为:在辨证论治的时候,要注重脏腑的主要功能。于肺脏而言,特别强调肺主气,朝百脉,主治节。肺主气,不仅主呼吸之气,还主一身之气,对于全身的气机调节有重要作用,能够灌注心脉以助心行血。肺气充沛,气机调畅,则血运正常,肺气虚弱,不能助心行血,导致血脉运行不畅,甚至血脉瘀滞。在肺气虚的情况下单纯的化瘀是没用的。之所以注重补肺气,是要强调肺气的推动作用,使之运行顺畅,再加上适当的活血化瘀,才能起到较好的作用。

治疗慢性 APE 时,陈乔林教授强调运用善补肺气之品,在补肺气药品之中善用黄芪。他认为:补气药有善补肺气、脾气、心气等不同,各药品又兼有养阴、生津、养血等不同功效。选择主入肺经之品,力专而效著。然人参、黄芪均为补肺之品,为何偏爱黄芪? 原因有三:其一,《医学衷中参西录》说黄芪"能补气,兼能升气",《医学启源》说人参"善治短气,非升麻为引用不能补上升之气",可见其重要区别就在于"升气"。黄芪除有补肺气的功效外,可辅助肺气宣发,提壶揭盖,以升为降,恢复因气虚所致的升降失调;其二,因肺主皮毛,久病肺疾者,往往肺气虚而卫外不固,选用黄芪是因其能益卫固表;其三,黄芪、党参相配,二药均入脾、肺二经,除同补肺气之外,还能甘温补中,促健运,以利气血生化之源,防止痰液生成。另外,如《施今墨对药》所说:"党参偏于阴而补中,黄芪偏于阳而实表"二药相合,一里一表,一阴一阳,相互为用,其功益彰,共奏扶正补气之功。

治疗慢性 APE 时,陈乔林教授运用虫类药与其他活血化瘀药配伍以通肺络。他认为:瘀血时间长,则坚固难拔,必须用虫类药搜剔通瘀散结,而桃仁、红花、川芎之辈虽能行气活血,但破血逐瘀、消癥散积的功效却不能与之相提并论。虫类药物药性峻猛,走而不守,水蛭、虻虫、地龙之辈,方剂中仅一两味即可,却能起到画龙点睛之效。

治疗慢性 APE 时,陈乔林教授注重肺的"宣""润""运",以"运肺"为主,适当宽胸宣痹、养阴润肺。肺为华盖,在五脏六腑中位置最高,其宣发肃降作用中,宣发显得尤为重要,因为通过肺气的宣发,才能将水精向上向外布散,头面诸窍、皮毛肌腠才能被濡润,从而使全身气机调畅。肺为清虚之脏,喜润恶燥,故常用润肺之品。

2. 郭维琴教授注重调节肺脏功能及活血通络　郭维琴教授认为该病属于中医学"肺痹"范畴。《类经·痹症》曰"风寒湿三气杂至,则壅闭经络,气血不行而病为痹"。《类证治裁·痹症论治》曰"诸痹……良由营卫先虚,腠理不密,风寒湿乘虚内袭,正气为邪所阻而不能宣行,因而留滞,气血凝滞,久而成痹"说明了痹证经络壅闭、气血凝滞的病机特点。《素问·痹论》云"淫气喘息,痹聚在肺",说明气失和平,则风寒湿的痹气易凝聚在肺。她认为"肺痹"与哮喘、支饮等以咳喘为主症的其他肺病不同,在病因病机、发展预后等方面有其自身规律,如《黄帝内经·痹论》曰"入脏者死",说明肺痹预后不良,而一般外感喘等肺病预后并非如此,肺痹经络壅闭、气血凝滞之病机亦与哮喘等肺病不同。病因病机主要分为:气虚血瘀、痰瘀互结及气虚水饮三个方面。病机特点以气虚为本,瘀血、痰浊、水饮为标,为本虚标实之证。病变脏器涉及心、肺、脾、肾。

郭维琴教授在 APE 的治疗上注重调节肺脏功能及活血通络两个方面。整个过程中,注重益气活血化瘀。气虚无力推动血液运行,血必因之而瘀阻,肺主气,心主血脉,气为血帅,气行则血行;临床灵活运用活血化瘀药物:血瘀症状较轻,如胸痛偶尔发生,30 分钟内自行缓解者,用丹参、赤芍、川芎养血活血;血瘀症状稍重,如痛有定处,每天疼痛时间少于 3 小时,按着痛甚,服一般药物可缓解者,用桃仁、红花、鬼箭羽等活血化瘀、通经络;瘀血重,如痛有定处,持续疼痛,疼痛难禁,拒按者用三棱、莪术破血祛瘀、行气止痛。治疗同时加用清热解毒药物,起到软坚散结、化瘀的作用。

3. 侯玉芬教授紧抓病因、病证结合、分期论治深静脉血栓　深静脉血栓形成(DVT)是肺栓塞(PE)主要的病因,PE 是 DVT 的并发症,DVT 与 PE 两者统称为静脉血栓栓塞症(VTE)。PE 与 DVT 中医的病因病机基本一致,要预防肺栓塞的发生,首先要重视 DVT 的预防,而对已经发生的 DVT 需要及时进行诊治。山东省名中医药专家侯玉芬对 DVT 的诊治有丰富的经验:

(1)重视审病求因:善抓病理特点。脉络血凝湿阻是本病的主要病机,侯玉芬总结出了 DVT 疾病过程中瘀、湿、热、虚(气虚、阳虚)四大病理特点。其中,瘀血既是 DVT 疾病过程中的主要病理产物,又是致热、致湿的重要因素,是病机之关键。临证时,重视审病求因,善抓病理特点,在确立了活血化瘀这一治疗大法的同时,权衡湿、热、虚的轻重缓急,兼以利湿、清热、益气、温阳等,辨证用药,每每取得满意疗效。

(2)强调病证结合:坚持辨证论治。既重视患肢的局部表现,也不能忽视患者的脏腑功能、气血盛衰的整体情况,坚持辨证施治,将 DVT 分为 3 型:热壅盛型、血瘀湿阻型、脾虚血瘀型。DVT 病程较长,且有湿邪为患,缠绵难愈,在临床施治时,选方遣药要精当,注意以下方面,①顾护脾胃:常用苍术、党参、白术、黄芪等,尤为喜用苍术,认为其辛苦性温,芳香燥烈,入脾胃经,辛苦则开散,芳燥能化湿,外可解风湿之邪,内能化湿浊之郁,有祛风胜湿、燥湿健脾之功,凡湿邪为患,不论表里上下,皆可随证配伍。②应用虫类药:如水蛭、地龙、土元等,其有破瘀逐瘀,通络止痛之功,对血瘀重证,非其不能化。③引经药的应用:病位在下肢者,药用川牛膝,伴有肾虚者,改为怀牛膝;上肢者药用桑枝、姜黄等。

（3）把握疾病分期：重视外治疗法。①药物外敷疗法：此法适用于 DVT 急性期。常用复方消肿散（芒硝、冰片、红花等）外敷患肢。②熏洗疗法：熏洗疗法是治疗周围血管疾病的独特方法，通过借助药物的荡涤之力直接作用于患肢局部，疏通腠理，调和血脉，具有消肿止痛、祛腐生肌、杀虫止痒、祛风除湿、清热解毒之功。适用于 DVT 慢性期和后遗症期，活血消肿洗药（刘寄奴、苏木、海桐皮、红花、白芷等）或内服中药的药渣熏洗患肢。

参 考 文 献

［1］中华医学会心血管病学分会肺血管病学组,中国医师协会心血管内科医师分会. 急性肺血栓栓塞症诊断治疗中国专家共识［J］. 中华内科杂志,2010,49（1）:74-81

［2］陈灏珠,林果为,王吉耀. 实用内科学［M］. 第 14 版. 北京:人民卫生出版社,2013

［3］侯世瑞,王美玲. 血栓通佐治急性肺栓塞 18 例疗效观察［J］. 山东医药,2007,47（33）:112

［4］李云华,王志祥,罗庆文. 陈乔林教授慢性肺栓塞治验［J］. 云南中医学院学报,2012,35（1）:36-37

［5］郭维琴. 当代名老中医经验精华系列:郭维琴临证精华［M］. 北京:人民军医出版社,2013

［6］韩文忠,王庆海,王佟,等. 肺栓塞中医证型及其与西医分类的相关性分析［J］. 江苏中医药,2008,40（5）:75-76

［7］韩文忠,王佟,郭华,等. 益气温阳活血利水法联合抗凝治疗肺栓塞的临床评价［J］. 中西医结合心脑血管病杂志,2008,6（3）:343-345

［8］刘政,刘春梅. 侯玉芬治疗深静脉血栓形成的临床经验［J］. 辽宁中医杂志,2011,38（6）:1066-1067

第七章

支气管扩张症

一、疾病概要

【现代医学】

支气管扩张症多见于儿童和青年。本症有先天性与继发性两种,继发性较为多见,且大多继发于急、慢性呼吸道感染和支气管阻塞后,反复发生支气管炎症、致使支气管壁结构破坏,引起支气管异常和持久性扩张。临床表现主要为慢性咳嗽、咳大量脓痰和(或)反复咯血。

支气管扩张诊断在临床上有如下特征:①病史:幼年有诱发支气管扩张的呼吸道感染史,如麻疹、百日咳或流感后肺炎病史,或肺结核病史等;②症状:长期慢性咳嗽、咳脓痰或反复咯血;③体征:肺部听诊有固定性、持久不变的湿啰音,杵状指(趾);④影像学检查:X线检查肺纹理增多、增粗,排列紊乱,其中可见到卷发状阴影,并发感染出现小液平,CT典型表现为"轨道征"或"戒指征"或"葡萄征"。确诊有赖于胸部高分辨率CT,必要时行支气管碘油造影。怀疑先天因素应作相关检查,如血清γ-球蛋白测定、胰腺功能检查、鼻或支气管黏膜活检等。纤支镜检查或局部支气管造影,可明确出血、扩张或阻塞的部位。还可经纤支镜进行局部灌洗,采取灌洗液标本进行涂片、细菌学和细胞学检查,进一步协助诊断和指导治疗。

【中医认识】

支气管扩张症属肺系病变,在中医学中无相应病名,按其发病的不同程度和阶段,可归纳入中医"肺络张""咳嗽""肺痈""咯血"等范畴。对于支气管扩张的病因病机认识,历代均有发展。据其发病过程的不同阶段,中医学认为其病因为外因和内因两个方面。外因指外感风、湿、燥、热、火之邪,内因多指肺体亏虚、饮食不当及七情内伤。内因与外因又互为因果可致恶性循环。正气虚弱容易感受外邪;内有痰热,感受风寒又易化热,使痰热更盛,感受外邪。在邪正相争中正气消耗,使正气更虚,故支气管扩张之病缠绵难愈。

支气管扩张的形成常与幼年或体虚之时肺部感受外邪侵袭(如患麻疹等)有关,其病虽愈而正气受损,致使痰湿深伏于肺。肺气以宣发肃降为顺,若因再遇外邪侵入,邪气犯肺,或自身有热,或痰郁化热,引动内伏之痰湿,导致肺气上逆,而每见咳嗽,咳吐脓痰等症;因痰热郁肺或肝火犯肺,热伤肺络,血溢脉外则见咯血或痰中带血;若痰热阻滞肺络,导致气滞血壅,络脉气血不畅,则出现胸痛;血腐化脓,则咳吐脓血、腥臭痰。久病入络,或离经之血留滞不散,形成瘀血,而成为致病因素。因此火热、痰湿、瘀血是支气管扩张的常见致病因素,痰、热、瘀积聚肺之至虚之处,留而不去,是本症的病机重心。痰热瘀积可以化火,火甚则阴易损,故多伴有不同程度的阴虚表现。发生支气管扩张的患者多为素体热盛(阳盛)或阴虚之体。阳盛体质者,凡禀此体质者无论有无阴伤,感受六淫之邪后入肺多从热化,病久郁热伤阴,又可出现肺热阴虚。若病程迁延,肺气亏虚,则宣发肃降功能减弱,水液停聚于肺系,而出现咳嗽,咳痰;若肺病及脾,子盗母气,脾失健运,则可导致肺脾两虚,脾胃位居中焦,为气血生化之源,虚则水湿停聚为痰,虚则肺金没有母生,肺气更虚,而出现咳嗽、痰稀白或带泡沫,气短、少气懒语,纳差、形体消瘦等症。

本病自邪热犯肺到形成肺络损伤,是慢性渐进过程,病程缓慢,具有本虚标实,虚实夹杂的病性特点。火热、痰湿、瘀血是支气管扩张的常见致病因素,而病邪的侵入与机体正气不足相关,本虚标实贯穿病程始末。肺脾两虚为本,外邪侵袭为标。总之,本病初期属实,以痰热壅盛多见,邪浅易治;日久不愈则易反复发作,耗损气血,本虚标实,气血亏虚、阴虚火旺,邪深难治。初起主脏属肺,渐可累及肝脾,日久甚至可出现由肺累及心肾的恶性后果。肺络损伤是本病的主要病机,外邪或他脏邪热再度伤络,形成病情反复发作,迁延难愈的病变趋势。

支气管扩张并咯血中医治疗原则有急则治其标、缓则治其本;急则治其标包括凉血、泻火、化痰、行瘀;缓则治其本包括润肺健脾固肾,且佐与清除痼痰之。支扩日久易致阴虚津伤,甚则及肾,可致肾阴不足。因此,养阴润肺为治疗支扩的治本大法。

肺络张咯血一证病性以邪实力主,在初、中期治疗及时,调理得当,病情得以控制者,预后较好。如反复发作或久治不愈,大量咯血,形成阴虚火旺证候者,预后较差。

二、临床学步

病例　支气管扩张症

【典型病例】

黎某,女,79岁,2014年9月28日入院。

主诉:反复咳嗽、咳痰20余年,咯血4天。

现病史:患者20多年前因反复咳嗽、咳痰,无胸闷胸痛,无咯血,在当地医院就诊,诊断为"支气管扩张",给予抗感染、化痰等治疗后,上述症状反复。于2002年在外院行"左下肺叶切除术"(具体诊治资料无法提供),经治疗后咳嗽、咯痰症状反复,时轻时重,定期门诊复诊。4天前患者再发咳嗽、咳痰,伴咯血,具体量不详,遂至我院急诊就诊,急查胸部CT:慢性支气管炎,左肺上叶下舌段、下叶,右肺上叶前段、中叶内侧段、下叶感染并双下肺支气管扩张(图4-7-1~图4-7-3)。诊断考虑为"支气管扩张并咯血",给予止血、抗感染等治疗,患者咯血稍减轻,遂收入我院呼吸内科进一步诊治。入院后患者仍反复多次咯血,最大量可达150ml,给予注射用白眉蛇毒血凝酶、酚磺乙胺注射液、垂体后叶素、云南白药等治疗,并请介入科会诊,会诊意见考虑患者高龄、左下肺切除术后,不适宜介入手术,建议暂以内科治疗。经过处理,患者咯血仍未缓解,并出现喘促、发绀,复查血气分析提示Ⅰ型呼吸衰竭,于9月29日转入我科监护治疗。

入科症见:神清,精神疲倦,淡漠,咯血,色鲜红,每次量约50ml,口唇发绀,心悸,胸闷,气促,头晕,乏力,冷汗出,四肢肤温低,无发热,纳、眠差,小便色黄,大便未解。

既往史:高血压病史,一直未系统服药。

入科查体:T 37℃,HR 94次/分,R 26次/分,BP 130/80mmHg,SpO₂ 90%;左下肺呼吸减弱,双下肺可闻及少量湿啰音。心律齐,各瓣膜听诊区未闻及病理性杂音。舌淡,苔薄白,脉弦细数。

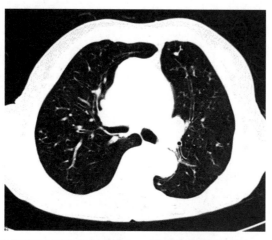

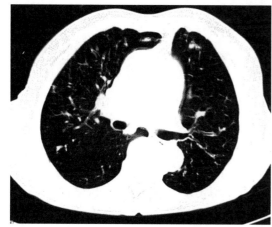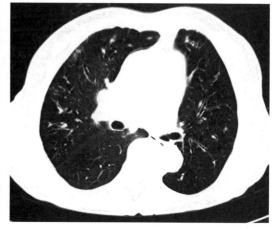

图 4-7-1~ 图 4-7-3 胸部 CT：慢性支气管炎，多肺叶多段感染并双下肺支气管扩张

入科诊断：

中医：①喘证（肺脾肾虚、痰浊阻肺）；②咯血（气不摄血）

西医：①Ⅰ型呼吸衰竭；②支气管扩张伴咯血；③肺部感染；④高血压病 1 级（高危组）

辅助检查：血常规：WBC：10.98×10^9/L，NEUT%：60.2%，HGB：108g/L；血气分析（高流量面罩 10L/min 给氧下）：pH：7.297，PO_2：47.2mmHg，SaO_2：75.7%；D-Dimer：2110μg/L。

诊治过程：

患者大咯血，转入前气促、发绀，转入后立即在纤维支气管镜引导下经鼻气管插管，有创呼吸机辅助通气，纤维支气管镜下配合肾上腺素、凝血酶气道灌洗止血。药物方面：给予头孢哌酮钠舒巴坦钠注射液联合米诺环素抗感染，给予垂体后叶素注射液降低肺动脉压，硝酸甘油注射液、酚妥拉明注射液降压，白眉蛇毒血凝酶、酚磺乙胺、维生素 K_1 止血，及吸入用布地奈德混悬液雾化吸入抗炎平喘，孟鲁司特钠片降低气道反应性，替米沙坦降压及配合镇静、镇痛、输血等治疗。

经过治疗后，患者气道内出血减少。至 10 月 5 日 16：50 患者再次出现咯血约 50ml、10 月 8 日 14：00 咯血约 80ml，给予对症药物止血等治疗。考虑患者内科止血治疗效果不明显，再次联系介入、外科评估手术治疗。经与家属充分沟通后于 10 月 9 日行右支气管动脉栓塞术,术中见左、右支气管动脉共干,未见脊髓动脉,右支气管动脉增粗扭曲、紊乱,考虑为出血动脉,用微导管超选择进入右下叶支气管动脉,经导管注入聚乙烯醇颗粒,复造影见血流明显减慢,迂曲血管消失(图 4-7-4、图 4-7-5)。

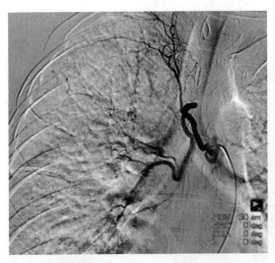

图 4-7-4 肺血管造影:右下叶支气管动脉
增粗扭曲、紊乱,考虑为出血动脉

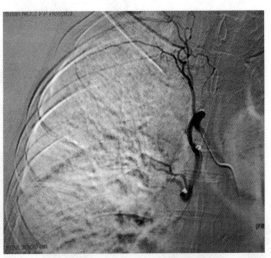

图 4-7-5 肺血管造影:术后可见血流
明显减慢,迂曲血管消失

术后患者未再出现咯血,于 10 月 10 日上午拔除经鼻气管插管,改面罩吸氧治疗。当天晚上 20:35 患者再次出现咯血约 130ml,气促,血氧饱和度下降至 80%,立即行紧急经鼻气管插管及药物止血治疗,经过处理患者咯血暂时停止。但仍多次反复发作六次咯血,每次量约 20~40ml,再次联系介入科会诊,会诊后考虑患者介入风险较高,建议加强内科保守治疗。结合会诊意见,继续给予呼吸机辅助通气,并反复给予纤支镜下止血及负压吸引、碳酸氢钠灌洗、肾上腺素局部喷洒及药物止血等治疗。患者未再出现咯血,于 10 月 27 日给予拔除气管插管改无创呼吸机辅助通气,于 10 月 30 日停用无创呼吸机,改面罩中流量吸氧,氧合稳定。

中医辨证:

一诊入科时患者症见:精神疲倦,面色苍白,咯血,色淡红,气促,胸闷,心悸,头晕,冷汗出,四肢肤温低,无发热,纳、眠差,小便色黄,舌淡黯,苔薄白,脉细数。

中医辨证为肺脾肾虚,治疗当以标本兼治为则;治以益气止血为法。给予黄芪注射液静滴益气扶正,中药汤剂以归脾汤加减(党参 20g,白术 10g,黄芪 20g,当归 5g,茯苓 10g,远志10g,酸枣仁 20g,龙眼肉 10g,白及 10g,藕节炭 10g,仙鹤草 20g,田七片 10g),水煎服,日一次连续服用。上方治疗 7 天,患者咳嗽、咯痰,未再出现咯血。

二诊(10 月 5 日)患者症见:病情反复,再次咯血,色鲜红,面色苍白,头晕,乏力,舌淡,苔薄白,脉细数。

患者血瘀之征减轻,守前方加减去田七片一味,加侧柏叶 15g 加强止血。

三诊(10 月 17 日)患者症见:咯血减轻,口干,无头晕,乏力,两颧潮红,舌淡黯,苔少,脉细。

考虑其处于血证后期,耗气伤阴,导致虚实夹杂,治疗以扶正祛邪为主,以益气养阴、化瘀止血为法,中药汤剂以百合固金汤加减(桑叶 10g,地骨皮 10g,百合 15g,生地黄 10g,玄参 10g,桔梗 10g,浙贝母 10g,田七片 10g,炙甘草 5g,茜草炭 10g,麦冬 10g)。上方加减治疗 5 天,患者病情好转,无咯血。

经过积极治疗,患者无咯血、气促,给予拔除经鼻气管插管,胸片提示肺部炎症基本吸收,转入呼吸科普通病房治疗,11 月 7 日出院。

出院西医诊断:①Ⅰ型呼吸衰竭;②支气管扩张伴咯血;③肺部感染;④高血压病 1 级(高危组)。

【案例评析】

支气管扩张并咯血是临床常见的危急重症。当患者出现大咯血时,初始处理步骤包括正确调整患者体位、建立通畅的气道、保证足够的气体交换、确保良好的心血管功能及控制出血等措施。对于本案例患者大咯血时出现呼吸急促、气体交换差、快速持续咯血,早期积极对其行气管内插管,并采用床旁可弯曲支气管镜作为初始干预以评估,并使用局部血管收缩剂或局部凝血剂尝试控制出血。在经支气管镜干预后患者仍继续出血,及时为其进行动脉造影栓塞术。在支气管镜干预和动脉造影栓塞治疗后仍继续出血时,通过支气管镜再次尝试支气管镜控制出血及积极药物治疗等手段,最终使患者转危为安。

案例患者年近八旬,患肺络张之症多年,加之手术切除肺叶,形气皆损,肺脾肾,痰浊内闭于肺,气血亏虚,肺失宣降,肺主气之功能严重受损,变化迅速,病情危笃,出现喘证、咯血危候。病性虚实夹杂,单纯中医治疗无法完全逆转病势。纵观整个治疗过程,西医学的内科、介入等多科联合救治及中医的扶正祛邪治疗方法能解决部分急重症危候。

【经验与体会】

1. 反复咯血的治疗 支气管扩张引起的咯血之证,痰、火、热、瘀多是其发病原因,但无论疾病处于何种阶段,始终存在潜伏的病机。反复的咯血久治不愈究其病机主要有二:一方面,病程日久,痰蕴气滞,肺肾皆虚,本虚标实。素体肺阴不足而导致病邪入侵,或幼年罹患肺系疾病,气阴脉络受损,痰瘀互结成为夙根,久之导致阴虚津伤,肺肾之阴不足。两者的治疗均须标本同治,重点兼顾肺肾。治疗以养阴润肺为治疗支扩咯血的治本大法之一。因此,除继续使用清热泻火,凉血止血的同时予以养阴之品,标本兼顾。常选用百合固金汤、麦门冬汤、增液汤等方;根据病情,可在清化祛痰和络的基础上,酌情加用生地黄、麦门冬、天门冬、玉竹、沙参等养阴润肺之品,可收邪去正复之效。如因痰热,予千金苇茎汤加减以清热化痰。如兼有脾虚者,予参苓白术散以健脾化痰。如因气阴两虚者,予生脉散益气养阴。另一方面,瘀血是咯血迁延不愈和反复的主要继发病因之一。咯血的病程始终,血不循经,离经之血则成瘀。或肺气壅遏导致血行瘀滞;或痰热郁肺,或肝火犯肺,或阴虚火旺,导致津亏不能载血运;或气虚推动无力,种种之因皆容易导致血液瘀滞。因而,结合病机有效地适当地应用活血化瘀之法,尤多选用活血止血之法。

2. 咯血治疗对气的认识 咯血病变之初,多为实证、热证,然而,虚虚实实的关系复杂,属于气虚证者,如在起病之初则出现,则因气不摄血而咯血,气虚为因,咯血为果。肺痰、热、瘀积聚肺之至虚之处,留而不去。如起病之初或因肝火,或因阴虚火旺,致咯血量多,或反复咯血,气随血脱而见气虚之候,咯血为因,气虚为果。治疗在于清肺热、泻肝火养肝阴,并宜加益气之剂。

此外,咯血虽由肺而来,也常见因素体阴虚,热伤肺络随咳而出,既有阴虚内热,也有痰

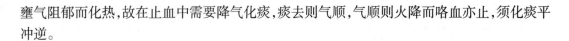

壅气阻郁而化热,故在止血中需要降气化痰,痰去则气顺,气顺则火降而咯血亦止,须化痰平冲逆。

三、经验拓展

1. 古代名医经验

（1）唐宗海治疗咯血的经验:清代医家唐宗海在其《血证论》提出血证治疗的止血、消瘀、宁血、补虚四法。其在辨治咯血的经验独到,主要有以下方面:①从外感辨治咯血。《血证论·咳血》言:"肺主气,咳者气病也,故咳血属之于肺,……外感风寒,变为咳血,此证最多","予则用小柴胡汤,加紫苏、荆芥、当归、白芍、丹皮、杏仁,于气分血分两兼治之,最得和表清里之法……凡血家兼有表证者,以此方为主,极为妥当……内受温暑湿热者,亦能攻发而为咳血……治宜专清其里,忌发其表……里清则表自和,咳血自止,人参泻肺汤治之……肺为娇脏,无论外感内伤,但一伤其津液,则阴虚火动,肺中被刑,金失清肃下降之令,其气上逆,嗽痰咳血……以《十药神书》保和汤治之"。②从不同脏腑辨治咯血:a. 肺肾亏虚:咯血一病,肺虚久必累及肾,肾水亏虚则虚阳上浮,肾亏肺燥咳血,此症系肾水衰亏不能上升。火炎烁金,肺燥络伤,标在肺,本在肾,故《血证论》曰:"仲景猪苓汤,化膀胱之水,而兼滋其血,最为合法,再加丹皮、蒲黄,以清血分,凡痰之原血之本,此方兼到。"亦有言"肺经虚寒者,……可用六君子为法,再加当归、白芍、炮姜、五味,则止于止咳、止血皆宜。"b. 肝火犯肺:肝火肺热是支扩发病的常见病因,火热壅盛,耗伤阴液。《血证论》说:"肺为乾金,象天之体,又名华盖,五脏六腑,受其覆冒,凡五脏六腑之气,皆能上熏于肺以为病……金不制木,则肝火旺,火盛刑金,则蒸热,喘咳,吐血……""肺为水之上源,水不清而凝为痰,痰不降而牵动血,治肺之痰,又是治咯血捷法"。

（2）张介宾治疗咯血的经验:张介宾针对咯血的病机,一方面,重视肺、肾两脏在疾病发展的作用。《景岳全书·杂证谟·血证》亦谓:"然无不由于水亏,水亏则火盛,火盛则刑金,金病则肺燥,肺燥则络伤而嗽血"。"凡咳血嗽血者,诸家皆言其出于肺,咯血唾血者,皆言其出于肾,是岂足以尽之,而不知咳、嗽、咯、唾等血,无不关于肾也。"支扩日久易致阴虚津伤,甚则及肾,可致肾阴不足。临床发现支扩患者气火偏旺,形体偏瘦者居多。格阳失血,反复咯血,渐成形体羸瘦,因阴血渐败致阳气虚衰,命火式微,虚阳上越之候,采用金匮肾气丸引火归原。另一方面,强调咯血兼治痰。肺系痰热久蕴,肺络灼伤破损关系最密切,因血得热则妄行,阳络伤则血外溢,故血由咳而出则为其必然,见血止血非治本之道,循果求因方能解决问题,疗此之痰仍应清化肺金痰热,以撤重灼肺络,迫血妄行之源。《景岳全书·杂证谟·血证》又言:"嗽而多痰者,水泛于上,血化为痰也,亦谓之白血……多痰者,宜加清降为佐,如贝母、海石、阿胶、竹沥之属,而当归则非所宜也。"此外,还论及脾胃在咯血中作用,《景岳全书·杂证谟·血证》曰:"忧思过度,损伤心脾,以致吐血、咯血者,其病多非火证,或常见气短、气怯,形色憔悴,或胸怀郁然,食欲无味……是皆中气亏损,不能收摄所致"。

2. 洪广祥教授温法治支气管扩张

（1）痰、热、瘀为表象,阳气虚为本底:洪广祥教授认为,支气管扩张之所以反复难愈,虽用清热、祛痰、凉血之法论治可获一定的疗效,但痰、热、瘀邪不断,是因未从根本论治。支气管扩张疾病发病多见于先天不足、发育不良或幼年肺气虚弱、感邪而后遗损伤发病,每于天气转变、受凉感冒后出现病情反复而加重,提示存在着阳气虚衰、卫外不足之本底而致。洪广祥教授通过总结多年临床实践发现,支气管扩张患者脉象有一特点,右寸口脉多为细滑,而右关脉则多呈弦滑。右寸主肺,右关则主脾胃,弦滑脉主痰(饮),细脉则主虚,提示肺脾两虚,痰浊内生于脾,故见痰贮于肺,咳之难尽,唯有从生痰之源着手,方可从根而治,故应"治痰先治脾",而非"见痰治痰"。而且,脾主运化,为后天之本,"脾旺则不受邪",脾为肺母,脾旺则水谷精微充沛、脏器等以充养,对于支气管扩张这一类慢性疾病的发展、预后有着重要的决定作用。因此,尽管支气管扩张患者急性加重时常有黄脓痰、夹血块的表现,对支气管扩张论治一定要重视阳气虚衰不足之根本,重视健脾益肺的基础治疗,方可从本而治,改善疗效。

对于健脾之法,洪广祥教授主张运用补中益气汤,常用药量:生黄芪30g,西洋参或太子参30g,白术10g,炙甘草10g,当归10g,升麻10g,柴胡10g,陈皮10g。黄芪强调宜生用,以健脾补中益气之余取其固表,托疮之特性,且宜重用,30g为基础量,病情需要可用至50g。若为气阴两虚者,可联合使用麦门冬汤,阴虚甚者可将当中的人参改北沙参;若合并肝气郁结者,可将粳米改为淮小麦,配合原方之大枣、甘草而取甘麦大枣汤之意;阳气虚衰者加用附子、桂枝,或使用芪附汤(常用药物:生黄芪30g,熟附子10~15g),或合用苓桂术甘汤温化痰饮;对于阳虚寒痰内凝者,可借用"阴疽"之治法,采用阳和汤(《外科全生集》)温化寒凝阴霾(常用药物:熟地30g,肉桂3g^{焗服},麻黄10g,鹿角胶15g,白芥子10g,姜炭6g,生甘草6g)。

(2)巧用方药治痰、热、瘀,谨守合适时机为要诀:支气管扩张容易合并咯血,但不意味着对于支气管扩张患者不能使用活血化瘀药。临床往往可见支气管扩张患者咯血紫黯、黯红,面色晦暗,舌黯有瘀点,脉细涩等瘀阻之象。对于支气管扩张之瘀证,洪广祥教授主张要及时化瘀生新,方可防瘀血碍气化痰、更助生新,在未出血时放心使用,在少量出血时切合病机、谨守合理时机亦不妨使用。支气管扩张少量咯血需活血化瘀时,洪广祥教授喜用白及,白及能逐瘀生新,为治疗血证、疮疡之要药,又善于补肺。洪广祥教授根据临床使用经验认为,白及具有"收敛止血、消肿生肌"的作用,而白及之所以能"消肿生肌",是因为白及能"去腐逐瘀",既能止血,又可散瘀,根据临床需用至30~50g,洪广祥教授常将此用为止血的基础药:若旨在收敛止血,可配合仙鹤草、棕榈炭、血余炭、地榆炭等;若旨在散瘀止血,可配合茜草、蒲黄、三七、花蕊石等。

洪广祥教授结合自己用药经验,创制经验方"消痈祛腐生肌汤",主用于病情相对稳定,热象不甚,暂无明显出血者,常用方药:生黄芪30g,西洋参30g,白术15g,炙甘草10g,全当归10g,升麻10g,柴胡10g,陈皮10g,薏苡仁30g,熟附子10g,败酱草15g,生大黄10g,丹皮10g,桃仁10g,桔梗30g,白及30g,合欢皮30g。将附子改为麦门冬30g则可适用于气阴两虚之患者。

3. 曹世宏教授主张支气管扩张从瘀论治:曹世宏教授认为,瘀血既是致病因素,又是病理产物,与痰热等致病因素相互搏结,相互影响,痰热夹瘀,互羁肺管气道,每可使病情反复。而反复咯血患者,病灶易遗宿瘀。因此从瘀论治已成为治疗支扩的重要手段和方法。特别是伴有咯血时,在活血化瘀药物的选择上应选用既可活血化瘀,又有清热或其他相关功效的药物,如大黄、桃仁、牡丹皮、茜草、当归、丹参、三七、白及、花蕊石、赤芍、郁金等,并据临床辨证分型灵活加减运用。

4. 朱良春教授主张支扩张咯血急者在于止血消瘀、久者在于温阳化血 朱良春教授认为支气管咯血的治疗重在止血消瘀，遇咯血症情急者均用仲景"柏叶汤"合刘鸿恩"独梅汤"加味。支扩咯血加仙鹤草、墨旱莲、白茅根。"柏叶汤"重用柏叶，有以通为止之妙。生柏叶辛通苦涩，止血和血、宣肺通络、降逆止咳，止血时需重用。姜炭、艾叶之剂量在咯血急证时宜大量，取其温阳摄血之理。出血量少姜炭只用3~6g，艾叶仍用10g。咯血之证日久，反复发作，朱教授认为乃肾阴久虚，水不涵木，木火刑金，灼煎津液而为痰，痰阻气道，肺失清肃，咳嗽加剧，损伤肺络，血不循经溢出脉外即咯血。故咯血证久者之治宜滋肾润肺、养肝补肝，敛肝舒脾，培土生金之法。故治咯血一证喜用"温阳化血散"，药用炮姜炭、三七、血余炭共研粉备用，每次用6~10g，咯血量少日服2次，咯血量多日夜可服3~4次，每日用大生地干品30~60g，滚开水冲泡送服"散药"。"温阳化血散"取近代名医张锡纯效方"化血丹"（花蕊石、三七、血余炭）和石室方"三七地黄煎"（生地汁一碗、三七末三钱、姜炭末五分）化裁"化血丹"中三七与花蕊石为止血和化血之圣药，化瘀血不伤新血，以治咯血，"三七地黄煎"则能温阳护阴摄血。

5. 李仲宋教授主张支气管扩张咯血在于治气治火　李仲宋教授主张将清热止血法用于气火上逆之咯血证。气火上逆是指心、肺、肝、胃的火热炽盛，以致气随火升，血随气逆，因而引起出血。治宜清热止血。治疗气火上逆血证，除了用清热止血药物外，可适当加些降气药，如杏仁、前胡、苏子、牛膝、沉香、降香、厚朴之类，以减轻气逆之势。如气热引起血热，发生斑疹，可加些凉血药。至于补气升提药物一般忌用。

6. 张承烈教授强调补肾止血法治疗支气管扩张咯血　张承烈教授认为咯血多为肺系疾患但不限于肺部，而与肾脏关系密切，宗"实则治肺，虚则理肾"的原则，采用理肾五法：①滋阴降火法：肾阴亏虚为其本，心肝火旺为其标，采用滋肾治本，降火为标，方药选用生地黄、旱莲草、知母、女贞子、山药滋少阴之阴液，二冬、地骨皮清降心肝上炎之火，青黛、蛤蚧粉清肝凉血止血，沙参、百合清肺养肝。②益肾清肺法，适用于肾阴不足，风热犯肺，痰热交阻，郁闭肺络，方药选择生地、杜仲、仙茅温肾养阴，沙参、麦冬滋养肺阴，鱼腥草、桑叶、杏仁、黄芩、贝母清热宣肺，止咳化痰，茜草、白茅根、侧柏叶凉血止血。③温肾逐饮法，使用于虚阳上逆，肺金受灼之证，以白术、附子、干姜温发肾中之阳，扶脾温运，驱逐饮邪，鱼腥草、蛤蚧粉、麦冬、黄芩、冬瓜子清热排痰，而且亦制姜附之雄烈，以免辛热劫液之弊，侧柏叶、白茅根清肺络郁热以止血。寒温并用，脾肾得温。④补肾化瘀法：病灶在肺，其本在肾，肾水枯竭，相火刑金，气滞血瘀之证，方用生地、白芍滋补肝肾之阴，麦冬、沙参、百合润肺叶焦枯，郁金、檀香行气，与丹参、蒲黄、五灵脂化瘀药同用，使络中之气行而血流畅通，黄柏平相火，鳖甲退虚热，石菖蒲醒脾，大、小蓟凉肝清肺止血。⑤敛肾平冲法：适用于肾阳不足，冲气上逆之证。方用茯苓、桂枝、大枣专治冲脉奔豚，附子补肾温阳，以逐水寒之气，紫石英、山茱萸肉镇上逆之冲气，摄纳肾气，白术、泽泻、茯苓健脾利湿，导水下行，冲气降，肾气敛，阳平阴秘。

参 考 文 献

[1] 王永炎,栗德林. 今日中医内科·下卷[M]. 北京:人民卫生出版社,2000
[2] 王蜀嘉,刘群,刘玥芸,等. 唐容川《血证论》咳血证治探析[J]. 环球中医药,2014,7

（11）：856-860

［3］邱志济,朱建平.马璇卿.朱良春用温阳护阴等法治疗出血急症经验选析——著名老中医学家朱良春教授临床经验（40）［J］.辽宁中医杂志,2003,30（4）：245-246

［4］洪广祥.王丽华.论支气管扩张症的中医药治疗思路［J］.中医药通报,2006,5（3）：10-14

［5］洪广祥.白及"去腐逐瘀"作用浅议［J］.中医杂志,1997,38（6）：325

第八章

急性肺脓肿

一、疾病概要

【现代医学】

肺脓肿是由一种或多种病原体所引起的肺组织化脓性感染,早期特征为化脓性肺炎,继而坏死、液化,脓肿形成。临床上以骤起高热、微寒、咳嗽、咳大量脓臭痰,胸部 X 线结果提示有一个或多发的含气液平空洞为特征,如有多个直径小于 2cm 的空洞则称为坏死性肺炎。

肺脓肿绝大部分是内源性感染,主要由吸入口咽部细菌感染所致。常见病原体以厌氧菌为主,通常包括 G⁺ 球菌如消化球菌、消化链球菌及 G⁻ 杆菌如脆弱拟杆菌、产黑色素拟杆菌和坏死性梭形杆菌等。院内感染中需氧菌比例比较高。血源性肺脓肿中病原体以金黄色葡萄球菌最为常见,肠道术后则以大肠杆菌、变形杆菌等较多,腹腔盆腔感染可继发血源性厌氧菌肺脓肿。因此依据其发病途径可以分为吸入性肺脓肿、血源性肺脓肿和继发性肺脓肿。典型的肺脓肿痰液静置后可分为三层,上层为黏液及泡沫,中层为浆液,下层为脓块及坏死组织。

肺脓肿的诊断通常是依据病史、症状和影像学检查结果进行诊断。诊断要点:

1. 患者通常有口、咽、鼻感染灶,或有口腔手术、昏迷、呕吐和异物吸入史,出现急性发作的畏寒、高热、咳嗽和咳大量脓臭痰等病史。

2. 血常规提示白细胞总数和中性粒细胞比例显著增高。

3. 胸部 X 片提示肺野大片浓密阴影中有脓腔及液平的 X 线征象。

综合以上 3 点即可作出诊断。血、胸腹水、下呼吸道分泌物培养(包括厌氧菌培养)分离细菌,有助于确立病原诊断。有皮肤创伤感染,疖、痈化脓性病灶,或腹盆腔感染,发热不退,出现咳嗽、咳痰等症状,胸部 X 线检查示有两肺多发性小脓肿,血培养阳性可诊断为血源性肺脓肿。

【中医认识】

肺脓肿属中医 "肺痈" 的范畴,为内痈之一。病名首见于汉代张仲景《金匮要略·肺痿肺痈咳嗽上气病脉证治》,篇中提出:"咳而胸满振寒,脉数,咽干不渴,时出浊唾腥臭,久久吐脓如米粥者,为肺痈。"

肺痈发病的主要原因为感受外邪,内犯于肺,或因痰热素盛,蒸灼肺脏,以致热壅血瘀,蕴酿成痈,血败肉腐化脓。其病理表现主要为邪盛的实热证候,脓疡溃后的阴伤气耗之象。成痈化脓的病理基础,主要在于血瘀。血瘀则热聚,血败肉腐酿脓。正如《灵枢·痈疽》所言:"营卫稽留于经脉之中,则血泣而不行,不行则卫气从之而不通,壅遏而不得行,故热。大热不止,热盛则肉腐,肉腐则为脓。"

178

本病定位在肺。由于邪热郁肺,邪阻肺络,肺损络伤而发病。随着病情发展、邪正的消长,可表现为初期、成痈期、溃脓期、恢复期等不同阶段。初期(表证期)因风热(寒)之邪侵袭卫表,内郁于肺,或内外合邪,肺卫同病,蓄热内蒸,热伤肺气,肺失清肃,出现恶寒、发热、咳嗽等肺卫表证;成痈期为邪热壅肺,蒸液成痰,气分热毒浸淫及血,热伤血脉,血为之凝滞,热壅血瘀,酝酿成痈,表现高热、振寒、咳嗽、气急、胸痛等痰瘀热毒蕴肺的证候;溃脓期,痰热与瘀血壅阻肺络,肉腐血败化脓,继则肺损络伤,脓疡内溃外泄,咳出大量腥臭浓痰或脓血痰;恢复期,脓疡溃后,邪毒渐尽,病情趋向好转,但因肺体损伤,故可见邪去正虚,阴伤气耗的病理过程。随着正气的逐渐恢复,病灶趋向愈合。溃后如脓毒不净,邪恋正虚,每致迁延反复,日久不愈,病势时轻时重,而转为慢性。

中医药治疗肺脓肿是依据四个阶段的症状进行辨证论治,但贯穿整个病程的证型总属实热证,治疗当以清热解毒、化瘀排脓为法,脓未成应着重清肺消痈,脓已成需排脓解毒。若痈脓破溃,决不能忽视脓毒的清除。桔梗的使用、千金苇茎汤等一些经典方在脓肿形成后均具有很好的疗效,病情若是已进入后期,已造成耗气伤阴的表现,则治疗应注意对正气的扶持,兼顾祛邪以保证疗效及改善预后。西医在脓液引流、抗感染的基础上,根据病情需要及脏器功能情况可及时给予机械辅助通气、营养支持、免疫改善及循环支持等措施对症治疗。

溃脓期为本病病情顺逆的转折点,其关键在于脓液能否通畅排出。凡脓得畅泄,症状轻者为顺;脓臭异常,经久不净,症状加重者为逆。溃脓阶段若发生大咯血,应警惕窒息或气随血脱之危象,此应按照"血证"治疗,采取急救措施。如脓溃后流入胸腔,是严重的恶候,应重视。

二、临床学步

病例　急性肺脓肿

【典型病例】

郑某,男,55岁,入院日期:2013年12月7日。

主诉:反复咳嗽、咳痰2年余,气促10天,发热3天。

现病史:患者2011年4月开始出现咳嗽,咳痰,痰色白量多,无气促,无呼吸困难,无胸闷胸痛,下肢未见水肿,尚可平卧。患者遂至社区医院就诊,服用中药(蛇胆川贝液等)治疗,服药后症状偶可缓解,但仍时有反复。10天前,患者因感冒后出现咳嗽、咳痰加重,痰色白量多,气促,遂自购清热解毒中药煎服,症状未见缓解。3天前,患者气促、呼吸困难加重,痰液转变为黄黏痰,伴神疲乏力,口唇发绀,活动量下降,动则气促,无胸闷胸痛,下肢未见水肿,自测体温达38.6℃。12月6日患者遂至复大肿瘤医院就诊,当时胸片提示:右侧中下肺感染性病变,考虑支气管扩张可能,右下肺脓肿形成,为求进一步诊治遂前往我院急诊就诊,急诊时测体温39.6℃,辅助检查提示:PCT:1.14ng/ml;血常规:WBC 13.4×10⁹/L,NEUT% 84.4%,Hb 115g/L,PLT 162×10⁹/L;离子:Na⁺ 129mmol/L,K⁺ 3.51mmol/L,Cl⁻ 88.1mmol/L;心酶:CK 321U/L,AST 41U/L;凝血:AT 67.4%,FIB 5.49g/L;D-二聚体:3390μg/L;LAC:1.97mmol/L;肝功:PA 28mg/L,AST 43U/L,ALB 28.1g/L,GLB 27.1g/L;血气分析:pH 7.495,PCO₂ 59.1mmHg,BE-b 5.8mmol/L,SatO₂ 92.5%。胸部CT(图4-8-1~图4-8-3):①右肺中叶、下叶改变,考虑支气管扩张并感染,未除合并化脓性肺炎、局部肺气囊形成;右侧少量胸腔积液;

②双肺小叶中央型肺气肿,肺大泡形成。急诊给予抗感染、营养支持、化痰、补液、解痉平喘等处理后,患者病情可稍稳定。但患者于今晨 7 点出现意识状态变差,呼之不应,血氧饱和度下降至 80%,急诊遂给予气管插管接呼吸机辅助通气,急查血气:pH 7.132,PCO$_2$ 97.6mmHg,PO$_2$ 68.9mmHg,BE-b-2.8mmol/L,SatO$_2$ 86.4%;血常规:WBC 21.19 × 10^9/L,NEUT 79.3%;离子:Na$^+$ 139mmol/L,K$^+$ 3.52mmol/L,Cl$^-$ 95.4mmol/L;急诊生化:TCO$_2$ 33.3mmol/L,Glu 9.07mmol/L;凝血:PT 13.3s,AT 64.3%,FIB 6.16g/L;经处理患者神志逐渐转清,考虑病情危重,经家属同意转入我科进一步抢救治疗。

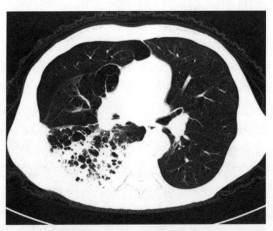

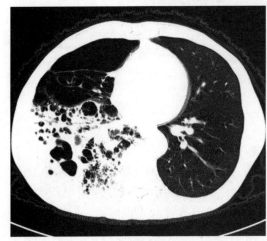 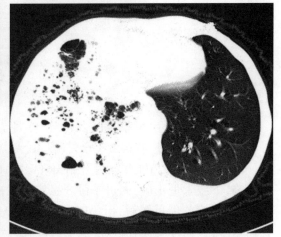

图 4-8-1~ 图 4-8-3 胸部 CT:支气管扩张伴感染、肺脓肿、肺气肿、肺大泡

入院症见:患者神清,精神疲倦,查体配合,气管插管接呼吸机辅助通气,气促,气管内可吸出大量黄白黏痰,口唇轻度发绀,双下肢未见水肿,无发热恶寒,纳眠差,二便尚调,近年来体重未见明显下降。

既往史:既往体健,否认高血压、冠心病、肾脏病等内科慢性病,否认手术史、输血史,否认结核、肝炎等传染病病史。

入院查体:T 37℃,HR 137 次 / 分,R 35 次 / 分,BP 132/78mmHg,SpO$_2$ 95%;胸廓对称,右下肺胸廓稍饱满,无畸形,稍呈桶状胸,双侧呼吸音弱,右下肺呼吸音未闻及,双下肺可闻及少许湿啰音,未闻及干啰音。心前区无隆起,心界无扩大,心率 137 次 / 分,律齐,各瓣膜听诊区未闻及病理性杂音。

入院诊断:

中医:①肺痈(成痈期,痰热壅肺);②喘证(病)(肺脾两虚,痰热壅肺)

西医:①肺脓肿(右下肺);②呼吸衰竭(Ⅱ型);③支气管扩张伴感染;④肺大泡;⑤肺气肿

诊治过程:入院后立即予有创呼吸机辅助通气[设置模式为 VC,VT 350ml(体重约 58kg),f20 次 / 分,PEEP 12cmH_2O,FiO_2 70%],并行纤支镜治疗评估气道情况及镜下行吸痰治疗,气管镜下可见右下肺大量黄白黏痰。感染方面,予注射用头孢哌酮钠舒巴坦钠 3g 每 12 小时 1 次抗感染,加用奥硝唑氯化钠注射液 0.5g 每 12 小时 1 次覆盖厌氧菌,并予吸入用复方异丙托溴铵溶液雾化、氨茶碱注射液泵入解痉平喘,盐酸氨溴索注射液静推稀释痰液,并配合复合氨基酸和水溶性维生素营养支持,予静注免疫球蛋白增强免疫、白蛋白静滴提高胶体渗透压及蛋白水平。入院后患者血压持续偏低,收缩压 <90mmHg,考虑患者存在感染性休克,给予补液扩容、泵入重酒石酸去甲肾上腺素针升压,处理后患者血压上升,症状缓解。

12 月 9 日患者仍持续反复发热,以晨间明显,复查血常规提示 WBC 17.11×10^9/L,NEUT% 87.6%,胸片(图 4-8-4)提示右中下肺炎症较前进展,G 试验定量 >1000.0pg/ml,考虑患者血象高,反复住院治疗、真菌感染风险高,抗生素已使用 48 小时,予停用注射用头孢哌酮钠舒巴坦钠,升级为注射用亚胺培南西司他丁钠 1g 每 8 小时 1 次加强抗感染力度,并加用氟康唑注射液 0.4g 每 24 小时 1 次覆盖真菌。调整方案后,患者发热呈下降趋势,尤以晨间下降明显,间中行纤支镜气道吸痰合硫酸阿米卡星注射液气道内灌洗增强局部抗感染疗效,气道内吸痰量逐渐减少。

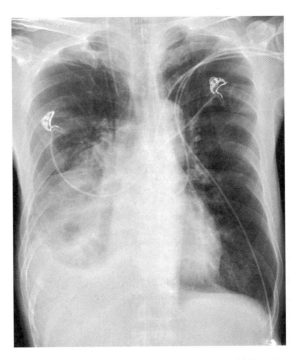

图 4-8-4　床边胸部 X 线片:右中下肺炎症较前进展

12月13日患者右肺听诊呼吸音较前改善,复查胸片(图4-8-5)提示右中下肺炎症较前吸收好转,予暂停呼吸机辅助通气,改气管插管内中流量给氧后,心率平稳,血氧波动于95%~97%,气道内痰液较前减少,遂拔除气管插管。由于患者肺部基础情况较差,拔管后序贯无创通气改善氧合,防治呼吸肌疲劳。并逐步尝试暂停无创呼吸机,改中流量给氧,并一直维持抗感染、解痉平喘、祛痰止咳、营养支持等治疗。

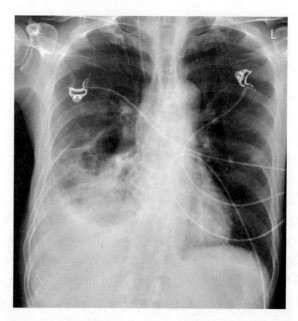

图4-8-5 床边胸部X线片:右中下肺炎症较前吸收好转

12月16日患者无发热气促、咳嗽咳痰症状好转,生命体征平稳,复查炎症指标较前明显下降,胸片(图4-8-6)提示右中下肺炎症较前明显吸收,右侧胸腔积液较前减少;转入呼吸内科普通病房继续治疗。

中医方面:

一诊12月7日:患者入院症见发热,气促,口唇发绀,气管内可吸出大量黄白黏痰,口干唇燥,大便难解,因气管插管,未及舌象,脉弦细数。

辨证考虑为成痈期,痰热壅肺证;治以清热解毒,化瘀消痈为法,方用千金苇茎汤合泻白散加减:苇茎20g,薏苡仁20g,桃仁15g,冬瓜子20g,桔梗15g,桑白皮15g,地骨皮15g,炙麻黄10g,黄芩15g,瓜蒌子15g,甘草5g,皂角刺10g。水煎服,日一剂,共3剂。并予血必净活血化瘀,大黄胶囊鼻饲清热解毒通便。

二诊12月10日,患者神志较前转清,呼吸趋于平稳,但精神仍较疲惫,痰液咳出量仍多,发热仍存,舌质黯红,舌苔黄腻。

辨证考虑患者病邪尚存,正气有损,实热之邪耗损气阴,治疗上予加强益气养阴之力,改之前以攻伐为主的方案为标本兼顾。中药在原方基础上予减桑白皮、地骨皮,加用太子参、麦冬加强益气养阴之力。方如下:苇茎20g,薏苡仁20g,桃仁15g,冬瓜子20g,桔梗15g,太子参20g,麦冬15g,炙麻黄10g,黄芩15g,瓜蒌子15g,甘草5g,皂角刺10g。水煎服,日一剂,共3剂。继续予血必净、大黄胶囊清解毒邪,并辅加蛇胆川贝胶囊口服增强清热化痰之效。

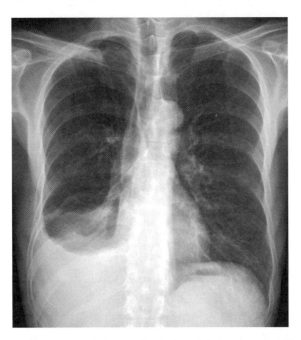

图4-8-6　床边胸部X线片：右中下肺炎症较前明显吸收

三诊12月13日,患者神情,呼吸平稳,精神欠佳,痰液较前减少,无发热,少许咳嗽,舌质黯红,舌苔腻微黄,脉沉滑。

辨证考虑患者热邪渐退,但存留湿邪,予改千金苇茎汤为陈夏六君子汤加减,酌加鱼腥草、金荞麦防止痰热往复,共增清热化痰之效。方如下:党参15g,白术15g,云苓15g,法半夏15g,陈皮5g,甘草5g,鱼腥草20g,瓜蒌皮15g,金荞麦20g。

患者经治疗后,症状明显改善,自13日起患者发热、气促症状都未再发,生命体征渐趋平稳,并予12月16日收入呼吸内科继续治疗。

【案例评析】

患者进入中年,正是正气渐衰,邪气易入之际,此次发病前患者已咳嗽气促多年,观入院时胸部CT提示患者有支气管扩张的改变,考虑患者血白细胞较高,因此支气管扩张伴感染的诊断是比较明确的,且CT提示患者肺部存在肺脓肿象的改变,综合患者两个主要诊断,治疗应偏于肺脓肿方面,因为肺脓肿形成的痰液脓腔既可以成为病理改变,亦可以是后期的病因,所以第一诊断应是肺脓肿。入院前患者因已有病损,正气不足,复因外感而诱发,邪热入里,与肺内痰邪相夹杂,故成痰热壅肺证,肺主气之功能受损,不得宣发肃降,故而有喘。

整个治疗过程中,尤以治疗肺脓肿,亦即肺痈为主,患者尚属成痈期,未进入溃脓阶段,故中药注意化瘀消痈,清热化痰,再在后期进行攻补兼施,养阴益气、扶正祛邪。但不论肺痈还是喘证都易出现变证而呈危象,故不可单用中医治疗,西医方面的营养支持、呼吸功能支持在预防此病危象的出现是不可或缺的。在疾病的早期并没有立即使用中医药进行辨证论治,所谓急则治其标,入院时患者存在着呼吸困难、肺气不利、口唇发绀,所以先以呼吸机辅助通气改善患者的生命体征,后期待症状改善再使用中药。又因肺与大肠相表里,肺气不降则腑气不通,所以治疗要酌加大黄胶囊进行通腑泄热,引导肺气走行,同时,予酌加清热化痰的蛇胆川贝胶囊和活血化瘀的血必净来增强中药治疗的力度。

【经验与体会】

《备急千金要方·肺脏方（凡八类）·肺痈》中提到肺痈的病机是"风中于卫，呼气不入；热过于营，吸而不出；风伤皮毛，热伤血脉。风舍于肺，其人则咳，口干喘满，咽燥不渴，多唾浊沫，时时振寒。热之所过，血为凝滞，蓄结痈脓，吐如米粥。始萌可救，脓已成则难治"。此中提出风邪、热邪是肺痈发作的主要病因，案例中患者先是由外感诱发而出现发热、咳嗽、气促胸满症状，紧接着不久即出现喘息、呼吸不畅、肺气不利而口唇发绀发紫的表现，所谓风性"善行而数变"，患者病情变化迅速的特点符合风性的特点，现有的中医辨证论治肺痈思路中，更偏向于痰热壅肺的致病特点，而此案患者确实是存在咳唾大量脓痰的症状，入院时患者风性症状已不明显，定位在肺，因此诊断为痰热壅肺证。

1. 脓液引流为首要，必要时内外兼修 肺脓肿治疗重在解决脓液的蓄积及感染灶，以西医治疗为主。尤其是急性肺脓肿，早期积极的抗感染及痰液引流对于疾病预后很重要。应用抗生素治疗控制感染前应及早采取标本，包括血、痰、胸水在内，都应做药物敏感试验。在病原学检查结果未明确之前，经验型治疗措施大多数是根据患者病情诱发途径进行，例如吸入性肺脓肿多合并厌氧杆菌感染，一般对青霉素都比较敏感；若是血源性肺脓肿多为葡萄球菌和链球菌感染，此类多选用耐β-内酰胺酶的青霉素或头孢菌素。脓液引流是治疗肺脓肿非常有效的措施，急性严重的肺脓肿通常是用纤维支气管镜冲洗及吸引的方法进行排脓，若是病情相对稳定，患者体质基础较好，可采取体位引流排痰的方法，一般可适当选用祛痰药或雾化吸入生理盐水、祛痰药或支气管舒张剂以利痰液引流。脓肿破溃之后，脓液流入胸腔，预后相对较差，应及早做胸腔穿刺引流，并在胸腔内注射病原体敏感的药物，控制胸腔感染。少数患者经内科治疗效果不佳时，可考虑手术治疗。

2. 善用经方及验方 千金苇茎汤和桔梗汤是该书对后世治疗肺痈最具启发性和实用性的验方。尤其是桔梗汤方，《神农本草经》谓桔梗可"主胸胁痛如刀刺"，后世医家对此发挥后发现用桔梗治疗肺痈咳嗽吐脓血，其效甚验。因此本案例患者治疗中首先组方就应是千金苇茎汤和桔梗汤方合并，酌加皂角刺是为了增强排脓的效果，《医学入门》谓皂角刺"凡痈疽未破者，可开窍；已破者，能引药达疮所，乃诸恶疮癣及疠风要药也"，故此次辨证用药中，桔梗、皂角刺两者对于脓痰的排出起着举足轻重的作用。加用泻白散的原因是因此案患者内有伏热，泻白散出自《小儿药证直诀》，方中桑白皮清泻肺热、地骨皮退虚热，两者结合可在不伤正的情况下逐渐清解肺中伏热。后期治疗中，四诊合参，依据患者的症状逐步加减养阴益气药，扶助正气复生以祛邪外出。

纵观整个疾病辨证论治过程中，与祛邪排脓同样重要的治法是通腑泄热、荡涤肠胃。通腑法自患者初服中药起即开始使用大黄胶囊，直至病程结束，患者热势减退，不再复发才予停服。晁恩祥教授是运用下法治疗中医急症的代表人物，下法虽主要针对患者肠腑的有形积滞，《素问·五脏别论》曰："魄门亦为五脏使"，肠腑的通畅，肛门的正常开闭有赖于心神的主宰、肝气的调达、脾气的升提、肺气的宣肃、肾气的固摄，五脏功能有损则肠腑功能未必正常。所谓肺与大肠相表里，下法在此案主要是针对喘证进行缓解性治疗，用西医学的方法进行解释就是下法可以改善胃肠道的蠕动功能，促进排便排气，腹压下降，则膈肌运动的幅度就会加大，从而增加胸腔负压，致使吸气量增加，缓解肺部脓腔积液造成的呼吸困难及热邪壅滞在内而出现的喘闷。晁老指出，下法的使用应注意抓准时机，辨证准确，所谓急则治其标，对于某些内科急症，虽需对下法辨证谨慎，但亦不可过于拘谨。

三、经验拓展

1. 丁甘仁治疗肺痈经验　丁老先生对于治疗外感急性热病的经验有其独到的见解,不单精通《伤寒论》,而且融会贯通了温病学说,不拘泥于经方、时方,开创了伤寒与温病统一的先河。其亲自记载的《丁甘仁医案》中共收录了两份肺痈的治疗案例。

（1）沈左,外感风温,内蕴湿热,熏蒸于肺,肺脏生痈,咳嗽胸膺牵痛,痰臭脓血,身热口干,脉滑数,苔黄,重症也。急拟辛凉清温,而化痰瘀。

遣方:薄荷叶（八分）,冬桑叶（二钱）,粉丹皮（二钱）,桃仁（一钱）,生甘草（八分）,桔梗（一钱）,银花（五钱）,连翘壳（三钱）,光杏仁（三钱）,象贝母（三钱）,生苡仁（五钱）,冬瓜子（四钱）,活芦根（去节,二尺）,鲜金丝荷叶（去背上白毛,十张）。

另单方:金丝荷叶（一两,去毛打汁）,陈酒（一两）,杏仁粉（五钱）,川贝粉（五钱）,炖温服之。

前方连服三剂,咳嗽脓血均减,身热亦退大半,原方去桃仁及薄荷叶,加轻马勃（八分）、通草（八分）。

（2）崔左,咳呛已延月余,胸膺牵痛,痰味腥臭,临晚潮热,脉数苔黄,烦劳过度,五志化火,平素嗜酒,酒湿生热,肝火湿热互蒸于肺,肺脏生痈也。急拟千金苇茎汤加味。

遣方:鲜苇茎（去节,一两五钱）,冬瓜子（四钱）,生苡仁（四钱）,冬桑叶（三钱）,光杏仁（三钱）,川象母（各二钱）,枳子（三钱）,栝蒌皮（三钱）,丝瓜络（二钱）,通草（八分）,鲜金丝荷叶（去背上白毛,十张）,枇杷叶露（后入,半斤）。

另单方:陈芥菜卤（一钱）,豆腐浆（二两）和入炖温,每日服之。

在《柳选四家医案·环溪草堂医案·咳喘门》指出肺痈的病机和治法为"邪瘀阻于肺络,久蕴生热,蒸化成脓,故其症、初起病在此叶者,不及彼叶,初用疏瘀散邪泻热,可冀其不成脓也。继用通络托脓,是不得散而托之,使速溃也,再用排脓泄热解毒,是既溃而用清泄,使毒热速化而外出也"。两个案例皆具痰热之邪是确凿无疑的,前者是肺痈初起,风热所犯而诱发,在肺痈的表现之中兼夹着外感,故急用薄荷叶、冬桑叶、鲜荷叶等轻清之品疏风散热,配合千金苇茎汤的加减进行逐瘀排痰,故前者是先解决外感后着重化瘀排痰;后者是急拟千金苇茎汤为主,酌加祛湿化痰之药,以增加排痰能力,其侧重点在解决痰热。两方相比,前者是因外感的原因,所以治法当先治其外后治其内,后者病迁日久,因病久正气虚损,内伤极重,故治需侧重排痰排脓,使得脓液可以托透而出。

2. 周仲瑛教授治疗肺痈经验　肺痈的治疗应以清热散结,解毒排脓为原则,针对不同病情,分别采取相应治法。未成脓前应予大剂清肺消痈之品以力求消散,已成脓者当解毒排脓,按照"有脓必排"的要求,尤以排脓为首要措施。脓毒清除后,再予补虚养肺。其概括为共有四法。

（1）清肺解毒法:此法贯穿于肺痈治疗的整个过程,依据各个分期的症状进行分法论治,此法尤其适于成痈期,热毒壅肺表现明显而有身热、振寒、胸满烦躁等症状时。此法可使痈肿得到不同程度的消散,减轻病情,缩短病程;溃脓期虽以排脓为重,但因脓毒蕴肺,清肺解毒亦当重视;在恢复期,邪去正虚,此时当以补养正气,养阴益肺为主,酌加清解脓毒的药物,防止邪恋正虚。他认为《景岳全书》的如金解毒散是此法的代表方。

（2）化瘀消痈法:成痈期,周教授认为病理基础主要在于血瘀,凡风热、痰热郁肺、热壅血瘀,痰热毒邪互结,胸胁胀痛,呼吸不利当急用之,以求痈肿得到部分消散,已成脓者配合用之,亦有一定的消散作用。但溃脓期肺伤络损,可有咯血,则不宜单行消散,当取化瘀止血之品。此法的代表方是千金苇茎汤。

（3）排脓泻浊法：此法适于脓成溃破期,在《医学入门·外集·痈疽总论》中提到:"肺痈……咳唾脓血腥臭,置之水中则沉",咯吐大量的腥臭脓痰或脓血痰是肺痈脓肿溃破的表现,若脓痰可以畅利排出,则病情可以转顺,否则毒邪可内陷于内而成慢性病发,甚则脓液流入胸腔而成"脓胸"。《金匮要略》的桔梗汤方是排脓的代表方,桔梗的用量应比常规剂量大,约10~15g。同时可配伍苇茎汤的薏仁、冬瓜仁等增强泻浊排脓作用。在民间,有人用金荞麦根治疗肺痈,药后可排大量脓痰而得效。

（4）清养补肺法：恢复期,患者脓溃热退,气阴虚损,此时治以养阴补肺,同时兼清脓毒,以促病灶加快痊愈。周教授自创验方沙参清肺汤疗效显著,药有北沙参、黄芪、太子参、合欢皮、白及、甘草、桔梗、薏仁、冬瓜子加减。若邪恋正虚,脓毒不净,咯吐脓血,迁延不已,或痰液一度清晰而复转臭浊,病情时轻时重,因指端缺氧而致发绀、呈杵状指等慢性病征者,尤需重视脓毒的清除,配伍鱼腥草、金荞麦根、败酱草、桔梗、甘草等解毒排脓,切忌单纯补敛而致邪留。

3. 洪广祥教授辨治肺痈经验

（1）详辨虚实,切勿"虚虚""实实"：肺脓肿是肺实质化脓性感染,以肺组织化脓、液性坏死,逐渐形成脓腔为主要特征。中医属于"肺痈"之范畴,病因外邪袭肺,毒热、瘀血互结于肺,肺叶生疮、血败肉腐,临证见发热恶寒、咳嗽、胸痛、痰液腥臭、脓血相间。初期病性属实、属热,肺卫同病,痰热壅肺,热伤血脉,血瘀凝滞,毒热瘀结而成痈,痈脓溃破而排出脓血,伤阴耗气,而致正气亏虚,后期多为虚实夹杂、正虚而邪恋。

因此,洪广祥教授认为,对肺脓肿的辨治,首辨虚实,再辨脓成未成、脓溃未溃。邪实壅盛之时,忌予温热辛散之药;痈脓未去之时,忌予补益敛涩之剂;坚持有脓力排治之。托里排脓之法仅用于正虚无力排邪之时,在毒热盛而正不虚之时,切勿使用,否则犯"实实"之戒,可致病势加剧。

（2）分期论治,细分热、毒、瘀、虚：热毒初结,脓邪未聚时,症见发热,咳嗽,痰黏而黄,胸痛,鼻燥咽干,舌红苔白,脉浮滑。治当清热祛痰、化瘀散邪,可予银翘散（《温病条辨》）加减。洪广祥教授喜予清宣之法论治,常用药物如下：银花藤30g、连翘15g、鱼腥草50g[后下]、抱石莲30g、生麻黄10g、桔梗15g、生甘草10g。方中生麻黄伍大队清热解毒之品,旨在宣肺散表而防寒凉药物郁闭肺气,使肺气宣降正常、邪热消散有途。痰热重者,可加黄芩、石膏加强清肺泄热;痰多难咯出者,可加冬瓜仁、桑白皮、杏仁、浙贝母、枇杷叶化痰降气;胸痛、气不畅者,可加瓜蒌皮、郁金宽胸理气。

痈成未溃时,症见高热恶寒,烦躁,汗出,气急,咳嗽胸痛,痰黄绿量多夹腥臭味,舌红苔黄腻,脉滑数。治当清热解毒、散瘀消痈,可予千金苇茎汤（《备急千金要方》）加减。洪广祥教授喜用清泻之法,常用药物如下：黄芩15g、鱼腥草50g[后下]、野菊花15g、败酱草15~30g、虎杖15g、蒲公英30g、生大黄10g[后下]。热毒明显者,可加用黄连解毒汤（《肘后备急方》）以加强清热解毒消痈;痰黄稠厚者,可加用射干、海蛤壳、桑白皮、瓜蒌清热化痰;痰浊壅塞、气郁不畅时,可加用葶苈子、枳实泻肺降浊;脓痰浊臭者,可加用犀黄丸（《外科全生集》）以加强清热解毒、活血散结之力。

痈溃脓出时,症见咯吐大量腥臭脓血痰,状如米粥,或夹血块、鲜血,发热,胸中满闷,胸痛喘促难卧,舌红苔黄腻,脉滑数。治当解毒排脓,可予加味桔梗汤(《医学心悟》)加减。热毒盛者,加用五味消毒饮(《医宗金鉴》);咯血者,可酌加丹皮、蒲黄、三七、藕节、山栀子凉血止血活血;气虚者,可加生黄芪托里透脓;阴伤者,可加用麦冬、天花粉、玄参养阴生津;脓排不畅,且无咯血者,可加用穿山甲、皂角刺消痈溃坚排脓。

脓去正伤时,症见身热渐退,盗汗自汗,咳嗽减少,咯吐脓血减少,腥臭味减,气短乏力,胸痛隐隐,口干咽燥,面色不华,舌淡红苔白,脉细数。治当补虚养肺、兼清遗毒。气阴两虚者可予竹叶石膏汤(《伤寒论》)加减;若为阳气虚衰为主者,可予补中益气汤(《脾胃论》)合阳和汤(《外科证治全生集》)加减。气阴虚甚者,可加黄芪、太子参加强益气养阴;痰浊未净者,可加冬瓜仁、桔梗、薏苡仁祛痰排浊;瘀象明显而无咯血者,可加用丹皮、卫矛、郁金、桃仁、赤芍、红藤等散瘀消痈;痰中带血者,可加白及、三七、藕节、花蕊石、蒲黄、茜草等散瘀止血;腥臭痰咯吐不尽者,可加鱼腥草、败酱草清毒消痈;纳呆便溏者,可加茯苓、白术、山药健脾和中。

参 考 文 献

[1] 陈灏珠,林果为,王吉耀. 实用内科学[M]. 第14版. 北京:人民卫生出版社,2013:1740–1743

[2] 董晓丰. 肺脓肿的抗生素治疗临床分析[J]. 中外医疗,2011,30(13):91

[3] 周仲瑛. 中医内科学[M]. 第2版. 北京:中国中医药出版社,2007

[4] 韩云,林燕钊,张忠德,等. 晁恩祥运用下法治疗急证经验探析[J]. 辽宁中医杂志,2007,34(2):135–136

[5] 丁甘仁. 丁甘仁医案[M]. 上海:上海科学技术出版社,1960

[6] 周仲瑛. 周仲瑛临床经验辑要[M]. 中国医药科技出版社,1998

[7] 洪广祥. 中国现代百名中医临床家丛书–洪广祥[M]. 北京:中国中医药出版社,2007

[8] 傅志红. 洪广祥教授治肺系疾病探要[J]. 新中医,1999,31(1):11–13

[9] 余建玮,薛汉荣,张元兵,等. 国医大师洪广祥教授诊疗肺系疾病学术思想荟萃[J]. 中华中医药杂志,2015,30(11):3824–3829

第九章

特发性肺间质纤维化

一、疾病概要

【现代医学】

特发性肺间质纤维化（idiopathic pulmonary fibrosis, IPF）是指原因不明的、以两肺间质进行性纤维化伴蜂窝状改变为特征的疾病，属于特发性间质性肺炎（idiopathic interstitial pneumonia, IIP）中的一种特殊类型，其临床表现为不明原因的慢性劳力性呼吸困难，伴有咳嗽、双肺底爆裂音、杵状指。近年来其发病率有增加趋势，发病率随年龄增长而增加，死亡率高，生存期中位数 2~3 年，5 年生存率 <50%。

IPF 病因尚未明确。有个别家族聚集发病现象，但绝大多数（超过 90%）IPF 患者没有遗传和家族史，易感性与遗传的关系不明确。其他危险因素包括吸烟、感染（巨细胞病毒、丙型肝炎病毒、EB 病毒）、职业或环境暴露（金属粉尘、纺织粉尘、石尘、木尘等）以及抗抑郁药。肺功能检测提示限制性通气和（或）换气障碍，高分辨率 CT（HRCT）扫描可呈两肺周围性分布、肺底更为显著的粗大网织样、蜂窝样改变，病理上可见肺泡结构破坏、纤维化伴蜂窝肺形成，病灶以边缘性腺泡或小叶为主，斑片状分布，早期或急性期可见肺泡壁、间质内淋巴细胞、浆细胞、单核细胞、组织细胞和少数中性粒及嗜酸粒细胞浸润，纤维化区域主要可见瘢痕形成，可伴有散在活动性、增殖性纤维细胞灶，后期可见弥漫性肺纤维化，肺泡、肺泡管、细支气管变形、扩张，形成蜂窝样改变，肺泡毛细血管膜可有不对称性或偏心性增厚，肺毛细血管床减少，而无动脉血管炎或肉芽肿改变。

其诊断标准（《2015 美国胸科学会 ATS/欧洲呼吸学会 ERS/日本呼吸学会 JRS/拉丁美洲胸科协会 ALAT 特发性肺间质纤维化指南》）：

1. 首先需要符合以下标准：①排除其他已知病因的肺间质疾病（例如家庭和职业环境暴露、结缔组织疾病和药物）；②未行外科肺活检患者，HRCT 呈现寻常型间质性肺炎（UIP）表现（表 4-9-1）；③接受外科肺活检的患者，HRCT 和肺活检组织病理类型符合特定的组合（表 4-9-2、表 4-9-3）。

表 4-9-1　UIP 的 HRCT 标准

符合 UIP （符合以下 4 项特征）	可能 UIP （符合以下 3 项特征）	不符合 UIP （符合 7 项特征中任意 1 项）
• 病变主要位于胸膜下和肺基底部 • 异常的网格影	• 病变主要位于胸膜下和肺基底部 • 异常的网格影	• 病变主要分布于上、中肺 • 病变主要沿支气管血管束分布

续表

符合 UIP （符合以下 4 项特征）	可能 UIP （符合以下 3 项特征）	不符合 UIP （符合 7 项特征中任意 1 项）
• 蜂窝样改变,伴或不伴牵张性支气管扩张 • 无不符合 UIP 的任何 1 项	• 无不符合 UIP 的任何 1 条	• 广泛磨玻璃样影（范围超过网格影） • 大量微结节（双侧,上肺分布为主） • 散在的囊泡影（多发,双侧,远离蜂窝肺区域） • 弥漫性马赛克征 / 气体陷闭（双侧,三叶或多肺叶受累） • 支气管肺段 / 肺叶实变

表 4-9-2　UIP 的组织病理学标准

符合 UIP （满足所有 4 条标准）	很可能 UIP	可能 UIP （满足所有 3 条标准）	不符合 UIP（满足下列 6 条标准中任意 1 条）
• 存在显著的纤维化 /结构扭曲变形,伴或不伴主要分布于胸膜下/间隔旁的蜂窝样改变 • 肺实质内片状分布的纤维化 • 存在成纤维母细胞灶 • 无任何不符合 UIP 的特征	• 存在显著的纤维化 /结构扭曲变形,伴或不伴蜂窝样病变 • 肺实质内片状分布的纤维化和成纤维母细胞灶两者中缺少任意 1 条 • 无任何不符合 UIP 的特征 • 或仅存在蜂窝样改变[a]	• 肺实质片状或弥漫性纤维化,伴或不伴肺间质炎症 • 不存在其他符合 UIP 的特征 • 无任何不符合 UIP 的特征	• 透明膜[b] • 机化性肺炎[bc] • 肉芽肿[c] • 远离蜂窝区有明显的间质炎症细胞浸润 • 病变沿气道为中心分布 • 其他提示另一种诊断的特征

注:a:可见于晚期纤维化性肺病,活检肺标本均表现蜂窝样变,但 UIP 表现可能存在于其他未活检的部位,可在活检前行 HRCT 检查,并避开蜂窝样病变区域进行活检以获得 UIP 特征标本;
b:可能与 IPF 急性加重有关;
c:孤立的或偶见的肉芽肿和（或）轻微的机化性肺炎与 UIP 极少共存于同一个肺活检标本

表 4-9-3　结合 HRCT 和组织病理学表现的 IPF 诊断标准（需要多学科讨论）

HRCT 类型	外科肺活检组织病理类型	是否诊断 IPF
UIP	UIP	是
	很可能 UIP	是
	可能 UIP	是
	不可分类的纤维化[a]	是
	不符合 UIP	否
可能 UIP	UIP	是
	很可能 UIP	是
	可能 UIP	很可能
	不可分类的纤维化[a]	很可能
	不符合 UIP	否

HRCT 类型	外科肺活检组织病理类型	是否诊断 IPF
不符合 UIP	典型 UIP	可能
	很可能 UIP	否
	可能 UIP	否
	不可分类的纤维化 a	否
	不符合 UIP	否

注:a:部分活检标本可能表现为一种既不符合上述 UIP 型又不符合其他特发性间质性肺炎表现的纤维化改变

IPF 急性加重的诊断标准:1 个月内出现不能解释的呼吸困难加重;存在低氧血症的客观证据;影像学表现为新近出现的肺部浸润影;除外其他诊断(如感染、肺栓塞、气胸或心力衰竭)。

IPF 的急性加重可发生在病程的任何时候,临床表现为咳嗽加重,发热,伴或不伴痰量增加。

【中医认识】

中医传统著述中,没有与肺间质纤维化完全对应的病名,由于该病临床主要表现为咳嗽、咯白色泡沫痰,后期进行性呼吸困难等,同时又具有迁延反复发作的特点,故一般列为"喘证""肺胀""肺痿""肺痹"等范畴,其中以"肺痿"最为常见。

肺痿指肺气萎弱不振,是由于肺脏津气亏虚,失于濡养,以致肺叶枯槁而萎弱,以咳唾涎沫、短气、反复发作为主要特征。张仲景在《金匮要略》中就有对肺痿症状较全面的描述,《金匮要略·肺痿肺痈咳嗽上气病脉证治》:"问曰:热在上焦者,因咳为肺痿。""寸口脉数,其人咳,口中反有浊唾涎沫者何? 师曰:为肺痿之病"。《金匮要略·脏腑经络先后病脉证》曰:"息张口短气者,肺痿唾沫"。肺痿以咳、喘、唾涎沫为主要临床症状,可兼见发绀、心悸、汗出等他症。咳嗽为最早出现的症状,初起多为干咳,随病情进展伴见咳唾浊痰涎沫。喘息症状出现隐匿,呈进行性加重,初起为劳力后感气促,可逐渐发展为喘促、喘脱、张口抬肩等重症。病情危重时可出现喘促不解、短气不足以息、肢冷汗出、昏不识人等喘脱危候。

肺痿病因与先天禀赋不足有关,肺痿者素体阴虚,阴虚则热,消灼肺津,肺燥津伤,发为肺痿,正如《素问·痿论》所述"肺热叶焦"。先天肺气不足,肺气耗伤损及肺阳,或肺阴不足,阴损及阳,皆可导致肺气虚冷,津液不蒸化,聚而为涎,发为肺痿,正如张仲景《金匮要略》中所谓"肺中冷"。气虚血行不畅,聚而为瘀,阴虚生热,热灼津液为痰,瘀血内阻、痰浊热毒蕴结进一步加重病情。

失治误治、七情所伤、饮食劳倦、气候变化均可成为肺痿发病的诱因。隋代巢元方在《诸病源候论·脾胃病诸候》中谓"肺主气,为五脏上盖,气主皮毛,故易伤于风邪,风邪伤于脏腑,而血气虚弱,又因劳役,大汗之后,或经大下,而亡津液,津液竭绝,肺气壅塞,不能宣通诸脏之气,因成肺萎也。"明确指出肺痿成因是风邪犯肺,或劳役过度,或大汗经大下之后,津液亏耗,肺气壅塞而成。

本病常见病机为虚热津伤导致燥热伤肺,肺阴枯竭,阴损及阳,而成肺气虚寒之证,病久由气及血,产生痰浊瘀血热毒,进一步加重病情。总之肺痿为本虚标实之证,气虚、阴虚、阳虚为本,痰、热、瘀为标,病位初起在肺,脾为肺母,肺为肾母,随着病情发展,病位由上及下,伤及脾、肾,最终可损及心、脑。

肺痿发病隐匿,早期症状轻,容易被忽略,早期发现、早期治疗可有效延缓病情的进展,总的治疗原则为"补虚"和"祛邪"。肺痿患者素体亏虚,辨证施治要始终顾及肺痿本虚本质,孙思邈认为"肺痿虽有寒热之分,从无实热之。"即强调肺痿不离"虚"字。补虚常用方法有养阴、益气、温肺、健脾补肾等,以滋阴润肺或温肺益气为宗,当病位累及脾肾时,注意调理脾肾。肺痿虽总属虚证,然肺为娇脏,各种外邪易首先犯肺,又或者因肺气不足,导致痰浊、瘀血内生,当权衡轻重,标本兼治,祛邪以清热、散火、祛痰、燥湿、祛瘀较为常用。肺痿患者因素体亏虚,起居不慎、养生不当感受外邪则反复发病,《黄帝内经》云:"正气存内,邪不可干",病情缓解期当注意增强体质。

二、临床学步

病例　特发性肺间质纤维化

【典型病例】

周某,女,74 岁,2013 年 7 月 15 日入院。

主诉:反复咳嗽 3 年,气促 9 个月,加重 10 天。

现病史:患者约于 2010 年 8 月开始无明显诱因下出现咳嗽,呈阵发性刺激性,伴少量白色黏痰,咳时伴有气促,无昼夜变化,咳嗽逐渐加重,常因天气变化而加重,每次时间持续 1~2 个月,间断外院门诊就诊,具体诊治不详。2012 年 7 月患者因病情加重至广州医科大学第一附属医院就诊,行肺功能提示:轻度限制性通气功能障碍,弥散功能中度下降;胸部 CT 提示双肺散在多发斑片状、条索状高密度影,边界欠清,部分为磨玻璃影,部分呈网格样改变(图 4-9-1、图 4-9-2),诊断为"特发性肺间质纤维化",予抗炎平喘治疗后症状好转出院。2012 年 10 月患者开始出现气促,渐进性加重,静息状态可见气促,期间先后五次到广州医科大学第一附属医院及中山大学附属第一医院住院治疗,诊断为"特发性肺间质性纤维化;间质性肺炎",经抗炎、解痉平喘、化痰、免疫支持、间断呼吸机辅助通气治疗后,症状好转出院。出院后坚持家庭氧疗,并于 2013 年 6 月 7 日开始使用甲泼尼龙片 16mg 每日 1 次至今。10 天前患者无明显诱因出现气促加重,端坐位,平卧位静息状态下气促明显,吸氧后症状可稍改善,急查血气分析(低流量吸氧下):pH: 7.35, PO_2: 58mmHg, PCO_2: 32mmHg;现为进一步系统诊治入住我科。

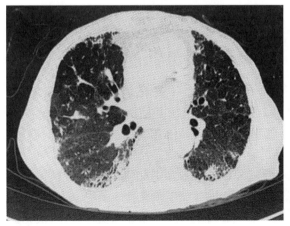 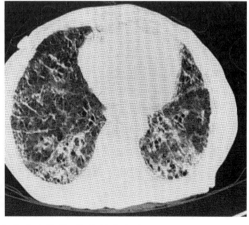

图 4-9-1、图 4-9-2　胸部 CT:双肺散在多发斑片状、条索状高密度影,
边界欠清,部分为磨玻璃影,部分呈网格样改变

入院症见:患者神清,精神疲倦,气促,动则加重,尚可平卧,阵发性干咳,无胸闷胸痛,无头晕心悸,无夜间阵发性呼吸困难,无下肢水肿,口干无口苦,纳眠一般,二便调。

既往史:高血压病史 10 余年,最高收缩压 180mmHg,近 2 年服用硝苯地平控释片 30mg每日 1 次控制血压,收缩压控制在 130~140mmHg。既往长期暴露在煤矿环境中。

入院查体:T 36.5℃,P 92 次 / 分,R 34 次 / 分,BP 146/77mmHg,SpO₂ 89%,胸廓无畸形,双肺叩诊呈清音,双肺呼吸音增粗,双下肺可闻及 Velcro 啰音,未闻及干啰音,心界正常,心律齐,心率 92 次 / 分,各瓣膜听诊区未闻及病理性杂音。舌黯红,苔少,脉弦细。

入院诊断:

中医:肺痿(气阴两虚,痰热瘀阻)

西医:①特发性肺间质纤维化;②I 型呼吸衰竭;③高血压病 3 级很高危组

辅助检查:血常规:WBC 7.77×10^9/L,NEUT% 80.3%,LYM% 14.3%,EOSIN% 0.1%,RBC 3.61×10^{12}/L,Hb 104.0g/L;D- 二 聚 体 520μg/L;ESR 25.0mm/h;CRP 6.16mg/L;NT–ProBNP 378.6pg/ml;口腔拭子涂片找真菌:发现少量真菌孢子;肺炎支原体抗体、结核抗体检测均为阴性;G 试验 2 项未见异常;心脏彩超:EF:68%,主动脉瓣轻度反流、瓣膜退行性变,三尖瓣轻度反流,肺动脉高压(轻度)。胸片:考虑肺间质纤维化,不排除合并感染(图 4-9-3)。

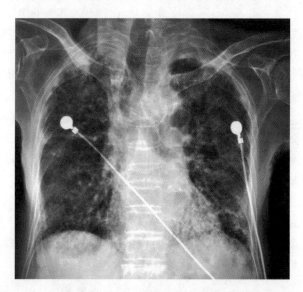

图 4-9-3 胸部 X 线片:考虑肺间质纤维化,不排除合并感染

诊治过程:入院后治疗西医方面以无创呼吸机辅助通气,甲泼尼龙片(16mg 每日 1 次)口服抗炎,异丙托溴铵雾化吸入解痉平喘,酮替芬口服减轻气道炎症反应,配合呼吸康复治疗改善呼吸功能,西吡氯铵含漱液漱口预防口腔真菌感染。其他方面以兰索拉唑口服护胃,硝苯地平控释片口服控制血压,加强肠内营养支持。

7月 22 日,口腔拭子真菌培养:白色假丝酵母菌(++);痰涂片找细菌:革兰阳性菌:革兰阴性菌:真菌 =9:1:0;复查痰培养、G 试验无异常。7 月 25 日患者气促仍未见缓解,间中咳嗽,复查胸部 CT(图 4-9-4、图 4-9-5)提示双肺间质性炎症,部分间质纤维化,根据影像结果考虑合并间质性肺炎,予伊曲康唑口服联合头孢哌酮他唑巴坦钠静滴经验性抗感染,继续予以维持甲泼尼龙片 16mg 每日 1 次抗炎。

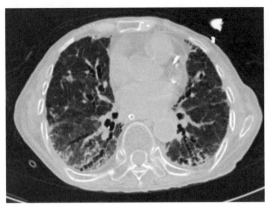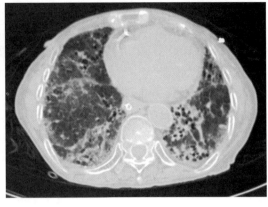

图 4-9-4、图 4-9-5　胸部 CT：双肺间质性炎症，部分间质纤维化

8月6日患者仍间中咳嗽咳痰，较前减轻，少许活动后气促，较前稍缓解，复查胸部CT提示双肺间质性炎症较前稍吸收（图4-9-6、图4-9-7），考虑间质性肺炎控制，但肺间质纤维化较前进展，停用头孢哌酮他唑巴坦钠、伊曲康唑抗感染，并调整甲泼尼龙片为甲泼尼龙琥珀酸钠80mg每日1次静脉滴注治疗。8月9日，减量为40mg每日1次静脉滴注治疗。8月12日患者无咳嗽，偶咳少许白黏痰，活动后偶有少许气促，较前明显改善，激素调整为甲泼尼龙片24mg口服，停用无创呼吸机辅助通气。同步请康复科会诊指导呼吸康复功能锻炼。

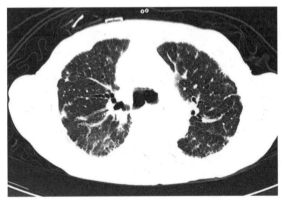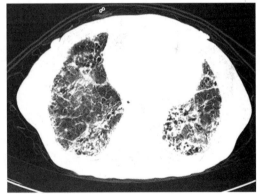

图 4-9-6、图 4-9-7　胸部 CT：双肺炎症较前吸收，双肺间质纤维化

中医方面：

一诊入院时，患者疲倦，气促，动则加重，干咳，口干，眠差，舌黯红，苔少，脉弦细。

辨证为气阴两虚，痰热瘀阻，治以益气养阴，清热化痰，活血通络为法，中药汤剂予百合固金汤合桂枝茯苓丸加减，拟方如下：生地15g，阿胶10g^{烊化}，麦冬15g，桔梗10g，苦杏仁10g，浙贝母15g，北沙参15g，当归15g，地龙10g，茯苓15g，桃仁10g，桂枝10g，牡丹皮15g。日一剂，水煎服。

二诊7月22日，患者仍有咳嗽，痰黏，活动稍气促，口干口苦，腹胀满，纳差，便溏，舌黯红，苔少，脉弦细。

辨证考虑脾虚失运、湿浊内蕴、肠道气机不畅，在原方基础上，加用健脾化湿之品，并予以藿香正气丸口服以芳香化湿醒脾，健脾益肺颗粒口服健脾益肺，拟方如下：生地15g，阿胶 10g^{烊化}，麦冬 15g，桔梗 10g，苦杏仁 10g，浙贝母 15g，北沙参 15g，当归 15g，地龙 10g，茯苓 15g，桃仁 10g，桂枝 10g，牡丹皮 15g，白术 15g，厚朴 15g。

三诊 7 月 30 日，患者稍咳嗽，气促减轻，痰黏难咯，口干，已无腹胀痛，纳眠可，便溏，舌淡黯，苔少，脉弦细。

辨证考虑为久病肺肾气阴两虚，痰瘀阻滞，治疗以补益肺肾，化痰活血为法，拟方如下：生地 15g，阿胶 15g^{烊化}，麦门冬 15g，山茱萸 15g，枸杞子 15g，五味子 10g，紫菀 15g，丹参 15g，地龙 15g，当归 15g。

四诊 8 月 6 日，患者咳嗽减少，偶气促，间中咳少许白黏痰，口干，大便烂，小便稍数，舌淡红，苔白少津，脉沉细。以调理肺肾，益气活血为法，拟方如下：紫菀 15g，山茱萸 15g，淫羊藿 15g，芡实 15g，枸杞子 15g，生地 15g，阿胶 15g^{烊化}，麦冬 15g，五味子 15g，地龙 15g，丹参 15g，当归 15g，炙甘草 10g。上方服用 7 日，诸证明显改善。

经积极治疗，患者无明显咳嗽，痰少，偶气促，症状明显减轻。8 月 13 日出院，嘱出院后家庭氧疗，呼吸功能锻炼，适当锻炼，增强体质。

出院西医诊断：①特发性肺间质纤维化；②间质性肺炎；③Ⅰ型呼吸衰竭；④高血压病 3 级。

【案例评析】

肺间质纤维化的西医诊治关键在于急性加重的判断，指南中指除外感染、肺栓塞、气胸、心力衰竭等因素，出现气促加重，存在低氧血证，影像学表现为新近出现的肺部浸润影，即可考虑 IPF 急性加重。肺栓塞、气胸可以通过影像学明确判断，心力衰竭通过临床表现及实验室检查也不能鉴别，难点在于是气促加重及新发肺部浸润影是否为合并感染所致。因为 IPF 患者多病程长，体质弱，部分患者合并感染时全身炎症反应表现不明显，且影像学有时难以明确区分新发病灶为感染或间质纤维化加重，为诊断造成一定困难，而是否合并感染也关系到治疗方案的确定，若病情加重为 IPF 本身加重，则当使用大剂量激素冲击治疗，如果因感染导致病情加重，则抗感染为治疗的重点所在，在临床中两者又往往同时存在，激素和抗生素的选择使用为关键所在，需要临床医师丰富的临床经验。本病案患者入院时尚未合并感染，治疗以小剂量激素抗炎治疗以控制肺纤维化进展，治疗过程中病情，结合影像学检查考虑合并感染，予抗感染治疗，感染控制后再以大剂量激素冲击治疗，病情最终得以控制。

肺痿病久，正气亏虚不运，痰瘀内生，本病案患者病程已久，病情控制不佳，反复发作，一诊入院之时具备痰浊、血瘀证候，初始治疗以化痰活血，益气养阴为法，标本兼顾，祛邪不伤正。二诊时患者出现腹胀满、纳差、便烂等脾虚之症，乃病位由肺及脾之表现，辨证施方时加大健脾益气之力。三诊四诊之时，患者痰浊、血瘀标实证减轻，用药逐渐加强调补肺肾，益气养阴，扶助机体正气。整个治疗过程中，始终不忘肺痿肺脏亏损为本，兼顾化痰活血，标本兼治，祛邪不伤正，待标实证减轻后，逐渐增大补益力度，培本不恋邪。

【经验与体会】

1. 肺痿病机演化由气及血，由肺及肾　肺痿卫气营血辨证病位初在气，久则及血，初期致病因素侵入体内损伤正气，正虚不运，痰瘀等邪气内生，痰、瘀蕴久化热，痰、瘀、热进一步加重耗伤正气，终致气滞血瘀。按脏腑辨证肺痿初起病位在肺，久病肺虚及肾，金不生水，肾气不足，气不生津，肺失濡养。晁恩祥教授在此理论基础上提出了肺痿"益气活血"及"调理肺肾"两大治法，临床中善用丹参、当归、地龙活血，紫菀、山茱萸、芡实、巴戟天、淫羊藿、枸杞子等调补肺肾,五味子、山茱萸、地龙等纳气平喘,治疗效果显著。

2. 标本缓急重在本,攻补兼施补为要　肺脏亏损是肺痿病机关键,治疗原则应重在固其本、补其虚。在权衡标与本,攻与补的问题上,应重其本,补为先,补虚有养阴、益气、温肺、健脾补肾等。虽然本病总属虚证,但不惟纯虚,应当结合临床具体情况而施攻补之法,以清热、散火、祛痰、燥湿、化瘀等较为常用。在权衡标本缓急的辨证过程中,要考虑本病本虚的病性特点,祛邪法的运用要中病即止,所谓"衰其大半而止",不可妄施峻法以至伤其正,临床忌用表散、攻泻、苦寒及大热之品,正如喻昌所谓:"肺痿属虚……行峻法,大驱涎沫,图速效,反速毙,医之罪也。"晁恩祥教授临床治疗肺痿注重"标本缓急",强调急当清肺解毒、润燥化痰,缓当调理肺肾、益气养阴活血。

3. 滋阴润肺首选阿胶　阿胶为滋补三宝之一,具有滋阴润肺功效,《小儿药证直决》有阿胶散治肺虚,《圣济总录》有阿胶饮治肺虚久咳,且阿胶均为君药。《汤液本草》云:"阿胶益肺气,肺虚极损,咳嗽唾脓血,非阿胶不补",可见阿胶在治疗久病咳嗽中的作用,为历代名医所喜爱,赵履鳌、曹存心等古代名医在治疗肺痿时均善用阿胶滋阴润肺。

4. 病情缓解期注重康复治疗　肺间质纤维化患者体质虚弱,易反复感受外邪而发病,病情缓解期需增强体质,增强正气,病情缓解期的康复包括药物及锻炼康复两方面,药物康复主要以补益肺脾肾为法,扶助机体正气。锻炼康复主要包括呼吸练习、各种健身运动、气功等。通过药物及康复锻炼,增强机体抵抗力,有效预防感染,提高生活质量,控制疾病发展。

三、经验拓展

1. 古代名医经验

（1）张仲景最早对肺痿提出全面认识:肺痿病名最早见于张仲景的《金匮要略》,对肺痿的病因、病机及治疗均有论述。《肺痿肺痈咳嗽上气病脉证治》:"问曰:热在上焦者,因咳为肺痿。肺痿之病,从何得之? 师曰:或从汗出,或从呕吐,或从消渴,小便利数,或从便难,又被快药下利,重亡津液,故得之"。"肺痿吐涎沫而不咳者,其人不渴,必遗尿,小便数,所以然者,以上虚不能制下故也。此为肺中冷,必眩,多涎唾,甘草干姜汤以温之"。张仲景认为汗出、呕吐、消渴、下利等重亡津液为肺痿的主要病因,重亡津液而致的阴虚内热及虚寒为肺痿病两大病机。《金匮要略》中对肺痿的治疗也有专门论述,"肺痿吐涎沫而不咳者,其人不渴,必遗尿,小便数,所以然者,以上虚不能制下故也。此为肺中冷,必眩,多先唾,甘草干姜汤以温之"。"大逆上气,咽喉不利,止逆下气者,麦门冬汤主之",甘草干姜汤用于治疗虚寒型肺痿,麦门冬汤用于虚热型肺痿。

（2）王叔和对肺痿的认识进一步补充:王叔和《脉经·平肺痿肺痈咳逆上气痰饮脉证》对肺痿症状、病因、脉象作了了进一步描述。"寸口脉不出,而反发汗,阳脉早索,阴脉不涩,三焦踟蹰,入而不出。""肺痿,其人欲咳不得咳,咳则出干沫,久久小便不利,甚则脉浮弱。""阴脉不涩,身体反冷,其内反烦,多唾唇燥,小便反难,此为肺痿,伤于津液,便如烂瓜,亦如豚脑,但坐发汗故也。"王叔和对肺痿的预后轻重也提出了自己的认识,"师曰:肺痿咳唾,咽燥欲饮水者,自愈。自张口者,短气也。"其对肺痿与相关疾病辨别也有所认识"咳而口中自有津液,舌上苔滑,此为浮寒,非肺痿也。"王叔和对肺痿症状、病因、脉象、预后及疾病鉴别的论述是对张仲景所论肺痿的补充。

（3）唐代孙思邈在《备急千金要方》中写道："病咳唾脓血……虚者属肺痿"，强调"虚"为肺痿本质。《千金翼方·色脉·诊寸口脉》："寸口脉微而迟，尺脉沉即为血，滑即为实，血实内结入络胸臆，肺痿色薄，不能喘息，而心坚脱色，口不能言，肝举筋厥，四逆，不识人。"孙思邈对肺痿的脉证和病机提出了新的认识，与后世肺痿由气及血理论相一致。孙思邈对肺痿治疗亦有专方记载，《备急千金要方·肺痿》中载方三首治疗虚热型肺痿：治肺痿涎唾多，出血，心中温温液液，甘草汤方；治肺痿咳唾涎沫不止，咽燥而渴，生姜甘草汤方；治肺痿吐涎沫不止，桂枝去芍药加皂荚汤方。

2. 王绵之教授治疗肺纤维化经验　《素问·玉机真藏论》曰："风寒客于人，使人毫毛毕直，皮肤闭而为热。当是之时，可汗而发之……弗治，病入舍于肺，名曰肺痹，发咳上气。"王绵之教授认为肺间质纤维化重在早期诊治，若治疗不及时，病传入里，由气及血，化生痰浊瘀血，则会使治疗更加困难。肺间质纤维化患者体质素虚，加之病情反复迁延难愈，正气耗伤，易感外邪，外邪袭表，首犯肺卫，则致肺气不宣，此时应该及时宣肺通痹。但因肺痿素体阴虚，即使夹有风寒时，解表宣肺药物也不可选用麻黄、桂枝等辛温发表峻剂，以防太过伤阴，可选桔梗、杏仁、紫苏、炒白芥子等缓和之品。王教授认为肺间质纤维化有痰浊、血瘀时，初期治疗时扶正补虚药物应该选用平和的补气药，善于使用太子参、茯苓之品，使补而不壅，且有利于祛痰，待痰浊、血瘀等标实征象减轻后，再逐渐加强益气和血之力。

3. 邵长荣教授治疗肺痿经验

（1）治病求本，注意顾护正气，又当培本不恋邪：邵老认为肺痿为本虚标实之证，施治时当始终注意保护正气。肺痿患者后期肺功能低下，患者多用口呼吸，加上阴虚内热，灼伤津液，常见口干口苦、便秘、痰黏难咯、舌红少津等实热之象，如若此时大量使用苦寒之品，则犯虚虚之忌，易伤阳气，更损及脾胃，当须重视正气，选方用药当力求避免过于克伐之。治本养阴时亦不可选用熟地黄、鳖甲等过于滋腻之品，太过滋腻则留邪，当选清轻之品。对于肺痿虚实夹杂者，当辨证掌握扶正与祛邪的关系，做到治标不伤阴，培本不恋邪。

（2）五脏六腑皆令人咳，治疗肺痿辨证思路须开阔：《黄帝内经》云：五脏六腑皆令人咳，非独肺也，由于肺体属金，譬若钟然，风、寒、暑、湿、燥、火自外击之，痰湿气郁自内击之，五脏六腑功能失调，均可引起肺主气司呼吸功能的障碍，从而引起肺系疾病，表现为痰多、咳嗽等，临床单从肺而治疗效不佳时，需注意肺脏与其他脏腑的关系。《杂病源流犀烛·咳嗽哮喘源流》在论述咳嗽病机时说："肺不伤不咳，脾不伤不久咳，肾不伤火不炽，咳不甚。"指出肺脾肾三脏是咳嗽的主要病变所在。肺痿迁延难愈，久病必郁，肝气犯肺，则致肺气不利而咳。总之肺痿患者久咳不愈，除从肺而治，又当注意五脏之间关系，注意补益脾肾，疏肝解郁。

4. 周平安教授诊治肺间质纤维化经验　周平安教授认为肺间质纤维化属于"肺痹"范畴，病机以肺气虚损为本，瘀血、痰热为标，治疗以益气活血，通络开痹为法。周教授认为"痰瘀同源"，主张肺纤维化痰瘀并治，临床选药时喜用化痰兼具散结或活血化瘀作用的药物，如穿山龙、浙贝母、瓜蒌皮等。周教授还认为肺间质纤维化当注重原发病的治疗，不同原发病，治疗选药不同。其中对于不明原因的肺间质纤维化，在益气活血通络的基础上，注重止咳化痰平喘对症治疗。周教授用药时注重中药药理研究结果，辨证选药时，喜用有明确的逆转肺间质纤维化或具有免疫调节功能的药物，如黄芪动物实验证明有抗纤维化作用，穿山龙、广地龙有解痉平喘，扩张气管作用，灵芝、红景天有抗氧化作用。

参 考 文 献

［1］屈毓敏,王辛秋,王雪京,等.晁恩祥教授辨治特发性肺间质性纤维化经验探析［J］.天津中医药,2010,31（9）:515-517

［2］王永炎,晁恩祥等.今日中医内科·中卷［M］.北京:人民卫生出版社,1999

［3］晁恩祥,张纾难.肺痿再辨识［J］.北京中医药大学学报,1997,20（5）:14-15

［4］邵长荣工作室.邵长荣学术经验撷英［M］.上海:上海中医药大学出版社,2004

［5］付小芳,刘锡瞳,焦扬.周平安诊治肺间质纤维化的经验［J］.北京中医药,2010,29（2）:99-100

第十章

结缔组织疾病的肺部表现

一、疾病概要

【现代医学】

结缔组织疾病（connective tissue diseases，CTD）是一组临床上常见自身免疫性疾病，也称胶原血管疾病，是侵犯全身结缔组织的多系统疾病，可累及多种脏器，使疏松结缔组织发生黏液性水肿、类纤维蛋白变性，小血管炎性坏死和（或）组织损伤。CTD 包括类风湿性关节炎、系统性红斑狼疮、系统性硬皮病、干燥综合征、多发性肌炎 - 皮肌炎、复发性多软骨炎、强直性脊柱炎、显微镜下多血管炎等多种疾病。因肺和胸膜由丰富的胶原、血管等结缔组织构成，且有调节免疫、代谢和内分泌等非呼吸功能，故 CTD 大多可损伤肺、胸膜等呼吸系统各器官，累及呼吸肌群、胸膜、传导气道、小气道、肺实质、肺间质、肺血管等，诱发结缔组织病的肺部表现；主要病理学改变为肺泡、肺间质和支气管周围组织不同程度的炎症反应及纤维组织增生，称为结缔组织病相关肺间质病变（connective tissue diseases with interstitial lung disease，CTD-ILD），临床常以咳嗽、咳痰、气短等呼吸系统症状为首发症状。此类疾病可缓慢发生，可急剧进展，早期以肺泡炎为主，晚期发展成肺间质纤维化、肺动脉高压、呼吸衰竭或心力衰竭，病死率极高。

各种 CTD 累及呼吸系统的时间、部位、程度均不相同，不同 CTD 的肺部病变又有各自的特点，病理类型复杂多变，在一个患者身上可同时并存多种病理类型。病理类型是影响患者临床症状的决定性因素，可最终导致有效肺通气单位的减少以及呼吸功能衰竭，严重影响患者的生存期。其主要表现包括活动后气促、呼吸困难、胸痛、咯血、吸气末爆裂音（velcro 啰音）、杵状指、发热、胸膜病变和类风湿结节等。

由于结缔组织病引起肺间质病变的确切机制尚不明确，病理改变亦不同，临床表现和体格检查均无特异性，目前国际上对 CTD-ILD 的诊断缺乏统一的诊断标准。患者有明确的 CTD 病史在前，有上述呼吸道症状及体征，并且呈进行性加重，或合并肺动脉高压和右心肥大或右心衰竭的体征，应考虑此诊断。目前常用的 X 线胸片、胸部 CT 及 HRCT、肺功能检查、血气分析均可用于协助诊断及了解病变程度。对于一些诊断困难的病例，也可考虑支气管肺泡灌洗检查及肺活检。肺活检为诊断 ILD 的金标准，但由于其为有创性检查，对于有明确 CTD 病史的患者出现肺部典型 ILD 表现，是诊断 CTD-ILD 的首选方法。对于以 ILD 为首发症状或未完全表现出相关 CTD 疾病特征性临床表现的患者，容易导致误诊而错失最佳的诊治时机。对于这种情况，要根据 CTD 的共同特点，仔细了解全身的情况，做相应自身抗体的检测进行综合分析，进而确诊 CTD 以指导治疗。对于仍然无法确定病因的 ILD 应长期随诊，因 CTD 多是慢性过程的疾病，随疾病的发展往往出现新的表现，此时再积极完善相关检查，即可及时确诊。

【中医认识】

CTD-ILD 在古籍中没有确切对应的病名,现代中医将其归为"喘证""肺胀""痰饮""咳嗽"等范畴,但随着研究的深入,人们日渐发现,这些病名对于本病都不是非常贴切,近年来,将其命名为"肺痹""肺痿"则更为大多数学者所接受。"肺痹"即肺络被痹阻之意,为 CTD 相关 ILD 初期之表现。"肺痿"即肺叶失其濡润,萎弱不用之意,为 CTD 相关 ILD 中晚期之表现。

中医学认为风、寒、湿、热等邪气是导致 CTD 相关 ILD 发生的外部因素。《素问·玉机真脏论》曰:"风寒客于人,使人毫毛毕直,皮肤闭而为热……弗治,病入舍于肺,名曰肺痹,发咳上气。"《素问·痹论》提出"风寒湿三气杂至,合而为痹"的观点;又曰:"五脏皆有所合,病久而不去者,内舍于其合也……皮痹不已,复感于邪,内舍于肺。"《辨证录·痹证门》曰:"肺气受伤,而风寒湿之邪遂填塞肺窍而成痹矣。"有关肺痿,张仲景《金匮要略》提出:"热在上焦者,因咳为肺痿。"由此可见,当风、寒、湿、热等邪气流注于关节、肌肤、筋骨,发为痹症,后导致肌肤失充、筋骨失养,故风、寒、湿、热等邪气极易入里,又肺外合皮毛,外邪侵袭,肺首当其冲,邪因乘虚而入舍于肺,使肺脏受损,最终因邪气不断侵入肺脏,致肺叶痿软不用。这与西医学 CTD 相关 ILD 发病特点比较一致。而肺脾肾虚是导致 CTD 相关 ILD 发生的内在因。CTD-ILD 好发于久病年老患者,因年高久病,正气渐亏,脏腑功能失调,肺脾肾三脏相干而为病;亦可因风、寒、湿、热等邪气乘虚而入,内舍脏腑而为病。肺为娇脏,主皮毛,不耐邪侵,外邪侵袭,肺首当其冲。无论外感风、寒、湿、热等邪气或七情过极、饮食劳倦,抑或肾气亏虚皆可致气血逆乱,瘀血内生。正如《类证治裁·痹症论治》指出:"诸痹……良由营卫先虚,腠理不密,风寒湿乘虚内袭,正气为邪所阻,不能宣行,因而留滞,气血凝涩,久而成痹。"又如《医林改错》中指出"痹症有瘀血"。因此,结缔组织病相关肺间质病变的基本病机是瘀,血瘀则气行不畅,气阻津停,酿生痰浊,痰浊瘀血痹阻于肺,久蕴成毒,这些毒邪流注于经络,伏噬于肌肉,侵蚀于关节,导致 CTD;痰、瘀、毒痹阻凝结肺络,使肺气不能流通,加重阻塞了肺气的宣降,长期痹阻肺络耗伤了肺气,渐使脾肾受损、气虚津亏,进而使肺络失于营养,最终形成虚实错杂、缠绵难愈的局面。由此可知,CTD 相关 ILD 其病位在肺,与肺、脾、肾三脏密切相关,乃本虚标实、虚实夹杂之证。本虚早期以肺虚为主,晚期常合并肾虚、脾虚及心气虚;标实主要指痰、瘀、毒。虚、痰、瘀贯穿于该病始终,而瘀血是本病发生的关键环节。

因 ILD 伴发于 CTD,所以在 ILD 的发病特点掺杂原发病的因素过多,病情较为复杂。肺痹和肺痿分别是对肺间质病变不同病理阶段的高度概括。早期以"肺痹"为主,偏于邪实;晚期以"肺痿"为主,偏于本虚。两者在一定条件下可互相转化。中医认为,CTD-ILD 为本虚标实之病,其本虚多为肺肾两虚、气血不足,但因毒、瘀、痰浊长期痹阻体内,治疗应以补益肺肾治其本,解毒祛瘀、化痰通络治其标。

本病病情复杂,反复发作可致呼吸、循环衰竭而危及生命。西医治疗目前以糖皮质激素和免疫抑制剂为主,不良反应及副作用大,近年来,临床和实验研究均证实中西医结合治疗能更好地缓解 CTD-ILD 患者的临床症状,减缓病情进展,提高患者的生活质量。因此针对 CTD 相关 ILD 的病因病机特点,如果能把握恰当,运用中医辨证施治,相信对于避免或延缓肺纤维化,提高生存质量都具有较为突出的优势。

二、临床学步

病例 1 显微镜下多血管炎并重症肺炎

【典型病例】

苏某,女,49 岁,2011 年 2 月 7 日入院。

主诉:咳嗽 2 个月,活动后气促 12 天伴发热 1 天。

现病史:患者 2 个月前出现咳嗽,咳白色稀泡沫痰,后痰中带血,血色鲜红量少,赴医院就诊,胸片示双下肺炎症,予抗感染等治疗后无好转,出现右侧背部疼痛,活动后气促,发热,体温 38℃,于 2 月 7 日至我院呼吸科住院。查血常规:WBC 11.4×10^9/L,NEUT% 82.7%,HGB 88g/L,PLT 524×10^9/L;CRP 140mmol/L;ESR 138mm/h;肺炎支原体抗体:阳性 1:80;肝功能:PA 78mg/L,TP 59.5g/L,ALB 25.7g/L;尿常规:BLD(++++),PRO(+),尿红细胞计数 518 个/μl;肾功能、大便常规、贫血三项、网织红细胞计数正常;痰涂片未发现抗酸杆菌;痰培养:白色假丝酵母菌;血培养无菌生长;胸部 CT:考虑双肺重症肺炎,纵隔淋巴结肿大(1 个),并多发小淋巴结钙化,左肺下叶肺大泡形成(图 4-10-1)。治疗上先后予头孢地嗪钠 2g 每日 2 次,联合盐酸莫西沙注射液 400mg 每日 1 次,氟康唑注射液 0.2g 每日 1 次抗感染,并予化痰止咳、平喘、营养支持等处理。至 2 月 12 日患者咳嗽加剧,呼吸窘迫,38 次/分,仍咯血,色鲜红,量 15~30ml 不等,双肺满布湿啰音,血气分析:pH 7.51,PCO$_2$ 24.8mmHg,PO$_2$ 47.8mmHg,SpO$_2$ 86.2%;生命体征不平稳,转入 ICU 治疗。

既往史:体健,发病前曾大扫除。

入科查体:T 39℃,HR 125 次/分,R 35 次/分,BP 123/80mmHg,SpO$_2$ 88%;双肺呼吸音增粗,双肺满布湿啰音;心界不大,律齐,各瓣膜听诊区未闻及明显病理性杂音;双肾区无叩击痛。舌黯红,苔黄腻,脉滑数。

入科诊断:

中医:①喘证(痰热郁肺);②肺热病(痰热郁肺)

西医:①急性呼吸窘迫综合征;②重症肺炎;③咯血查因(血管炎? 结核?);④低蛋白血症;⑤贫血;⑥肺大泡(左肺下叶);⑦血尿查因

辅助检查:复查血常规:WBC 13.9×10^9/L,NEUT% 92.3%,HGB 59g/L,PLT 472×10^9/L;凝血:APTT 34.1s,PT 15.2s,AT 50%,INR 1.31,FIB 7.11g/L;D-二聚体 1903μg/L;尿红细胞位相:正形红细胞数 32 000 个/ml,畸形红细胞数 544 000 个/ml;肾功能:Urea 5.36mmol/L,Cr 120μmol/L;血气分析:pH 7.254,PCO$_2$ 45.9mmHg,PO$_2$ 99.7mmHg,BE-b 6.5mmol/L;PCT 0.39ng/ml;自身免疫:ANA 阳性(+),抗核抗体核型均质型,抗核抗体效价 1:320;BNP、LAC、免疫六项正常;痰培养检出少量酵母样真菌;深部痰培养未发现致病菌。心脏彩超:EF 73%,二尖瓣、三尖瓣少量反流,中度肺动脉高压。

诊治过程:入科后立即予无创呼吸机辅助通气,西药予亚胺培南-西司他丁钠、利奈唑胺注射液、氟康唑注射液抗感染,卡巴克络止血,维生素 K$_1$ 改善凝血功能,输血、化痰、护胃、营养支持等对症治疗。无创通气 1 小时后患者仍气促明显,氧合无改善,遂立即行纤维支气管镜治疗及经鼻气管插管、呼吸机辅助通气,气管镜下可见大量血性分泌物,予垂体后叶注射液等加强止血。胸部 CT 提示病变为双肺门成毛玻璃样改变,尿红细胞位相提示肾小球

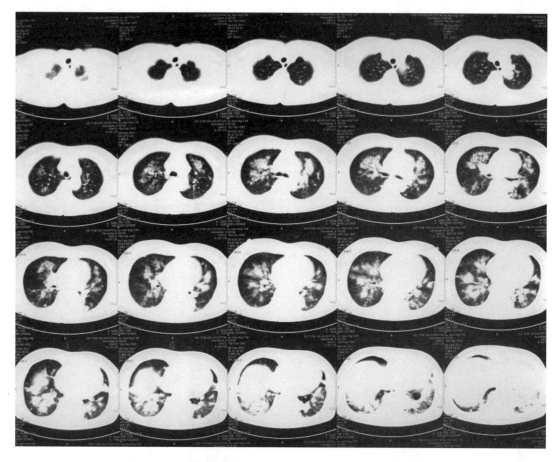

图 4-10-1　胸部 CT 平扫：双肺多发渗出病灶，考虑重症肺炎

性血尿，不排除风湿、结缔组织疾病，予甲泼尼龙 80mg 每日 2 次，免疫球蛋白 5g 每日 2 次，并完善血管炎相关检查。

经处理后，患者仍呼吸窘迫，气道内渗血明显，考虑侵袭性真菌病可能，2 月 12 日床边胸片：双肺重症肺炎，以右肺为著（图 4-10-2）。2 月 14 日予卡泊芬净抗真菌。2 月 15 日，患者左前臂可见一硬结，大小约 2cm×2cm，局部瘀斑，表面可见水疱（图 4-10-3）；血管炎相关抗体检查回复：抗中性粒细胞胞浆抗体 MPO-ANCA 阳性（＋），抗中性粒细胞胞浆抗体 P-ANCA 阳性（＋），抗中性粒细胞胞浆抗体 PR3-ANCA 阴性，抗肾小球基底膜抗体 GBM 阴性；诊断为显微镜下多血管炎，予调整注射用甲泼尼龙琥珀酸钠为 200mg 每日 1 次，3 天后减量至 40mg 每日 2 次。2 月 17 日，复查胸片提示肺部渗出灶有所吸收、减少（图 4-10-4）；2 月 19 日，病情进一步好转，停用卡泊芬净，改用伏立康唑片 50mg 每日 1 次，于 2 月 21 日拔除气管插管改无创呼吸机序贯治疗，2 月 23 日改面罩中流量吸氧。

中医方面：

一诊 2 月 12 日：患者症见发热，关节痛，肌痛，皮疹，乏力，食欲减退，咯血，血尿，舌红，苔黄腻，脉弦数；

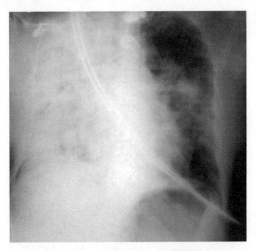

图 4-10-2　2 月 12 日床边胸片：双肺大面积渗出，右肺明显

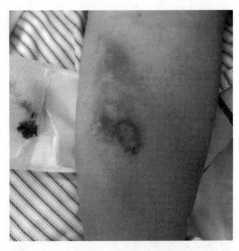

图 4-10-3　2 月 15 日患者左前臂出现一硬结，大小约 2cm×2cm，局部瘀斑，表面可见水疱。此图拍于 2 月 16 日，水疱已破裂

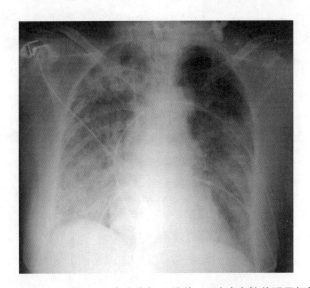

图 4-10-4　2 月 17 日床边胸部 X 线片：双肺渗出较前明显好转

　　辨证为邪热内蕴，热入营血，迫血妄行；治疗当以清泄为原则，以清热凉营、祛瘀止血为法；方以犀角地黄汤加减（水牛角 20g ^先煎，生地黄 15g，牡丹皮 10g，赤芍 10g，白芍 10g，紫草根 20g，青黛 6g ^包煎，茜草 15g，牛膝 10g，大黄 10g，金荞麦 15g，甘草 10g）。上方加减治疗 6 天，期间曾加减使用田七、白及等祛瘀止血药物。经治疗后患者发热、关节痛、咯血等情况逐渐好转。

　　二诊 2 月 18 日，患者仍有发热，热重寒轻，血痰较前明显减少，口干不欲饮，胸胁胀痛，尿色黄，舌红，苔腻微黄，脉滑偏弱，尺脉尤弱；

　　辨证考虑血热较前缓解，目前主要为痰湿热毒，痹阻脉络；治疗以清热化湿、凉血止血为法，调整为蒿芩清胆汤酌加清热凉血止血之品（青蒿 10g，黄芩 10g，枳实 10g，竹茹 10g，陈皮 10g，半夏 10g，茯苓 15g，青黛 6g ^包煎，滑石 20g，丹皮 10g，仙鹤草 15g，田七末 2 包冲服，金荞麦 15g,小蓟 15g,侧柏炭 10g,橘络 6g),每日 1 剂,分 3 次鼻饲。

三诊 2 月 20 日,患者发热退,未再咯血,胸胁胀满缓解,脉诊两侧寸关尺细弱;

辨证考虑火热耗气伤津,津血同源,故脉管不充;治以益气养阴生津为法,兼以清透虚热;选方青蒿鳖甲汤加减(青蒿 15g后下,鳖甲粉 10g冲服,知母 10g,生地 15g,丹皮 10g,党参 10g,麦冬 15g,玄参 10g),另以西洋参 20g 炖服益气养阴扶正。

经治疗后,患者病情明显好转,热退,未再咯血,气促改善,氧合改善,复查胸片提示肺部炎性渗出吸收良好,情况稳定,遂于 2 月 24 日转普通病房继续治疗,3 月 10 日出院。

出院西医诊断:①显微镜下多血管炎;②重症肺炎;③急性呼吸窘迫综合征;④肺大泡(左肺下叶)。

【案例评析】

显微镜下多血管炎临床上容易误诊漏诊,该案例告诫我们,以咳嗽、咯血、气促等肺部表现为主,合并血尿,按常见病治疗无效时应警惕 ANCA 相关性血管炎肺部损害可能,及早行 ANCA 检查;重视肺部表现以外的多系统受累表现及非特异性表现,尽量用一元论解释。用药上,糖皮质激素、环磷酰胺等均属免疫抑制剂,长期使用要慎重,或可用免疫球蛋白。肾脏损害是其最常见的临床表现,约一半有肺部损害,本案例患者症状复杂,存在发热、咳嗽、咯血、气促、关节痛、皮疹、尿血等诸多症状,在患者诸多症状中,出血应该是其核心症状,结合患者急性起病、热重寒轻、痰色鲜红、口干、舌红苔黄腻、脉弦等,当属血热出血,从温病卫气营血角度进行辨证,当属热入营血,因此使用犀角地黄汤进行加减治疗。热病后期者多出现神疲倦怠、口干、纳差,舌红少津苔黄,脉滑数等气阴两伤的表现,常使用生脉散等益气养阴。该患者虽有低热、口干等,但表现为口干不欲饮,同时伴有胸胁胀痛、尿色黄、舌红苔腻微黄、脉滑,考虑湿热蕴结以中焦为主,故改予蒿芩清胆汤。南方地处湿地,不少热病患者好转过程中容易出现湿热蕴结表现,需多加辨识。

本病中医中药治疗的文献报道少,各家对风、热、湿、瘀、毒诸邪致病的观点逐步趋于统一,临床施治当随其证而变,不能拘泥于一方一法,要融会贯通,辨证论治,方能奏效。在疾病维持阶段采用扶正原则,如健脾益气、补肾阴之药,可能会减少疾病复发及并发症的发生。

病例 2　干燥综合征继发性间质性肺病

【典型病例】

梁某,女,71 岁,2014 年 12 月 24 日就诊。

主诉:反复咳嗽咳痰、口干 4 年余。

现病史:患者 4 年前无明显诱因下反复出现少许咳嗽,痰少,以干咳为主,伴有口干,无胸闷气促,自行服用止咳药后症状可好转,未详细检查治疗。2014 年 11 月患者受凉后再次出现咳嗽,咳痰,伴鼻塞流涕,无胸闷气促,无发热,自服小柴胡颗粒后无鼻塞流涕,仍有咳嗽,痰黏难咯,至于我院门诊就诊,查胸部 CT:①拟慢支、肺气肿改变;右肺中叶、左肺舌段及双下肺支气管扩张并双肺感染;右肺中叶、左肺舌段及双下肺多发肺大泡形成;②拟左冠状动脉粥样硬化,主动脉硬化,心脏增大,左心室增大为主(图 4-10-5~ 图 4-10-7)。遂收入我院呼吸科病房住院,住院期间查 hsCRP:18.5mg/L,ESR:103mm/h,血管炎 3 项未见异常,自免 12 项:抗核抗体(ANA):阳性(+),抗核抗体核型:均质/胞浆颗粒型,抗核抗体效价:1:1000/1:320,抗组蛋白抗体:阳性(++),抗核小体抗体:阳性(+),重组 Ro-52:强阳性(+++),抗 SSA 抗体:阳性(++)。请风湿科会诊后诊断:干燥综合征,继发性间质性肺病,建议给予硫酸羟氯喹片 0.2g 口服,每日 3 次,白芍总苷胶囊 2 粒口服,每日 3 次,乙酰半胱氨酸片 0.6g 口服每日 2 次;经抗感染、化痰等对症处理患者咳嗽咳痰症状减轻出院。出院后至孙逸仙医院风湿科住院,住院期间行唇腺活检提示:腺小叶及导管周围灶性淋巴细胞(2 个),重组 Ro-52:阳性,抗 SSA 抗体:阳性,明确诊断为原发性干燥综合征并间质性肺疾病(PSS-ILD),给予甲泼尼龙 + 环磷酰胺、免疫球蛋白及对症支持治疗,经治疗患者症状减轻,激素减量出院,门诊维持泼尼松、环磷酰胺治疗。出院后患者至我院门诊寻求中医治疗。

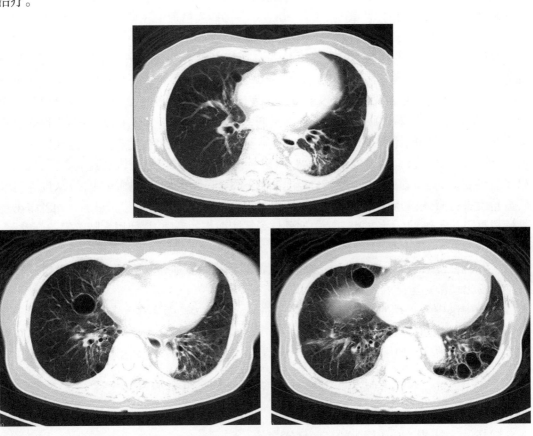

图 4-10-5~ 图 4-10-7　胸部 CT:慢支、肺气肿改变;右肺中叶、左肺舌段及
双下肺支气管扩张并双肺感染;多发肺大泡形成

中医辨治:

一诊 2014 年 12 月 24 日:症见:神清,精神疲倦,口干口苦,咳嗽,痰黄难以咳出,晨起指间关节、掌指关节僵硬,活动后减轻,纳一般,眠差,舌黯红,苔少、根部微黄,脉弦细。查体:双肺呼吸音粗,双下肺可闻及少许湿啰音,未闻及干啰音。

辨证为气阴两虚、痰热瘀阻,治疗以清热化痰活血、益气养阴为法,方药如下:胆南星10g,法半夏 6g,陈皮 10g,紫苏叶 15g,苦杏仁 10g,浙贝母 10g,鱼腥草 15,瓜蒌皮 15g,芦根20g,太子参 15g,麦冬 15g,旱莲草 20g,丹参 20g。每日 1 剂,连服 7 天。

二诊 2014 年 12 月 31 日:症见:精神较前好转,口干无口苦,咳嗽减轻,痰转白,晨起仍有指间关节,掌指关节僵硬,纳一般,眠差,舌淡红,苔少,脉弦细。

综合患者脉症,考虑热象减退,辨证气阴两虚、痰瘀内阻,上方去清热化痰之胆南星、浙贝母,加强益气养阴之力,调整中药处方如下:陈皮 6g,法半夏 6g,款冬花 15g,茯苓 15g,芦根 15g,苦杏仁 10g,川芎 10g,桔梗 10g,太子参 15g,有瓜石斛 15g,生地黄 10g,麦冬 15g。每日 1 剂,服 4 周。

三诊 2015 年 1 月 28 日:症见:神清,精神可,偶有咳嗽,痰少,无气促,口干减轻,晨起关节僵硬好转,动则汗出,纳眠尚可,舌淡,苔少,脉细。

辨证为气阴两虚,以益气养阴、止咳敛肺为法,中药以生脉散合补肺汤加减,处方如下:太子参 15g,麦冬 15g,甘草 5g,黄芪 30g,茯苓 15g,桑白皮 15g,紫菀 15g,橘红 10g,远志 10g,浮小麦 30g,炙杷叶 10g,地龙 10g,五味子 10g。间断服用 4 周。

四诊 2015 年 2 月 25 日:受凉后出现鼻塞流涕,精神稍倦,畏风,少许咳嗽,痰少,胸口憋闷,无气促,晨起关节无明显僵硬,口干不明显,无明显自汗,舌淡红苔薄白脉浮。

辨证为外感风寒、肺气失宣。治法以疏风宣肺、降气止咳为主,佐以敛肺,处方如下:炙麻黄 6g,苦杏仁 10g,紫菀 15g,苏子叶各 10g,前胡 10g,蝉蜕 8g,地龙 10g,五味子 10g,炙枇杷叶 10g,山萸肉 15g,白芍 10g。7 剂,水煎,每日 1 剂,分 2 次服。外感症状改善后,继续以三诊所用生脉散合补肺汤加减治疗。

五诊 2015 年 6 月 1 日:精神佳,无咳嗽,痰时有咯出不爽,日常生活中行走无气喘,纳眠可,二便调。舌淡苔少脉沉细。胸部 CT 示:双肺间质纤维化,肺大泡情况较前改善(图 4-10-8)。

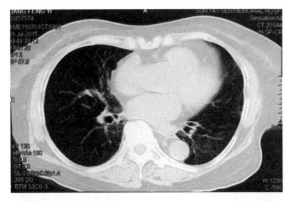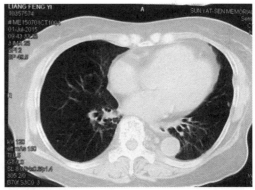
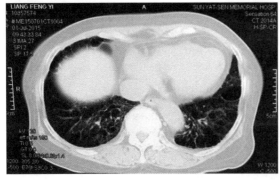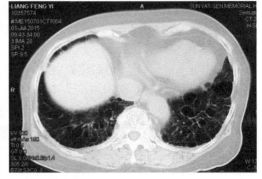

图 4-10-8 胸部 CT:双肺间质纤维化、肺大泡情况较前改善

辨证为肺肾气虚、痰浊内阻,予调补肺脾肾、益气化痰治疗,处方如下:紫菀 15g,杏仁 10g,炙麻黄 6g,苏子叶各 10g,地龙 10g,蝉蜕 8g,五味子 10g,炙枇杷叶 10g,茯苓 10g,白术 10g,白果 10g,山萸肉 10g,太子参 15g,淫羊藿 10g,枸杞子 10g。间断服用数月。

随访患者,2015 年 7 月停用激素,其后每月就诊 1 次,可正常生活,嘱患者预防感冒,适量活动,活动量的增加当循序渐进,防止过度。

【案例评析】

干燥综合征是一种主要累及外分泌腺的多系统受累的慢性炎症性自身免疫性疾病,该病可累及多个系统,临床表现多样化,常见口干、眼干、关节炎等,而肺脏损害亦较多见,临床症状大多为干咳、声音嘶哑、鼻腔干燥、胸痛、喘促及不同程度的呼吸功能障碍。中医认为本病属"燥痹"范畴。病因为先天禀赋不足,复感外邪;或后天感受天行燥邪或温热病毒,损伤津液;或劳倦过度,饮食不节,情志失调,导致肺、胃、肝、肾阴津匮乏。此患者在治疗过程中,养阴润燥贯穿始终,在选药上考虑到滋阴药易滋腻碍气且有润便的作用,加用理气药补而不腻;用药轻清灵动,使药物直达病所,注意开肺布津通络,以调畅脏腑气机,调节津液代谢,如苏叶、枇杷叶、紫菀、麻黄等。干燥综合征是一种多系统损害的自身免疫性疾病,选方用药兼顾到各个脏腑系统,及其相互关系,缓解期以扶正固本、调补肺脾肾为主,注重先天与后天的互补关系,疗效满意。

从中医药治疗结缔组织病相关肺间质病变具有一定特色和优势,辨证用药准确,能改善临床症状,延缓疾病进展,对提高患者生活质量和临床疗效有着十分重要的意义。

【经验与体会】

1. 分期辨证论治　CTD 相关 ILD 临床上分为肺泡炎期、纤维化两期;该病治疗宜早。早期肺泡炎对药物反应较好,一旦出现不可逆性肺间质纤维化时,药物效果往往不佳。肺泡炎期以治标为总则,肺泡炎期患者多为疾病初起或者感受外邪诱发疾病急性加重,临床上多见风热、燥热、痰热为主,亦可同时兼夹气虚、阴虚之络阻症,因此治疗上当以清热化痰、益气生津为法。若因风热犯肺诱发者,治以辛凉解表通络,多用桑菊饮、银翘散加减;若因风燥伤肺诱发者,治以辛润通络,多用桑杏汤、杏苏散加减;痰热证治以清热化痰通络,多用清金化痰汤、麻杏甘石汤、定喘汤加减。纤维化期以治本为总则。纤维化期患者多处于中晚期阶段,此时患者多表现为乏力、语声低微、胸闷、咳嗽、咳唾涎沫,爪甲青紫,面色晦暗。辨证为正虚邪实,虚实夹杂。正虚主要是气血亏虚,络脉不荣,邪实主要是痰瘀阻络,在治疗上应补虚泻实,通补兼施。痰瘀痹阻证治以化痰平喘,祛痰通络,可用桃红四物汤加减,肺脾两虚证治以健脾益气通络,可选用生脉散加减;肺肾两虚证根据阴阳侧重分别给予左归丸、右归丸加减;阴阳两亏证可选参附汤以回阳固脱,纳气定喘。本病临床病程迁延,可发生喘脱、咯血等变证,临床当注意甄别。若临床可见:喘逆剧甚,张口抬肩,鼻翼煽动,端坐不能平卧,稍动则喘剧欲绝,心慌动悸,烦躁不安,面青唇紫,汗出如珠,脉浮大无根,或见歇止,或模糊不清。为疾病晚期气阴两亏,阴阳离决之象,发生喘脱变证,治以扶阳固脱,镇摄肾气。可以参附汤合黑锡丹送服;若临床出现:声低气怯,乏力,面色㿠白,咯血。为疾病末期气阴两虚,气不摄血,发生咯血的变证,治以补气摄血,可用归脾汤加减。

2. 肺痹用药需轻清灵动,使药物直达病所　CTD-ILD 起病隐袭,早期以结缔组织病相关症状为主要临床表现,随病情进展可逐渐出现干咳、短气不足以吸、动则益甚、烦闷喘憋、呼吸困难、口唇发绀、舌质紫滞等表现。正如《症因脉治·肺痹》指出:"肺痹之症,即皮痹也。烦满喘呕,逆气上冲,右胁刺痛,牵引缺盆,右臂不举,痛引腋下。"《圣济总录·肺痹》有"皮痹不已,复感于邪,内舍于肺,是为肺痹。其候胸背痛甚,上气,烦满,喘而呕是也"的记载。治肺痹以轻开上,《临证指南医案·幼科要略》指出:"治肺痹以轻开上",《临证指南医案·肺痹》曰:"清邪在上,必用轻清气药,如苦寒治中下,上结更闭",故"一切药品总皆主乎轻浮,不用重浊气味……适有合乎轻清娇脏之治也"。肺为华盖,用药如羽,非轻不举。临床属风湿热毒为患者,加鱼腥草、露蜂房疏风散热解毒;兼夹燥邪者,加沙参、麦冬、玉竹、石斛养阴润燥;肺痹患者复感外邪可致痰浊壅肺,可辨证选用白芥子、苏梗、前胡温化寒痰,或天花粉、浙贝母、桔梗清化热痰;若痰浊胶着难咳,表现为无痰、少痰者,可酌加炙紫菀、百部、款冬花润肺化痰。总之,肺痹用药需轻清灵动,方能引药上行,使药物直达病所。

3. 配合虫类药搜剔通络　肺痹日久,酿生毒邪,致使 CTD-ILD 反复发作、迁延难愈,日久正气耗伤、气血衰少,血枯脉涩,外邪与痰瘀胶结于肺络,凝滞难于速去,其证顽固难愈,一般草木之品攻逐难以奏效。虫类药擅于通络止痛、破瘀散结消癥、搜风祛痰剔邪,治疗肺痹效果卓著。正如叶天士在《临证指南医案》中所说:"又云初为气结在经,久则血伤入络,辄仗蠕动之物,松透病根……"因此,肺痹治疗可酌加白僵蚕、土鳖虫、鳖甲、全蝎等搜剔通络、软坚散结药物,以增强疗效。

4. 化瘀通络贯穿始终　痹证或肺痹总以局部气血痹阻不通,脉络失和为基本表现,血瘀证贯穿于肺痹整个疾病过程的始终。实验室检查可见全血黏度增高、纤维蛋白原升高、血小板增多等血瘀证表现。瘀血是肺痹发生的关键病理环节,贯穿于本病始终,也是导致疾病演化发展的重要因素。因此,肺痹治疗应重视治瘀,化瘀通络须贯穿于疾病治疗始终。临床可选用红花、三棱、莪术、红藤、川芎、三七等行气活血、化瘀通络药物。本病的基本病机为本虚标实,虚痰瘀贯穿病程始终,因此治疗应抓住治本、治标两个方面,扶正与祛邪并举,依其标本缓急,有所侧重。标实者,根据病邪的性质,分别采取祛邪宣肺,降气化痰等法。本虚者,当以补肺、滋肾、健脾为主,或气阴兼调,或阴阳两顾。活血化瘀通络法当贯穿疾病治疗始终。

三、经验拓展

1. 古代名医经验

(1)内经首述肺痹

1)肺痹之名:始见于《黄帝内经》,《素问·痹论》对肺痹论之较详。在《素问·痹论》中曰:"肺痹者,烦满喘而呕。"《素问·五脏生成》曰:"白,脉之至也,喘而浮,上虚下实,惊,有积气在胸中,喘而虚,名曰肺痹。"《素问·玉机真脏论》曰:"风寒客于人,使人毫毛毕直,皮肤闭而为热……病入舍于肺,名曰肺痹。"

2)肺痹病因:内经提出肺痹的病因有内因和外因。《素问·痹论》则曰:"风寒湿三气杂至,合而为痹","皮痹不已,复感于邪,内舍于肺。所谓痹者,各以其时重感于风寒湿之气也。"强调外因为外邪侵袭而致痹。《灵枢·本神》云:"愁忧者,气闭塞而不行。"《素问·刺法论》云:"正气存内,邪不可干。"《素问·评热病论》曰:"邪之所凑,其气必虚。"《灵枢·百病始生》云:"风雨寒热不得虚,邪不能独伤人。"《灵枢·五变》说:"粗理而肉不坚者,善病痹。"均强调了正虚为致痹的关键因素。

3)肺痹的主要表现:《素问·痹论》:"肺痹者,烦满喘而呕","淫气喘息,痹聚在肺",《素问·五脏生成》:"白,脉之至也,喘而浮,上虚下实,惊,有积气在胸中,喘而虚,名曰肺痹,寒热"。《素问·玉机真藏论》:"痹不仁肿痛","发咳上气"。由此可见,肺痹临床表现有皮肤麻木,四肢缓弱,肢体肿痛,脚背痛,喘满烦呕。

（2）叶桂极大地发展和丰富了肺痹的内容

1）《临证指南医案》对肺痹论述:《临证指南医案》将之与哮、喘、咳嗽、肺痿并列论述,凡是有碍于肺主一身之气的疾病,都纳入到肺痹范畴。并把肺痹病因分为外感、内伤两种:"六淫之气,一有所著,即能致病……遂痹塞不通爽矣";也可因"肺痹……得之忧愁思虑",或"肺象空悬……乃辛热酒毒之痹",而成肺痹。论其表现既有咳嗽、咳痰、寒热、胸痞等轻症;又有卧则喘急,鼻窍干焦,呻吟呼吸不爽,上下交阻而厥,气滞声音不出等重症;还可见痹痛、肌肉着席而痛转加之外候,将肺痹的临床症状补充完整。值得注意的是,除了肺系证候之外,病案中还详载了伴随的胃肠症状,如脘中痞胀、纳谷腹胀、腹膨、嗳气不展、呃逆等,与《素问·痹论》"烦满喘而呕"相对应。

2）叶桂对肺痹治疗:叶氏认为"温邪郁肺气痹",因此,在辨证治疗上从微苦宣降,微辛开达入手,宣畅气机。他在《临证指南医案·幼科要略》中提出"治肺痹应以轻开上"作为总的治疗原则,选药多微苦微辛。如《临证指南医案·肺痹》曰:"清邪在上,必用轻清气药,如苦寒治中下,上结更闭。"故"一切药品总皆主乎轻浮,不用重浊气味……适有合乎轻清娇脏之治也",强调微辛以开之、微苦以降之。《临证指南医案》载肺痹医案 15 例,对于因风、寒、温热、湿、燥、气等致痹者分别施以不同方药,并善用苇茎汤、葶苈大枣泻肺汤、泻白散治疗肺痹危苛;善用紫菀、枇杷叶、杏仁、瓜蒌皮等辛润通肺治疗肺痹;擅从肺与大肠的表里关系进行辨证论治,使肺痹的辨治更加深入和全面,从而形成一整套独特的治疗方法。

2. 朱良春教授基于痰瘀毒阻络、扶正通络理论治疗间质性肺病经验　朱良春教授认为,该病病因复杂,由外感病毒感染引起,也有全身疾病累及肺部及药物所致等,与中医的"肺痹""肺痿"表现相似。"肺痹"是肺被邪痹,气血不通,痰瘀毒阻络,其证属邪实为主,兼有本虚的病证;"肺痿"是因五脏气热,从而导致肺热叶焦,萎弱不用,气血不充,络虚不荣,并有痰瘀毒阻络,两者均是以本虚标实为主的证候,以痰瘀毒阻络为标,本虚多为气阴两虚,亦有表现为阳虚者。治疗上在辨别气血阴阳亏虚的不同、扶正通络基础上,加用化痰活血、解毒通络、虫类药物,并喜用穿山龙、鬼箭羽。他认为,穿山龙既能化痰又能活血通络,既有肾上腺皮质激素样作用,却无激素样的副反应。临床亦证明,穿山龙对咳、痰、喘、炎均有良效,用量宜大,30~50g 左右起用,配合鬼箭羽活血化瘀、咳痰、气短等症状能明显得到缓解。

3. 范永升教授治疗结缔组织病相关间质性肺病经验　他认为 CTD-ILD 隶属于"肺痹""肺痿"范畴。基本病机是痰瘀阻肺,肺失宣降。病性为本虚标实,本虚主要为肺脾肾亏虚,标实主要为寒湿、燥热、痰浊和瘀血。治疗原则为宣降肺气、扶正祛邪,同时化痰通络应贯穿治疗过程始终。临床主要分寒湿阻肺、痰热郁肺、痰瘀阻肺、燥热伤肺、气阴两虚和肺肾气虚 6 个证型。寒湿阻肺型用黄芪桂枝五物汤合小青龙汤加减,痰热郁肺型用麻杏石甘汤合小陷胸汤加减,痰瘀阻肺型用二陈汤、丹参饮合千金苇茎汤加减,燥热伤肺型用清燥救肺汤加减,气阴两虚型用麦门冬汤加减,肺肾气虚型用补肺汤合参蛤散加减。

范教授治疗 CTD-ILD 用药特点:①重在宣肺:善用麻黄、桔梗、杏仁开宣肺气,以恢复肺脏的宣肃功能,取其"提壶揭盖"之意。②祛除痰瘀:根据本病易于产生痰瘀等病理产物,化痰通络贯穿治疗过程始终,多用姜半夏、川朴花、苍术燥湿化痰;或鱼腥草、半夏、瓜蒌皮、黄芩清热化痰;并用丹参、桃仁、地龙药物活血通络。喜用大剂量鱼腥草,常用30g。③重视润燥:肺脏喜清肃濡润,易被燥邪所伤,燥则伤津。本病多有干咳少痰,或痰少而稠,难于咳出,甚则出现痰中带血等症状,他喜用天花粉、玄参清热润燥,或北沙参、麦冬滋阴润肺,或五味子滋阴敛肺。④善用温药:对于"肺寒"患者,表现为怕冷、咳痰清稀、咳喘倚息不得卧,取小青龙汤治法,善用麻黄、桂枝、干姜、细辛等温肺化饮、开宣肺气。

4. 吴银根教授从络病理论探讨肺纤维化　他认为本病病位在肺络,基本病机为肺络瘀阻,治疗当用通补肺络法。其认为络虚最宜痛补,当于补气血之中佐以宣行通络之治,阴虚者必于阳中求阴,阳虚者必以辛甘温补通络。对于痰瘀互阻之络痹常用辛通之法,最喜生用化痰散结之半夏,活血药则根据病情轻重缓急择优而用,但三棱、莪术之力过强,久服必致气短乏力,需伍以党参、黄芪、沙参、麦冬等扶正之药。另外,对于宿疾久病,外邪留着,气血皆伤,其化为败血凝痰,混处经络,非一般草木之品能取效,还需借助虫类要搜剔络邪。临床自拟方肺纤煎(党参30g,黄芪20g,南北沙参各30g,麦冬15g,生半夏15g,黄芩10g,三棱15g,莪术15g,全蝎3g,蜈蚣3g,临证加减:肾气虚者加巴戟天、仙灵脾、补骨脂、怀山药、菟丝子;肾精不足者加女贞子、首乌、黄精、熟地黄;阴虚者加石斛、玉竹、生地黄、鱼板、鳖甲;痰盛者加皂荚、南星;热显者加桑白皮、蒲公英、紫花地丁;湿重者加陈皮、厚朴、茯苓;瘀甚者加桃仁、红花、当归;咳不止加白前、前胡、紫菀、款冬花;疲乏感明显者加枸杞、杜仲)治疗肺纤维化,达到了减轻临床症状、控制影像学进展的效果,并且有助于患者撤减激素。

5. 张凤山教授益气活血法治疗肺痹　张凤山教授认为CTD-ILD属于中医学"肺痹"范畴,其症状重,预后差。对于继发于硬皮病、皮肌炎、类风湿性关节炎、干燥综合征等的肺间质纤维化与"肺痹"相对应,他认为其多责之阳气虚弱或脾肾不足,风寒湿等邪气痹阻经脉气血,病邪在肌表不解,内舍于肺而成肺间质纤维化。气虚血瘀、肺络痹阻是肺间质纤维化的主要病机,制订了益气活血、通络开痹的治疗大法,因此在治疗上他多选用益气活血化瘀,温通肺络法,在临床上取得了良好疗效。针对结缔组织病肺间质病变虚、痰、瘀的病理,临床治疗以益气活血化瘀,温通肺络为原则,辨证论治。基本处方:三棱10g,莪术10g,黄芪50g,川贝母10g,杏仁10g,炙甘草10g。三棱、莪术行气活血,化瘀通络,并能祛瘀生新;方中生黄芪实卫固表,防外邪入侵;杏仁宣降肺气,运行气机,并利气血之运行;肺燥阴虚,虚火灼津为痰,宜润肺化痰,方中应用川贝母。临证加减:急性加重期:痰热壅肺,加鱼腥草30g,石膏50g[先煎];痰瘀阻肺,加苏子15g、半夏15g、桔梗15g;慢性迁延期:本虚标实,气阴两虚,加沙参20g、麦冬20g、枇杷叶15g、桑白皮15g;晚期:气虚风寒犯肺证为主,加荆芥20g、紫菀15g、百部10g、白术15g、防风15g。张凤山教授在辨证选药的同时,将中药的四气五味、药性功用与现代药理相结合,选用有明确的逆转肺间质纤维化或具有免疫调节功能的药物,两者互参互用,为临床选药精确提供双重保障。

参 考 文 献

[1] 蔡柏蔷,李龙芸. 协和呼吸病学[M]. 第2版. 北京:中国协和医科大学出版社,2011
[2] 朱金凤. 朱良春治疗肺系难治病的理论与经验述要[J]. 中国中医基础医学杂志,2015,12(1):59-60

［3］李正富,王新昌,范永升. 范永升教授治疗结缔组织病相关间质性肺病经验［J］. 中华中医药杂志(原中国医药学报), 2013, 28(10): 2970–2972

［4］吴银根,张天嵩. 络病理论指导肺纤维化中医证治探析［J］. 中医药学刊, 2005, 23(1): 14–15

［5］于慧敏,王晓东. 张凤山教授治疗结缔组织病合并肺间质纤维化经验总结［J］. 中医药学报, 2012, 40(1): 98–99

第十一章

肺　癌

一、疾病概要

【现代医学】

原发性支气管肺癌（简称肺癌）是指发生于各级支气管上皮细胞及细支气管肺泡上皮细胞的恶性肿瘤。按解剖学部位分类，可分为中央型肺癌、周围型肺癌；按组织学分类，分为小细胞（SCLC，占 25%）和非小细胞肺癌（NSCLC，占 75%），后者包括鳞癌、腺癌、大细胞肺癌和腺鳞癌。肺癌早期可无明显症状，当病情发展到一定程度，临床会出现刺激性干咳、咳血痰或咯血、胸痛、发热、气促等主要表现，随着病情的进展还会出现淋巴结和脏器转移等，并产生相应的临床表现。

目前肺癌的诊断标准为：

（一）病理学诊断

无明显可认之肺外原发癌灶时，必须符合下列各项之一者，方能确立病理性诊断。

1. 肺手术标本经病理、组织学证实者。

2. 行开胸探查、细针穿刺或经纤支镜所得肺或支气管活检组织标本，经组织学诊断为原发性肺癌者。

3. 锁骨上、颈和腋下淋巴结、胸壁或皮下结节等转移灶活检，组织学符合原发性支气管肺癌，且肺或支气管壁内疑有肺癌存在，临床上又能排除其他器官原发癌者。

4. 尸检发现肺有癌灶，组织学诊断符合原发性支气管肺癌者。

（二）细胞学诊断

痰液、纤支镜毛刷、抽吸及刮匙等获得的细胞学标本，显微镜下所见符合肺癌细胞学标准，诊断即可确立。但需注意除外呼吸道及食管癌肿。

（三）临床诊断

符合下列各项之一者，可以确立临床诊断。

1. X 线胸片或 CT 见肺部有孤立性结节或肿块阴影，有周围型肺癌特征表现，如分叶。细毛刺征、胸膜牵拉和小空泡征，并在短期内（2~3 个月）逐渐增大，尤其经过短期的药物治疗，可排除肺特异性炎症病变，临床上无结核特征。

2. 段性肺炎在短期内（2~3 个月）发展为肺叶不张，或肺叶不张短期内发展为全肺不张者，或在其和相应部位的肺根部出现肿块，特别是呈生长性肿块。

3. 上述肺部病灶伴远处转移、邻近器官受侵或压迫症状者，如邻近骨破坏、肺门和（或）纵隔淋巴结明显增大，短期内发展的腔静脉压迫症。同侧喉返神经麻痹（排除手术创伤后）、臂丛神经、膈神经侵犯等。

【中医认识】

肺癌在中医文献中没有确切对应的病名,根据肺癌的临床表现,与古代医籍所记载的"肺积""息贲""咳嗽""咯血""积聚"等其所表现出来的临床症状、体征相似。

对于肺中积块等病证的产生,古人多倾向于正虚和邪实。如《诸病源候论》:"积聚者,由阴阳不和,腑脏虚弱,受于风邪,搏于腑脏之气所为也。"《医宗必读·积聚》认为:"积之成也,正气不足,而后邪气踞之。"《景岳全书·积聚》:"脾肾不足及虚弱失调之人,多有积聚之病。"在正气不足情况下,四时八风之邪则易客于经络之中,《灵枢·刺节真邪》有云:"虚邪之入于身也深,寒与热相搏,久留而内著……邪气居其间而不反,发为筋溜";饮食失调、情志劳倦,如《儒门事亲·五积六聚从郁断》记载:"积之成也,或因暴怒喜悲思恐之气,或伤酸苦甘辛咸之食,或停温凉热寒之饮,或受风暑燥寒火湿之邪";肺为娇脏,易受邪毒侵袭,如工业废气、汽车尾气、石棉、矿石粉尘、煤焦烟炱、放射性物质,或长期吸烟等,日久致使肺气郁滞不宣,血瘀不行,痰瘀胶结于肺,形成积块。机体脏腑阴阳的偏盛偏衰,气血功能紊乱,如治不得法或失于调养,病邪久羁,损伤正气,或正气本虚,驱邪无力,加重或诱发气、痰、食、湿、水、血等凝结阻滞体内,邪气壅结成块。

肺癌的形成虽有上述多种因素,其基本病理变化为正气亏虚,脏腑阴阳气血失调的基础上,六淫邪毒入侵,与气、痰、湿、瘀、热等搏结积聚而成。初期邪盛而正虚不显,故以气滞、血瘀,痰结、湿聚、热毒等实证为主。中晚期由于癌瘤耗伤人体气血津液,故多出现气血亏虚,阴阳两虚等病机转变,由于邪愈盛而正愈虚,本虚标实,病变错综复杂,病势日益深重。

肺癌病是一种全身属虚,局部属实的疾病,属正虚邪实,邪盛正衰。所以治疗基本原则是扶正祛邪,攻补兼施。要结合病史,病程,四诊及实验室检查等临床资料,综合分析,辨证施治,做到"治实当顾虚,补虚勿忘实"。初期邪盛正虚不明显,当先攻之;中期宜攻补兼施;晚期正气大伤,不耐攻伐,当以补为主,扶正培本以抗邪气。扶正之法主要是根据正虚侧重的不同,并结合主要病变脏腑而分别采用补气,补血、补阴,补阳的治法;祛邪主要针对病变采用理气、除湿、化痰散结,活血化瘀,清热解毒等法,并应适当配伍有抗肿瘤作用的中药。

二、临床学步

病例 1　新 发 肺 癌

【典型病例】

郭某,女,83 岁,2010 年 4 月 6 日就诊。

主诉:发现肺癌 1 个月。

现病史:患者 2010 年 3 月外院体检发现右下肺占位,行肺穿刺提示右下肺高分化腺癌,因患者拒绝行手术及放化疗,至我院就诊寻求中医治疗。

既往糖尿病、冠心病病史。否认药物过敏史。查体:右侧锁骨上、双侧颈部可触及多个肿大淋巴结,大小约 1.5cm,质韧,固定,无压痛。双肺(－)。辅助检查:(2010.3)肺穿刺提示:(右下肺)高分化腺癌(以黏液型细支气管肺泡癌结构为主)。

中医辨治:

一诊,2010 年 4 月 6 日:神清,咳嗽,痰多质黏色白,夹有血丝,时有胸闷不适,无胸痛,余无特殊不适。纳眠一般,二便调。舌淡黯,苔白微腻,脉细。

辨证为气虚痰瘀,当治以益气化痰散结,方药:太子参20g,麦冬15g,五味子5g,苇茎20g,桃仁10g,薏苡仁20g,冬瓜仁20g,鱼腥草20g,黄芩15g,全虫10g,蜈蚣2条,半枝莲20g,白花蛇舌草20g,女贞子20g,紫珠草10g,水煎服,每日1剂。

二诊,2010年4月20日:2周后患者复诊:咳嗽、胸闷较前减轻,咳痰质黏色白,仍夹有血丝,纳可,眠差,二便调。舌淡黯,苔白微腻,脉细滑。效不更方,前方加酸枣仁以安神。

三诊,2010年5月18日:患者咳嗽较少,咯痰量多质黏色白,无痰中带血,少许口干口苦,间中耳鸣,纳眠一般,大便烂。舌淡黯,苔白微腻,脉细滑。患者无痰中带血,予上方去紫珠草;大便烂,加藿香以行气化湿,同时加浙贝等以软坚散结,方药如下:藿香15g,太子参20g,麦冬15g,五味子5g,苇茎20g,桃仁10g,薏苡仁20g,冬瓜子20g,鱼腥草20g,黄芩15g,全蝎10g,蜈蚣2条,半枝莲20g,白花蛇舌草20g,女贞子20g,法半夏15g,浙贝母20g,每日1剂,水煎服。

患者坚持门诊随诊,以上方为主加减治疗,至2017年3月随访,一般状态良好,带瘤生存。

中医诊断:肺积(气虚痰瘀)

西医诊断:①支气管肺泡癌;②冠心病;③2型糖尿病

【案例评析】

肺癌目前早期发现首选手术切除,术后根据情况采用放疗、化疗或靶向治疗,以西医治疗为主;近年来采用中西医相结合的方法,对于提高疗效,减少毒副反应,提高生存质量,延长生存期等都取得了一定疗效。

该患者肺癌诊断明确,患者不愿行手术及放化疗,要求中医药治疗,初诊时辨证为气虚痰瘀,治疗时以生脉散合苇茎汤加减以益气化痰,配合半枝莲、白花蛇舌草、全蝎、蜈蚣以解毒散结,全方共奏益气化痰散结之效。肺癌患者的疾病过程中常会出现感染、咳喘、疼痛、出血等一些暂时症状,需要及时对症处理。该患者咳时夹有血丝,及时加紫珠草等凉血止血,并针对其眠差等并发症对症处理。正气虚衰乃肺癌发生、发展的根本原因,老年肺癌患者多为年老体虚之体质,治疗中应始终把握扶正祛邪的治疗原则,以增强抗病能力。同时临证治疗时既要补其虚,又要治其实以消毒散结,以达到延长患者生存期,甚至达到缩小瘤体的目的。

病例2 久治肺癌

【典型病例】

蔡某,男性,76岁,住址:梅州市梅县区。2000年4月1日初诊。

主诉:间歇发作咳嗽,咯血痰17年。

病史:1999年8月开始出现咳嗽,咯血痰,左胸隐痛,无发热,体重下降,曾在当地医院就诊,经胸部X线检查,考虑为支气管扩张并咯血,给予消炎、止血治疗,但病情反复,仍咳嗽、咯血痰,左胸痛等,为寻求中医治疗来我院门诊,2000年3月21日我院胸部CT(图4-11-1、图4-11-2):中央型肺癌,左主支气管狭窄,内见软组织肿物,左上肺呈局限性肺气肿。行纤维支气管镜病检确诊为中分化鳞癌。2000年3月入住广东省人民医院呼吸内科住院治疗,给予左主支气管放置支架处理,同时在该院门诊放疗2个月。此后坚持刘伟胜教授专科门诊阶段性中药治疗至今16年。

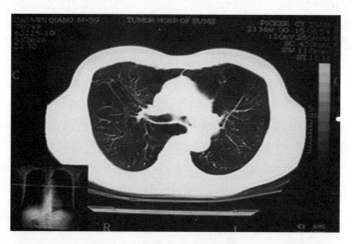

图 4-11-1 胸部 CT: 左侧肺门中央型肺癌, 左主支气管狭窄

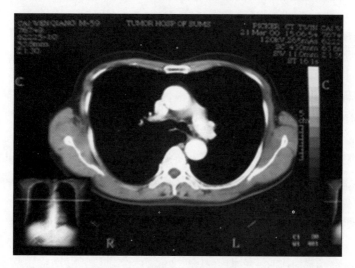

图 4-11-2 胸部 CT: 左侧肺门中央型肺癌, 左主支气管狭窄

一诊 (2000 年 4 月 1 日): 患者时咳嗽, 咳少量黄白痰, 间或带血。动则气促、头晕、乏力, 口干、口苦, 纳眠差, 便结。舌黯红, 有皲裂, 苔薄黄, 脉弦。查体: 神倦, 体瘦, 懒言。双肺呼吸稍粗, 未闻及明显干、湿啰音。浅表淋巴结未触及肿大。辨证: 气阴两虚, 痰瘀热结。治法: 清化痰热, 兼益气养阴。处方: 太子参 20g, 麦冬 15g, 五味子 5g, 全虫 10g, 蜈蚣 2 条, 半枝莲 20g, 蛇舌草 20g, 猫爪草 20g, 女贞子 20g, 薏苡仁 20g, 鱼腥草 20g, 紫珠草 10g, 甘草 5g, 白茅根 30g。

二诊 (2001 年 9 月 6 日): 患者诉感冒后咳嗽, 痰多色黄脓, 发热 38.5℃, 胸闷, 气促, 腹胀口干、口苦, 纳差, 大便干结。舌红, 苔黄腻, 脉滑。辨证为痰热腑实, 法以清热涤痰, 行气通腑为法。以宣白承气汤加减, 处方: 生石膏 45g^先煎, 瓜蒌皮 15g, 苦杏仁 10g, 桑白皮 15g, 枳实 15g, 鱼腥草 30g, 黄芩 15g, 金银花 20g, 白前 15g, 前胡 15g。

三诊 (2004 年 7 月 1 日): 患者偶咳, 痰少, 无痰中带血。活动后气促, 纳可, 无口干乏力, 头晕减, 舌淡苔薄白, 脉细。体查: 两肺未闻及湿性啰音。辨证为气阴两虚, 痰瘀内结, 治以健脾补肾, 益气养阴, 兼攻毒散结。处方: 黄芪 15g, 党参 30g, 太子参 20g, 麦冬 15g, 女贞子 15g,桑椹 15g,川断 15g,补骨脂 15g,莪术 10g,白花蛇舌草 30g,桔梗 10g,浙贝 10g,炙甘草 10g。配合连续服用消积饮口服液（广东省中医院院内制剂,主要药物为黄芪、补骨脂、云芝、白花蛇舌草、莪术、全蝎、蜈蚣、大黄等,具有健脾补肺益肾、益气养阴、兼消瘀解毒散结的功效）。

四诊（2007 年 5 月 11 日）：患者自觉咳嗽增加,痰多黄白,胸闷明显,纳差,嗳气,腰酸脚软,夜尿多,舌淡苔薄黄,脉滑细。辨证为肺脾肾虚,痰热瘀阻,处理:标本兼治为则,扶正祛邪兼顾,以健脾补肾,清热化痰、活血通络为法。处方:太子参 20g,怀山药 20g,茯苓 20g,全虫 10g,半枝莲 20g,蛇舌草 20g,猫爪草 20g,黄芪 20g,淫羊藿 10g,补骨脂 15g,甘草 5g,桑椹 20g。上方加水 2000ml,久煎,煎至 250ml,温服,日一剂。

患者自 2000 年以来坚持广东省中医院刘伟胜教授专科门诊,长期服用刘伟胜教授经验方制成之"消积饮",病情稳定。2015 年 6 月复查胸片（图 4-11-3）:左肺门及左主支气管所见,符合左侧中央型肺癌并左主支气管支架置入术后改变,左上肺炎性病变;右中肺野小结节显示欠清,请结合临床;双肺上叶陈旧肺结核。

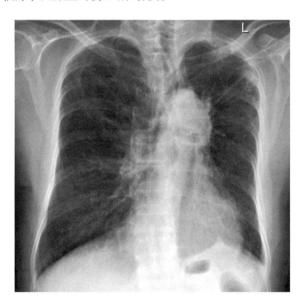

图 4-11-3　胸部 X 线片:左肺门及左主支气管所见,符合左侧中央型
肺癌并左主支气管支架置入术后改变,左上肺炎性病变

五诊（2016 年 6 月 14 日）:神清,精神疲倦,胃纳差,腹胀,间咳嗽,痰多白,咳声低怯,活动后呼吸困难,近期体重无明显下降,大便溏烂,舌淡苔微黄,脉滑。体查:神清,呼吸稍促,口唇无发绀,双肺呼吸音粗,可闻及细湿啰音,心率 80 次 / 分,双下肢无水肿。辨证为肺脾肾虚,痰湿内阻,治疗以健脾补肺,燥湿化痰为法,补中益气汤加减。处方:党参 30g,白术 15g,甘草 10g,当归 10g,柴胡 15g,升麻 6g,黄芪 45g,补骨脂 30g,桑白皮 15g,法半夏 15g,陈皮 10g。7 剂,水煎服。

【案例评析】

肺癌发病多与肺脾气虚,毒热外邪侵袭,或痰热内生,刘伟胜教授认为对肺癌治疗需要扶正与祛邪结合,辨证与辨病结合,配合对症治疗,分阶段疗法,起到减毒增效作用,提出

"人瘤共存"理念,提高患者生存质量,带病延年。本案例明确诊断后采取中西结合,对左主支气管进行支架处理及阶段性局部放疗处理,减少产生阻塞性肺炎、甚至气道梗阻并发呼吸衰竭风险,此后采用中药汤剂与验方院内制剂结合办法,患者坚持阶段性中医药治疗长达17年之久,保持良好临床效果,有非常高的生活质量,实属难能可贵。

【经验与体会】

1. 辨病程病邪、分阶段治疗 对于肺癌治疗,首先须辨病程的阶段,明确患者处于早中晚期的不同,以选择适当的治法和估计预后。正如《医宗必读·积聚》云:"初者,病邪初起,正气尚强,邪气尚浅,则任受攻;中者,受病渐久,邪气较深,正气较弱,任受且攻且补;末者,病魔经久,邪气侵凌,正气消残,则任受补。"肺癌初期邪盛而正虚不显,临床以气滞、血瘀、痰结、湿聚、热毒等实证为主,当先攻之,辨病邪的性质,分清痰结、湿聚、气滞、血瘀、热毒的不同,针对病变采用理气、除湿、化痰散结、活血化瘀、清热解毒等法。中期由于癌瘤持续存在,耗伤人体气血津液,故多出现气、血、阴、阳亏虚等病机转变,宜攻补兼施,根据正虚侧重的不同,并结合主要病变脏腑而分别采用补气、补血、补阴、补阳的治法;祛邪主要指配伍有抗肿瘤作用的中药。晚期患者由于邪愈盛而正愈虚,出现气血亏虚,阴阳两虚等病机转变,本虚标实,病变错综复杂,病势日益深重。由于正气大伤,不耐攻伐,当以补为主,补益气血阴阳,扶正培本以抗邪气。同时,应把顾护胃气的指导思想贯穿于治疗的始终,以期调理脾胃,滋养气血生化之源,扶助正气。

2. 重视配伍清热解毒之品 肺为娇脏,容易受如工业废气、汽车尾气、石棉、矿石粉尘、煤焦烟臭、放射性物质、香烟等邪毒侵袭,日久致使痰瘀毒胶结于肺,形成积块。清热解毒药现代药理及临床研究具有抗肿瘤作用,故治疗上重视配伍清热解毒之品,如土茯苓、猫爪草、白花蛇舌草、半枝莲、半边莲、牡丹皮、栀子、连翘、虎杖、夏枯草、藤梨根,龙葵、蚤休、蒲公英、野菊花、苦参、青黛等。应用清热解毒法可减轻某些恶性肿瘤或其某个阶段的症状,且能在一定程度上控制肿瘤的发展。实验研究表明,清热解毒中药可通过抑制细胞增殖,诱导凋亡、分化及逆转,调节机体免疫水平,调控细胞信号通路及传导,抗突变,抑制血管生成和抗耐药等多种途径发挥抗肿瘤作用;清热解毒法能降低肺癌组织基质金属蛋白酶 –9（MMP-9）表达,上调基质金属蛋白酶抑制因子 –1（TIMP-1）表达,从而抑制小鼠 Lewis 肺癌的转移。在清热解毒药多苦寒,容易耗伤气阴虚,用药时兼顾气阴,多用太子参、山药、天冬、麦冬、北沙参、枸杞子等药味;肺癌为痰瘀毒互结,日久胶结而成,故清热解毒与活血化瘀相结合可以增强抑瘤消瘤的效果,通瘀阻常以虫类药疏通经络,如全蝎、蜈蚣、土鳖虫、守宫、蟾酥等以期提高疗效。

3. 中西结合,减毒增效 尽管在肺癌的治疗中,手术、放疗、化疗、靶向治疗为主要治疗手段,但其对人体正气的损伤以及给人体带来的毒副作用越来越受到关注。因此,多途径、多因素的综合治疗越来越受到重视。中医药治疗运用中医的理论进行辨证论治,并在癌病的不同阶段,采用中西医相结合的方法,对于提高疗效,减少毒副反应,提高生存质量,延长生存期等都取得了一些成果,值得进一步总结、研究。关于配合西医治疗:中医药配合手术、化疗、放疗治疗癌症,有提高疗效,或减毒增效的作用。①癌症患者手术后,常出现一些全身症状,如发热、盗汗或自汗、纳差、神疲乏力等。中药可补气生血,使免疫功能尽快恢复,同时又有直接的抗癌作用。因此,加用中药可使机体较快恢复,预防和控制由于手术所致的对癌细胞的刺激增殖作用。常以健脾益气,滋阴养血为治法,代表方如参苓白术散、八珍汤、十全大补汤、六味地黄丸等。②癌病放化疗的患者,常出现消化障碍、骨髓抑制,机体衰弱及炎症反应等毒副反应。化疗早期患者往往有恶心、呕吐、呃逆、纳呆、便溏等消化道反应,临床以脾虚湿阻、胃气上逆的表现为主,治疗上宜健脾和胃,降逆止呕,可用橘皮竹茹汤加减,常用中药包括陈皮、竹茹、茯苓、白术、枳壳、丁香、春砂仁、生姜、甘草等,同时可以配合针灸双侧足三里、内关、合谷等穴位。化疗后患者往往容易出现神疲乏力、头晕耳鸣、腰膝酸软、少气懒言、畏寒等症状,并伴有白细胞、血小板、血红蛋白下降,免疫功能低下,为化疗后骨髓抑制,临床以脾肾不足、气血亏虚的表现为主,治疗上宜健脾补肾,填精益髓,可用十全大补汤加减,常用中药包括党参、黄芪、黄精、熟地黄、当归、川芎、熟附子、肉桂、杜仲、枸杞子、菟丝子、鹿茸、阿胶等。

4. 抗肺癌术后复发或转移,提高机体免疫功能　肺癌患者在术后化疗后,复发与转移是肺癌外科手术失败的主要原因,西医学以定期复查、门诊随访为主。刘伟胜教授认为当机体在切除肿瘤后,停留在脏腑、经络的痰瘀余邪及导致肿瘤形成的病邪,并未因肿瘤切除而清除,机体一旦因七情内伤或饮食不节导致气血逆乱,阴阳失调,新邪极易引动伏邪,新旧痰瘀互结集聚于或脏或腑或脑或骨,均导致临床所见的肿瘤术后转移。因此,此阶段仍需中医扶正祛邪、巩固治疗,根据疾病的进程及病机的转归,以扶正为主,适时投用祛邪之品,以期邪去正安,体平气和。总的来说,虽然经过了术后化疗、介入或放疗等"祛邪"的治疗,但肺癌仍存在一旦防治不当则会出现复发和转移的风险。术后持续调理、抗复发转移阶段起着巩固前两阶段治疗效果的作用,抑杀可能未尽的癌毒,达到防止复发和转移、延长患者生存时间的目的。临床用药以攻补兼施,标本兼治,以清热解毒,消瘀散结,祛除癌毒、健脾补肾扶助正气为法。只是此项疗效尚缺乏循证医学证据,且由于肺癌本身、患者本体及所接受治疗的异质性,随访期患者的证候情况较为复杂,需要我们辨别体质与证候,甄辨肿瘤进展的征象。

三、经验拓展

1. 古代名医经验

（1）张从正攻邪为主治疗本病:金元时期攻邪派张从正对本病病因有独到见解,《儒门事亲·五积六聚从郁断》载"积之成也,或因暴怒喜悲思恐之气,或伤酸苦甘辛咸之食,或停温凉热寒之饮,或受风暑燥寒火湿之邪",较为全面地阐述了本病病因,治疗本病主张以攻邪为主,宜以汗吐下三法速去之,久留则伤人。

（2）朱震亨强调"痰"病机,以祛痰治块:金元时期朱震亨治疗本病,既强调养阴,又强调病机中痰的因素,认为块乃有形之物也,痰与食积死血而成也,"凡人身上中下有块者多是痰",力主祛痰以治块。《丹溪心法》创十味大七气汤、尊贵红丸子治疗本病。用药上,熔逐瘀、化痰、健脾药于一炉,同时立下了"块去必用大补"的善后措施,反对用下法,认为"凡积病下亦不退。"

（3）李中梓提出分阶段治疗息贲:明朝李中梓提出本病应分3阶段而治,《医宗必读·积聚》云:"初者,病邪初起,正气尚强,邪气尚浅,则任受攻;中者,受病渐久,邪气较深,正气较弱,任受且攻且补;末者,病魔经久,邪气侵凌,正气消残,则任受补"。对后世医家的影响较大,并制阴阳攻积丸、息贲丸治本病。

2. 周仲英教授从癌毒辨治肺癌　周教授认为常见的恶性肿瘤实性病机要素主要是癌

毒与瘀、痰、热、湿、风等互结所形成的复合病邪;其中以癌毒与瘀互结致病最为常见;在肺癌的发病机制中,痰瘀既是邪毒侵肺、脏腑失调的病理产物,又是导致正气内虚、邪毒交结成块的致病因素。肺癌是因虚而病,因虚致实,是一种全身属虚、局部属实的疾病。肺癌的虚以阴虚、气阴两虚为主,实不外乎气滞、血瘀、痰凝、毒聚等病理变化。治疗本病当以扶正为主,佐以抑癌。但应注意攻不宜过,补不宜滞,用药不可过于滋腻苦寒,要处处注意保护胃气。而周老在临床上始终强调只要正气能支,就宜加大祛邪消癌力度,多喜加用炙鳖甲、龙葵、鬼馒头等解毒抗癌,对肿瘤患者凡有消癌之机,决不放弃攻邪之法,力主"祛邪即是扶正","邪不去,正更伤"的诊治思想。用药特点上,重视气阴双补,力专效宏以固肺金,喜用枸杞、鳖甲、女贞子、旱莲草配伍;由于本病多为虚实夹杂,标本俱病,且瘀毒交结,非渐消缓散不力其功。在临床上主张治疗肺癌不可求速效,要以静制动,有方有守。故一诊治疗用药有效后周老会守方治疗一段时间,效不更方是顽疾重症制胜法宝。周老在治疗肺癌方中多配用了蜈蚣、僵蚕、蒲黄、仙鹤草以辛散流动、逐瘀涤痰、破结抗癌。

3. 朱良春教授分期辨治肺癌经验

(1)分期论治:朱良春教授治疗肺癌以扶正与祛邪为总则,且根据患者病程阶段及体质偏颇,扶正与祛邪各有侧重。早期以祛邪为主,中期攻补兼施,晚期则以扶正为主,佐以祛邪。但由于肿瘤发现时多已至中晚期,故朱老常用攻补兼施之法,虽攻伐而不伤正,且时时注意阴阳气血之调燮;尤侧重补肺、健脾、益肾,每可缓解症情、延长生存期。肺癌早期多因癥积阻塞气道,使肺气失宣,聚津成痰,郁久化热,又与癌毒胶结,出现如发热、咳嗽、痰色黄、舌红、苔黄腻、脉数等痰浊热毒郁肺之症,朱老常用金荞麦、鱼腥草、紫背天葵、甜葶苈、白花蛇舌草、龙葵、藤梨根、半枝莲、山慈菇等清热毒、泻痰浊。肺癌中晚期,痰热毒煎熬津液,加之正气渐衰,患者多出现气阴亏损之证,表现气短喘促、低热、咽干、舌红、苔少、脉细数等证候,朱老常用黄芪、珠儿参、南沙参、百合、石斛、麦冬等益气养阴扶正。另外,朱老十分重视顾护胃气,因"得谷者生、失谷者亡",纳谷正常,胃气健运,正气方能充足,才能祛邪外出。而此期患者多长期服用清热解毒药物,或迭经放疗、化疗,常见消瘦、腹胀、纳呆、恶心欲吐、口淡、便溏等脾虚胃滞症状,故朱老常用生白术、炒白术、党参、鸡内金、山药、薏苡仁、焦麦芽、焦神曲、焦山楂等健脾养胃,顾护后天之本,其中生白术兼有通便之用。

(2)擅长运用虫类药治疗肿瘤:因肿瘤为顽症癥积,朱老根据虫类药善攻坚破积的特点,临证亦喜用炮穿山甲、蜈蚣、全蝎、守宫、地鳖虫、露蜂房、水蛭等抗癌解毒散结。仙鹤草常用作收涩止血药。研究表明,仙鹤草对人体癌细胞有强大的杀伤作用,而对正常细胞则秋毫无犯,甚则可促进正常细胞生长发育。朱老喜重用仙鹤草治疗多种癌症,既可抗癌消瘤,还能提高免疫力,一药两用,常奏佳效。

4. 洪广祥教授辨治肺癌经验

(1)正虚邪亦盛,扶正以祛邪:《医宗必读·积聚》有云:"积之成也,正气不足,而后邪气踞之",很好地总结了肺癌的病因,"正气存内,邪不可干",肺癌患者首因肺气之不足,气血津液失布,气血瘀滞,津液郁积,成痰生瘀,《丹溪心法》云:"痰挟瘀血遂成窠囊",久患肺癌,患者多见面削形瘦、大肉尽脱,以脾气虚更为突出,后天之本衰弱,生化乏源,生命垂危,可伴见咯血、消瘦、低热、盗汗之阴伤之象,亦可呈气短、声低、乏力、自汗之气伤之证,甚者有气短不足以息、口唇发绀、消瘦乏力等气血阴阳虚衰之征象;此时患者出现咯血,病性虚多实少,往往是瘤毒已深,咯血内夹腐肉,严重者大络受损、咯血难止、阻塞气道而致死;此时患者之胸痛,多为瘤毒瘀滞所致,表现为痛有定处、剧烈难耐。发热多以午后潮热或夜间低热为主要特点,伴五心烦热、口干、盗汗,但若合并毒热内蕴,可出现壮热、大汗出。因此,晚期肺癌的病证常呈气血阴阳俱虚,而痰热瘀毒壅盛之复杂证候,此时若仍紧盯标实之邪而强攻,往往带来患者正气不支而生机顿抑。是故洪广祥教授强调,对于肺癌患者,痰热瘀毒之势已难以遏制,欲攻而正虚难耐,唯有"补益正气",匡扶正气、提高机体抗邪、御邪能力为主要治疗手段及目标,唯有正虚改善方为后续伺机攻邪提供机会。脾为后天之本,气血生化之源,而肺癌晚期患者大肉尽脱尽现脾胃受损、元气大伤之症结,"有胃气则生,无胃气则死",因此,补益脾胃为治疗之重点,慎用戕伐脾气胃气之治疗,补益与运化有机结合,使生化不息、生机得存。

（2）健脾益胃贯始终,结合辨证分而治:鉴于健脾气、保胃气在晚期肺癌治疗中的重要地位,健益脾胃的治疗应贯穿晚期肺癌治疗之始终,对此,洪广祥教授多以参苓白术散为基础方加减。参苓白术散首载于《太平惠民和剂局方》,由人参、茯苓、白术、甘草、山药、薏苡仁、扁豆、莲子、砂仁、桔梗组成,功效健脾益气渗湿、醒脾和胃,平补之余,兼行气化滞祛痰,对于晚期肺癌患者邪盛正衰之复杂病候,可缓缓建功而不恋邪。若气阳虚明显,可加用黄芪加强健脾补中固表之力,亦可使用补中益气汤或补元汤加减;若为气阴两虚者,可改人参为西洋参,加用北沙参、天冬、麦冬、玉竹、百合等。

当瘀证明显而见面色晦暗、胸痛不移、舌质瘀紫、脉弦涩时,可加用卫矛、猫爪草、桃仁、鳖甲、苏木、瓜蒌皮、郁金等消癥活血化瘀,或加用桂枝茯苓丸。反复咯血者慎用活血动血之药,但可酌情加用祛瘀止血之药,如白及、蒲黄、仙桃草等。痰瘀互结时而见咳痰咯血相夹、胸闷喘憋、舌苔黄腻、脉弦滑者,可加用猫爪草、黄药子、葶苈子、浙贝母、天浆壳、海蛤壳、桃仁、土鳖虫等。若有痰瘀化热而见发热、咳痰黄脓、口燥咽干、苔黄厚腻、脉弦滑而数者,可稍加鱼腥草、金荞麦、七叶一枝花、紫背天葵等清热化痰之药,但忌强攻猛伐伤正败胃,热象减即减用。低热反复者可加用地骨皮、十大功劳叶等。胸痛明显者可加用延胡索、麝香等理气活血止痛。若出现癥结堵塞、脉络不通,上肢、头面肿痛发热者,可加用葶苈子、猪苓、生麻黄宣肺利水消肿。

5. 周岱翰教授痰瘀毒虚论肺癌,"杂合以治"治肺癌

（1）论治不离痰、瘀、毒、虚:周教授强调,肺癌临床思路是首认病,次辨证,察病情,先标急,明兼症。首认病,次辨证是先认识疾病的病性、病位、病理、病机。支气管肺癌的认病辨治不离"痰、瘀、毒、虚"四字,他每用壁虎、地龙、土鳖、山慈姑、仙鹤草、西洋参等作为辨病治疗常用药。辨证治疗按照肺郁痰瘀、脾虚痰湿、阴虚痰热、气阴两虚4型辨证加减,或偏于化瘀除痰、健脾祛湿,或重于清肺消痰、益气养阴。常用生南星、生半夏、浙贝母、瓜蒌仁、党参、茯苓、鱼腥草、莪术、三七、天冬、沙参、五味子、女贞子等辨证加减。

（2）强调杂合以治,辨证食疗促康复:周教授认为,肺癌康复的中医药治疗是以辨证康复观为指导,运用中医药减轻和消除患者形神功能障碍,促进其身心康复。肺癌康复治疗的目的是消除某些根治性治疗遗留的器质或功能障碍,如手术或中药祛邪后的身体虚弱,或放、化疗后的毒副反应,预防或减轻复发、转移的发生。中医学康复治疗的原则是杂合以治。《素问·异法方宜论》曰:"圣人杂合以治,各得其所宜。"杂合以治即是以中医学辨证论治为基础,针对不同的病,采用综合性的康复治疗手段。癌症是多因素致病,多发生于中老年人,具有病情慢性化、多样化、复杂化的特点,因而越来越显示出中医学杂合以治的优势。周教

授强调食疗康复,对于肺癌,提倡常服薏苡仁、银杏,或为主食,或作汤料,咸甜皆宜。银杏宜去壳、剥膜、除心后清水浸泡 1 天,则可食用。

6. 武维屏教授重视肺癌从肝论治 武教授认为,肺癌病机可归为虚、气、痰、瘀、毒。针对病机,武教授提出消、补、通、调四治法。肺癌病位在肺,治重在肺是其必然。根据中医学藏象学说"气血相依,五脏相关"理论和上述肝肺相关理论,肝郁、肝肺功能失调多是肺癌发生之始动环节,肺癌形成后由于对疾病的惧怕担忧极易导致因病而郁,肝气郁滞将贯穿该病始终,因此武教授辨治肺癌注重安和五脏,认为五脏中治肝又为要中之要。在肺癌的各期治疗中,用消、补、通、调之法治气、治血、治痰,而调肝理肺总伴于其中。调肝理肺法,从肝肺同治立法,旨在调理肝肺气机,畅达肝肺气血。调肝包括:①疏肝:适于肝郁气滞,药用柴胡、香附、紫苏梗等,方选四逆散、逍遥散等;②清肝:适于木火刑金,药用黄芩、桑白皮、青黛、海蛤壳、栀子等,方选泻白散合黛蛤散;③柔肝:适于肝阴不足,药用乌梅、五味子、白芍等,方常选过敏煎;④平肝:适于肝阳化风或虚风内扰,药用钩藤、生石决明、生赭石、紫石英、灵磁石、白蒺藜、天麻等,方选天麻钩藤汤。

参 考 文 献

［1］蔡柏蔷,李龙芸. 协和呼吸病学［M］. 第 2 版. 北京:中国协和医科大学出版社,2011

［2］潘磊,陈培丰. 清热解毒中药抗肿瘤作用机理研究进展［J］. 中华中医药学刊,2007,25(3):569-571

［3］高静东,陈嘉璐,张蕾,等. 清热解毒法对小鼠 Lewis 肺癌瘤组织 MMP-9 及 TIMP-1 表达的影响［J］. 江苏中医药,2010,42(10):76-77

［4］李柳宁,陈海. 刘伟胜从医 50 年临证集萃［M］. 北京:人民卫生出版社,2013

［5］高尚社. 国医大师周仲瑛教授辨治肺癌验案赏析［J］. 中国中医药现代远程教育,2011,9(12):4-6

［6］兰智慧. 朱良春辨治肺癌经验［J］. 上海中医药杂志,2010,44(9):1-2

［7］邬晓东,姜丽娟. 周岱翰教授论治支气管肺癌临证经验特色举要［J］. 新中医,2014,46(12):27-29

［8］于维霞,关秋红,武维屏. 武维屏治疗肺癌经验［J］. 北京中医药,2014,33(10):738-740

［9］洪广祥. 论中医药治疗肺癌［J］. 中医药通报,2007,6(3):5-8

［10］洪广祥. 中国现代百名中医临床家丛书 - 洪广祥［M］. 北京:中国中医药出版社,2007

附录 1

常用实验室检查英文简称及正常值

中文名字	简称	正常值	单位
白细胞计数	WBC	3.50~9.50	$\times 10^9$/L
中性粒细胞百分比	NEUT%	40.0~75.0	%
淋巴细胞百分比	LYM%	20.0~50.0	%
中性粒细胞数	NEUT	1.80~6.30	$\times 10^9$/L
淋巴细胞数	LYM	1.10~3.20	$\times 10^9$/L
红细胞计数	RBC	4.30~5.80（男）/3.80~5.10（女）	$\times 10^{12}$/L
血红蛋白	HGB	130~175（男）/115~150（女）	g/L
红细胞比积	HCT	40.0~50.0（男）/35.0~45.0（女）	%
血小板计数	PLT	125~350	$\times 10^9$/L
尿比重		1.003~1.030	
尿酸碱度		4.5~8.0	
尿白细胞酯酶		阴性	
尿白细胞计数		0~10	个 /μl
尿红细胞计数		0~6	个 /μl
亮氨酸氨基肽酶	LAP	20~60	U/L
腺苷脱氨酶	ADA	0.0~25.0	U/L
前白蛋白	PA	180~390	mg/L
谷丙转氨酶	ALT	9~50（男）/7~40（女）	U/L
谷草转氨酶	AST	15~40（男）/13~35（女）	U/L
总蛋白	TP	65.0~85.0	g/L
白蛋白	ALB	40.0~55.0	g/L
球蛋白	GLB	20.0~40.0	g/L
γ- 谷氨酰基转移酶	GGT	10~60（男）/7~45（女）	U/L
碱性磷酸酶	ALP	45~125（男）/50~135（女）	U/L
总胆红素	TBIL	2.1~22.3	μmol/L
直接胆红素	DBIL	0.0~6.5	μmol/L
间接胆红素	IBIL	0~19	μmol/L
总胆汁酸	TBA	0.0~10.0	μmol/L
尿素	Urea	2.14~7.14（男）/2.86~8.21（女）	mmol/L
肌酐	Cr	59~104（男）/45~84（女）	μmol/L
尿酸	UA	208~428（男）/155~357（女）	μmol/L
总二氧化碳	TCO_2	23.0~29.0	mmol/L
葡萄糖	GLU	3.90~6.10	mmol/L

中文名字	简称	正常值	单位
钠离子	Na^+	137~147	mmol/L
钾离子	K^+	3.50~5.30	mmol/L
氯离子	Cl^-	99.0~110.0	mmol/L
钙	Ca	2.08~2.60	mmol/L
磷	P	0.87~1.45	mmol/L
镁	Mg	0.65~1.05	mmol/L
血酸碱度	pH	7.350~7.450	
血二氧化碳分压	PCO_2	35.0~45.0	mmHg
血氧分压	PO_2	80.0~100.0	mmHg
细胞外剩余碱	BE-ecf	−3.0~3.0	mmol/L
全血剩余碱	BE-b	−3.0~3.0	mmol/L
血氧饱和度	SaO_2	91.9~99.0	%
肌酸激酶	CK	26~174	U/L
肌酸激酶同工酶	CKMB	0~24	U/L
乳酸脱氢酶	LDH	109~245	U/L
肌红蛋白	MYO	0.00~110.00	μg/L
肌钙蛋白	cTnI	0.000~0.150	μg/L
B 型尿钠肽	BNP	视年龄定	pg/ml
D 二聚体	D-Dimer	0~500	μg/L
凝血酶原时间	PT	10.0~13.0	s
凝血酶原活动度	AT	70.0~130.0	%
凝血酶原国际标准化比值	INR	0.80~1.20	g/L
纤维蛋白原	FIB	2.00~4.00	s
活化部分凝血活酶时间	APTT	22.0~32.0	s
凝血酶时间	TT	14.0~21.0	mmol/L
血乳酸	LAC	0.90~2.30	mg/L
C- 反应蛋白	CRP	0.0~6.0	ng/ml
降钙素原检测	PCT	<0.05	pg/ml
内毒素定量		<10.00	pg/ml
1,3-β-D 葡聚糖	G 试验定量	<60.00	mmol/L
β- 羟丁酸	酮体	0.00~0.30	%
糖化血红蛋白 A1c	HbA1c	3.0~6.0	%
糖化血红蛋白 A1	HbA1	5.0~8.0	

中文名字	简称	正常值	单位
三碘甲状腺原氨酸	T_3	0.92~2.79	nmol/L
四碘甲状腺原氨酸	T_4	58.10~140.60	nmol/L
游离三碘甲状腺原氨酸	FT_3	3.50~6.50	pmol/L
游离四碘甲状腺原氨酸	FT_4	11.50~22.70	pmol/L
促甲状腺激素	TSH	0.550~4.780	mIU/L
甲状旁腺激素	PTH	10~69	pg/ml
肺炎支原体抗体	MP–IgM	<1:20	
血氨	NH_3	9.0~33.0	μmol/L
血淀粉酶	AMY	30~110	U/L
尿淀粉酶		32~640	U/L
总胆固醇	TC	3.38~5.20	mmol/L
甘油三酯	TG	0.55~1.70	mmol/L
高密度脂蛋白胆固醇	HDL–C	>1.15	mmol/L
低密度脂蛋白胆固醇	LDL–C	<3.37（心脑血管危险人群应控制 <2.59）	mmol/L
载脂蛋白 A1	Apo–A1	1.00~1.80	g/L
载脂蛋白 B	Apo–B	0.60~1.33	g/L
24h 尿蛋白浓度		0.0~100.0	mg/L
24h 尿蛋白总量	Pro, 24h	0~150	mg/24h
甲胎蛋白定量	AFP	0.00~8.10	ng/ml
癌胚抗原定量	CEA	0~5	ng/ml
糖链抗原 19–9	CA19–9	0~27	U/ml
糖链抗原 15–3	CA15–3	0~25	U/ml
神经元特异性烯醇化酶	NSE	0~16.30	ng/ml
鳞癌抗原定量	SCC–Ag	0~1.50	ng/ml
组织多肽抗原	TPA	0~1.20	ng/ml
总前列腺特异性抗原	TPSA	0~4	ng/ml
游离前列腺特异性抗原	FPSA	0~0.72	ng/ml
结合前列腺特异性抗原	CPSA	0~3.28	ng/ml
胆碱酯酶	CHE	5900~12 220	U/L
铁蛋白	FER	48.0~708.0	pmol/L
叶酸	FOL	>12.19	nmol/L
维生素 B_{12}	VB_{12}	156~672	pmol/L

续表

中文名字	简称	正常值	单位
血沉	ESR	0~15（男）/0~20（女）	mm/H
抗"O"	ASO	0~200	IU/ml
类风湿因子	RF	0~20	IU/ml
免疫球蛋白 IgA	IgA	0.70~4	g/L
免疫球蛋白 IgG	IgG	7~16	g/L
免疫球蛋白 IgM	IgM	0.40~2.30	g/L
补体 C_3	C_3	0.90~1.80	g/L
补体 C_4	C_4	0.10~0.40	g/L
总补体 CH_{50}	CH_{50}	23~46	U/ml
中性粒细胞胞浆抗体 Anti-PR3 定量	Anti-PR3	0~4.90	U/ml
中性粒细胞胞浆抗体 Anti-MPO 定量	Anti-MPO	0~4.90	U/ml
抗肾小球基底膜抗体 Anti-GBM 定量	Anti-GBM	0~19.90	U/ml

常用缩略语中英文对照

acute exacerbation of chronic obstructive pulmonary disease, AECOPD	慢性阻塞性肺病急性加重期
acute interstitial pneumonia, AIP	急性间质性肺炎
acute kidney injury, AKI	急性肾损伤
acute left heart failure, ALHF	急性左心衰竭
acute lung injury, ALI	急性肺损伤
acute pulmonary embolism, APE	急性肺栓塞
acute respiratory distress syndrome, ARDS	急性呼吸窘迫综合征
American thoracic society, ATS	美国胸科学会
aspiration pneumonia, AP	吸入性肺炎
chronic obstructive pulmonary disease, COPD	慢性阻塞性肺疾病
colony-stimulating factor, CSF	集落刺激因子
connective tissue diseases, CTD	结缔组织疾病
connective tissue diseases with interstitial lung disease, CTD-ILD	结缔组织病相关肺间质病变
continuous renal replacement therapy, CRRT	持续肾脏替代治疗
cryptogenic fibrosing alveolitis, CFA	隐源性致纤维化性肺泡炎
cryptogenic organizing pneumonia, COP	隐源性机化性肺炎
deep venous thrombosis, VT	深静脉血栓形成
desquamative interstitial pneumonia, DIP	脱屑性间质性肺炎
diabetic ketoacidosis, DKA	糖尿病酮症酸中毒
diffuse alveolar damage, DAD	弥漫性肺泡损伤
disseminated intravascular coagulation, DIC	弥散性血管内凝血
dysfunctional ventilatory weaning response, DVWR	呼吸机依赖
endoscopic retrograde cholangio-pancreatography, ERCP	经内镜逆行胰胆管造影
endoscopic sphincterectomy, EST	内镜十二指肠乳头括约肌切开术
endoscopic nasobiliary drainage, ENBD	内镜鼻胆管引流术
erythropoietin, EPO	促红细胞生成素
European Respiratory Society, ERS	欧洲呼吸学会
extracorporeal membrane oxygenation, ECMO	体外膜氧合技术
Glasgow coma scale, GCS	格拉斯哥昏迷评分
Guillain-Barre syndrome, GBS	吉兰-巴雷综合征

gut origin sepsis, GOS	肠源性脓毒症
high frequency oscillatory ventilation, HFOV Histamine fish poisoning, HFP	高频振荡通气 组胺中毒
hyperlipidemia, HP	高脂血症
hyperosmolar hyperglycemic state, HHS	血糖高渗透状态
idiopathic interstitial pneumonia, IIP	特发性间质性肺炎
idiopathic pulmonary fibrosis, IPF	特发性肺间质纤维化
infective endocarditis, IE	感染性心内膜炎
interleukin-18, IL-18	白细胞介素 -18
international prognostic scoring system, IPSS	国际预后评分系统
interstitial lung disease, ILD	间质性肺疾病
intra-abdominal pressure, IAP	腹内压
intra-abdominal hypertension, IAH	腹腔内高压
invasive fungal infection, IFI	侵袭性真菌感染
invasive positive pressure ventilation, IPPV Kidney injury molecule-1, KIM-1	有创正压通气 肾损伤分子 -1
long QT syndrome, LQTS	长 QT 间期综合征
lymphoid interstitial pneumonia, LIP	淋巴细胞性间质性肺炎
macrophage activation syndrome, MAS	巨噬细胞活化综合征
microscopic polyangitis, MPA	显微镜下型多血管炎
mild acute pancreatitis, MAP	轻症急性胰腺炎
multi drug resistant bacteria, MDRB	多重耐药菌
multiple organ dysfunction syndrome, MODS	多器官功能障碍综合征
multiple organ failure, MOF	多器官功能衰竭
myasthenia gravis, MG	重症肌无力
myelodysplastic syndromes, MDS	骨髓增生异常综合征
neutrophil gelatinase associated lipocalin, NGAL	中性粒细胞明胶酶相关性脂质运载蛋白
noninvasive positive pressure ventilation, NPPV	无创正压通气
nonspecific interstitial pneumonia, NSIP	非特异性间质性肺炎
percutaneous coronary intervention, PCI	经皮冠状动脉介入术
percutaneous nephrostomy, PCN	经皮肾造瘘术
percutaneous transhepatic biliary drainage, PTCD	经皮经肝胆道引流术
positive end expiratory pressure, PEEP	呼气末正压
procalcitonin, PCT	降钙素原
pulmonary arterial wedge pressure, PAWP	肺动脉楔压
pulmonary embolism, PE	肺栓塞
pulmonary infarction, PI	肺梗死
pulmonary infection control window, PIC window	肺部感染控制窗
pulmonary thromboembolism, PTE	肺血栓栓塞症

respiratory bronchiololitis-associated interstitial lung disease, RB-ILD	呼吸性细支气管炎相关性间质性肺疾病
severe acute pancreatitis, SAP	急性重症胰腺炎
severe acute respiratory syndrome, SARS	传染性非典型肺炎
severe pneumonia, SP	重症肺炎
severe traumatic brain injury, STBI	重型颅脑损伤
spontaneous breathing trial, SBT	自主呼吸试验
subarachnoid hemorrhage, SAH	蛛网膜下腔出血
sudden cardiac death, SCD	心源性猝死
supraventricular tachycardia, SVT	室上性心动过速
systemic inflammatory response syndrome, SIRS	全身炎症反应综合征
systemic lupus erythematosus, SLE	系统性红斑狼疮
systemic lupus erythematosus disease activity index, SLEDAI	系统性红斑狼疮疾病活动性指数
tidal volume, TV	潮气量
torsade de pointes, TdP	尖端扭转型室性心动过速
toxic epidermal necrolysis, TEN	中毒性表皮坏死松解症
traumatic brain injury, TBI	颅脑损伤
urinary tract infection, UTI	泌尿系感染
usual interstitial pneumonia, UIP	普通型间质性肺炎
venous thromboembolism, VTE	静脉血栓栓塞症
vitamin K antagonists, VKA	维生素 K 拮抗剂

常用方剂组成索引

一画

一贯煎(《柳州医话》) 沙参 麦冬 当归 生地黄 枸杞子 川楝子

二画

二陈汤(《太平惠民和剂局方》) 半夏 陈皮 茯苓 炙甘草

二陈平胃散(《症因脉治》) 半夏 茯苓 陈皮 甘草 苍术 川朴

七味都气丸(《症因脉治》) 地黄 山茱萸 山药 茯苓 丹皮 泽泻 五味子

七味白术散(《小儿药证直诀》) 人参 白茯苓 白术 甘草 藿香叶 木香 葛根

八珍汤(《正体类要》) 人参 白术 茯苓 甘草 当归 白芍药 川芎 熟地黄 生姜 大枣

三画

三子养亲汤(《韩式医通》) 苏子 白芥子 莱菔子

三仁汤(《温病条辨》) 杏仁 白蔻仁 薏苡仁 厚朴 半夏 通草 滑石 竹叶

三拗汤(《太平惠民和剂局方》) 麻黄 杏仁 生甘草 生姜

大建中汤(《金匮要略》) 蜀椒 干姜 人参 饴糖

大承气汤(《伤寒论》) 大黄 厚朴 枳实 芒硝

大柴胡汤(《伤寒论》) 柴胡 黄芩 半夏 枳实 白芍药 大黄 生姜 大枣

大黄黄连泻心汤(《伤寒论》) 大黄 黄连

大青龙汤(《伤寒论》) 麻黄 桂枝 杏仁 甘草 石膏 生姜 大枣

千金苇茎汤(《备急千金要方》) 苇茎 薏苡仁 冬瓜仁 桃仁

小青龙汤(《伤寒论》) 麻黄 桂枝 芍药 甘草 干姜 细辛 半夏 五味子

小建中汤(《伤寒论》) 桂枝 芍药 甘草 生姜 大枣 饴糖

小承气汤(《伤寒论》) 大黄 厚朴 枳实

小柴胡汤(《伤寒论》) 柴胡 黄芩 半夏 人参 甘草 生姜 大枣

四画

止嗽散(《医学心悟》) 荆芥 桔梗 甘草 白前 陈皮 百部 紫菀

五苓散(《伤寒论》) 桂枝 白术 茯苓 猪苓 泽泻

五味消毒饮(《医宗金鉴》) 金银花 野菊花 蒲公英 紫花地丁 紫背天葵

六君子汤(《校注妇人良方》) 人参 炙甘草 茯苓 白术 陈皮 半夏 生姜 大枣

六味地黄丸(《小儿药证直诀》)　熟地黄　山药　茯苓　丹皮　泽泻　山茱萸

五画

玉屏风散(《究原方》)　黄芪　白术　防风

玉女煎(《景岳全书》)　石膏　熟地黄　麦冬　知母　牛膝

龙胆泻肝汤(《兰室秘藏》)　龙胆草　泽泻　木通　车前子　当归　柴胡　生地黄

甘草泻心汤(《伤寒论》)　炙甘草　黄芩　大枣　干姜　半夏　黄连　人参

四君子汤(《太平惠民和剂局方》)　党参　白术　茯苓　甘草

四物汤(《太平惠民和剂局方》)　当归　白芍药　川芎　熟地黄

四逆散(《伤寒论》)　炙甘草　枳实　柴胡　白芍药

生脉散(《内外伤辨惑论》)　人参　麦冬　五味子

白虎汤(《伤寒论》)　知母　石膏　甘草　粳米

白虎加人参汤(《伤寒论》)　知母　石膏　甘草　粳米　人参

加减泻白散(《医门法律》)　桑白皮　地骨皮　炙甘草　知母　黄芩　桔梗　青皮　陈皮

加味桔梗汤(《医学心悟》)　桔梗　甘草　贝母　橘红　银花　薏仁　葶苈子　白及

六画

百合固金丸(《慎斋遗书》)　生地黄　熟地黄　麦冬　贝母　百合　当归　炒芍药　甘草　玄参　桔梗

芍药甘草汤(《伤寒论》)　芍药　甘草

当归四逆汤(《伤寒论》)　当归　桂枝　芍药　细辛　炙甘草　大枣　通草

至宝丹(《太平惠民和剂局方》)　朱砂　麝香　安息香　金银箔　犀角　牛黄　琥珀　雄黄　玳瑁　龙脑

安宫牛黄丸(《温病条辨》)　牛黄　郁金　犀角　黄连　朱砂　冰片　珍珠　山栀　雄黄　黄芩　麝香　金箔衣

竹叶石膏汤(《伤寒论》)　竹叶　石膏　麦冬　人参　半夏　粳米　炙甘草

华盖散(《太平惠民和剂局方》)　麻黄　桑白皮　紫苏子　杏仁　赤茯苓　陈皮

血府逐瘀汤(《医林改错》)　当归　生地黄　桃仁　红花　枳壳　赤芍药　柴胡　甘草　桔梗　川芎　牛膝

七画

麦门冬汤(《金匮要略》)　麦冬　人参　半夏　甘草　粳米　大枣

苏子降气汤(《太平惠民和剂局方》)　苏子　半夏　当归　前胡　厚朴　肉桂　甘草　生姜　大枣　苏叶

苇茎汤(《备急千金要方》)　苇茎　生薏仁　冬瓜子　桃仁

杏苏散(《温病条辨》)　苏叶　杏仁　半夏　茯苓　橘皮　前胡　桔梗　枳壳　甘草　生姜　大枣

吴茱萸汤(《伤寒论》) 吴茱萸 人参 生姜 大枣

沙参麦冬汤(《温病条辨》) 沙参 麦冬 玉竹 桑叶 甘草 天花粉 生扁豆

补肺汤(《云岐子保命集》) 人参 黄芪 熟地 五味子 紫菀 桑白皮

补中益气汤(《脾胃论》) 人参 黄芪 白术 甘草 当归 陈皮 升麻 柴胡

补阳还五汤(《医林改错》) 当归尾 川芎 黄芪 桃仁 地龙 赤芍 红花

附子理中汤(《奇效良方》) 炮附子 人参 白术 炮姜 炙甘草

八画

苓桂术甘汤(《金匮要略》) 茯苓 桂枝 白术 甘草

泻心汤(《金匮要略》) 大黄 黄连 黄芩

泻白散(《小儿药证直诀》) 桑白皮 地骨皮 甘草 粳米

定喘汤(《摄生众妙方》) 白果 麻黄 桑白皮 款冬花 半夏 杏仁 苏子 黄芩 甘草

炙甘草汤(《伤寒论》) 炙甘草 人参 桂枝 生姜 阿胶 生地黄 麦冬 火麻仁 大枣

参苏饮(《太平惠民和剂局方》) 人参 紫苏叶 葛根 前胡 法半夏 茯苓 枳壳 橘红 桔梗 甘草 木香 生姜 大枣

参附汤(《妇人良方》) 人参 熟附子 生姜 大枣

参苓白术散(《太平惠民和剂局方》) 人参 白术 茯苓 甘草 山药 莲肉 扁豆 砂仁 苡仁 桔梗

九画

枳实薤白桂枝汤(《金匮要略》) 枳实 厚朴 薤白 桂枝 瓜蒌实

荆防败毒散(《摄生众妙方》) 荆芥 防风 羌活 独活 前胡 柴胡 桔梗 枳壳 茯苓 川芎 甘草

香砂六君子汤(《古今名医方论》) 木香 砂仁 陈皮 半夏 党参 白术 茯苓 甘草

香苏饮(《奇效良方》) 香附 紫苏茎叶 陈皮 甘草

十画

真武汤(《伤寒论》) 炮附子 白术 茯苓 芍药 生姜

桃核承气汤(《伤寒论》) 桃仁 大黄 桂枝 芒硝 甘草

栝楼薤白半夏汤(《金匮要略》) 瓜蒌 薤白 半夏 白酒

涤痰汤(《奇效良方》) 制半夏 制南星 橘红 枳实 茯苓 人参 石菖蒲 竹茹 甘草 生姜

调胃承气汤(《伤寒论》) 大黄 甘草 芒硝

射干麻黄汤(《金匮要略》) 射干 麻黄 细辛 紫菀 款冬花 半夏 五味子 生姜 大枣

十一画

理中汤(《伤寒论》)　人参　白术　干姜　甘草

银翘散(《温病条辨》)　金银花　连翘　桔梗　薄荷　牛蒡子　竹叶　荆芥穗　豆豉　甘草　鲜芦根

麻黄汤(《伤寒论》)　麻黄　杏仁　桂枝　炙甘草

麻杏石甘汤(《伤寒论》)　麻黄　杏仁　石膏　甘草